集団精神療法の実践事例 30

グループ臨床の多様な展開

日本集団精神療法学会編集委員会
［監修］

藤 信子・西村 馨・樋掛忠彦
［編］

創元社

目次

第1章　総説
- 集団精神療法の歴史と広がり　武井麻子 …… 4
- 集団精神療法の基本事項と実践の概要　田辺 等 …… 25

第2章　研修の展開
- 月例グループはなぜ続くのか　藤 信子・田原明夫 …… 38
- トレーニンググループ　髙林健示 …… 51
- 精神科認定看護師資格取得のための
  グループに関する研修　寳田 穗・夛喜田恵子 …… 64
- 地域の中でグループを始める　樋掛忠彦 …… 75

第3章　福祉領域での展開
- 作業所でのミーティング　橋本史人 …… 86
- 児童養護施設における集団精神療法の実践　塩谷隼平 …… 97
- 児童養護施設におけるプレイグループアプローチ　徳山美知代 …… 110

第4章　教育領域での展開
- 小学校でのスクールカウンセリングに生かす集団精神療法的な
  視点と方法 ―学校としての教育相談力が高まる土壌―　梶本浩史 …… 124
- 小学生・中学生のグループ　西村 馨 …… 135
- 大学保健センターでのグループ　コミュニケーショングループ
  ―学生生活に困難を持つ学生の支援―　関 百合 …… 147

第5章　精神科医療での展開

- 入院患者のコミュニティミーティング　岩﨑壮登 ……………… 160
- 精神科デイケアにおける集団精神療法の実践　髙橋 馨 ……………… 170
- スモールグループ—グループは自分を見つける場所—　神宮京子・野村静香 ……… 182
- 10年を経て継続している青年期ひきこもりのグループ事例
　　　　落合尚美 ……………………………………………………… 194
- アルコール依存症者の入院小グループ　大越拓郎 ……………… 204

第6章　さまざまな医療現場での展開

- 総合病院におけるがん患者のサポートグループ　松向寺真彩子 ……………… 216
- 緩和ケア病棟におけるグループアプローチの可能性　岡島美朗 ……………… 229
- 子どもへの集団精神療法　渡部京太 ……………………………… 239

第7章　コミュニティ支援の展開

- 大学心理相談室での一般市民向け「オープンハウス」
　　　　西村 馨・高田 毅・栗田七重 …………………………… 254
- 災害と支援者支援—相互支援グループ—　藤澤美穂 ……………… 266
- 心理療法コミュニティ・ビルディング　橋本和典・高田 毅 ……… 277
- 産業精神保健の実践は、フィールドワークである　白波瀬丈一郎 …… 296
- 大学における教員のサポートシステムとしてのグループ
　　　　武井麻子 ……………………………………………………… 306

- おわりに　藤 信子 ………………………………………………… 318
- 索引 ……………………………………………………………………… 321

- 本文中の網かけ部分の用語は論文末に解説を記した。
- 1）、2）、3）……は注。論文末を参照していただきたい。
- ＊1、＊2、＊3……は文献。同じく論文末を参照していただきたい。

第1章
総説

第1章　総説

集団精神療法の歴史と広がり

武井麻子

［1］はじめに

「集団療法 (group therapy)」という用語が最初に論文で使われたのは、サイコドラマやソシオメトリーの創始者として知られるモレノ (Moreno, J. L.) が1932年に著した *First Book on Group Therapy* と言われている。そして、集団精神療法[1]は1940年代以降、欧米を中心に広く実践され、理論的にも大きく発展してきた。

日本では、それに遅れること30数年、心理劇の松村康平の招きで1978年にドイツにおけるサイコドラマのパイオニア、グレーテル・ロイツ (Gretel Leutz) が来日したのを機に、集団精神療法を実践していた医師らを中心に日本集団精神療法学会の前身、「集団精神療法研究会」が発足した。主なメンバーは、当時国立精神衛生研究所所長であった加藤正明のほか、増野肇(栃木県精神衛生センター)、鈴木純一(海上寮療養所)、近藤喬一(町田市民病院)、山口隆(日本大学・青木病院)、宮内勝(東京大学)、吉松和哉(東京大学)、仙波恒雄(千葉病院)、畑下一夫(関東労災病院)、逸見武光(東京大学)などであった(いずれも所属は当時)。

その後、モレノの妻であり、サイコドラマの国際的推進者でもあったザーカ・モレノ (Zerka Toeman Moreno) の1981年と83年の2度にわたる来日による後押しもあり、1983年に「日本集団精神療法学会」が国際集団精神療法学会 (IAGP) に正式承認され、翌1984年1月に第1回学術大会が開催された。学会の初代会長は加藤正明、副会長は松村康平、理事には集団精神療法研究会のメンバーのほか、ソーシャルワーカーの前田ケイ、森田療法の北西憲二などのほか、中井久夫らが名を連ねていた。

それからさらに30年以上が経過した現在、日本においても集団精神療法のすそ野は精神科病院だけでなく、地域ケアの場や産業や教育の場などにも広がってきている。合衆国では、カウンセリングの分野でも個人カウンセリングよりもグループ

カウンセリングに重点が移ってきているという。もちろん、そこには1対1のセラピーやカウンセリングは時間と費用がかかるという経済的な問題が絡んでいることは否定できない。

一方で、肝心の精神科の入院治療においては、入院期間の短縮化や急性期治療中心の傾向が強まるにつれ、集団精神療法が行われにくくなってきているという現状もある。本書は、現在日本で行われている多様なグループアプローチの実践例を紹介することを通して、集団精神療法の実践をより身近なものに感じていただき、その質・量ともにさらに充実させ、発展させていこうという趣旨で企画されたものである。

この章では、まず、集団精神療法の広大なスペクトラムのルーツを辿ることを通して、その基盤にある考え方や方法の多様性を見てみることにする。なお、集団精神療法の枠組みと発展の歴史については、『集団精神療法ハンドブック』の吉松和哉による序編に詳しく述べられているので、そちらも参照されたい[*1]。

[2] 世界における集団精神療法のさまざまな潮流

1. 啓蒙主義の時代とモラル・トリートメント

人と人との交流によって個人の心の安定や成長、回復を目指そうとする試みは、さまざまな時代と場所で行われていた。集団精神療法の源流の一つに、18世紀後半のヨーロッパで始まったモラル・トリートメント[2)]がある。フランス革命の直後、パリのビセートル病院の精神病棟に着任したピネル (Pinel, P.) は、病棟監ピュサン (Pussin, J.)[3)] と妻マルグリット (Marguerite Pussin) が患者に対して詳細な観察にもとづく人道的で心理学的なケアを行っていることに感銘を受け、サルペトリエール病院に移った後、ピュサンを招聘して鎖による拘束を廃止し、精神療法的なかかわりを実践するなどの精神科治療の改革を行った。彼は1801年の著書の中で「患者と話し、患者を公正に扱うことで患者に自信を持たせること、精神病院の生活を一定の日課で構成すること、患者をさまざまな活動に巻き込むこと」などを推奨している。彼らの実践はモラル・トリートメントと呼ばれ、後継者エスキロール (Esquirol, J.) によってフランス全土、さらには世界各国に広まり、ピネルは後に"精神医学の父"と称されるようになった。

モラル・トリートメントの思想は、明らかに当時の絶対君主制に抗する市民たちの人権思想とも響き合っていた。合衆国では"建国の父"とも称されるベンジャミン・ラッシュ（Benjamin Rush）がペンシルベニア病院でモラル・トリートメントを実践し、"アメリカ精神医学の父"とも呼ばれるようになった。

同じ頃、英国・ヨークでは、クエーカー教徒の商人ウィリアム・テューク（William Tuke）が息子ヘンリー（Henry Scott Tuke）とともに1791年に「ヨーク・レトリート」（単に"The Retreat"とも呼ばれる）を設立、精神病はどんな治療法よりも温かいパンと心やすらかな環境によって癒されるというモラル・トリートメントの考え方を実践した。ヨーク・レトリートは、子から孫、曾孫へと継承され、やがて医療施設となっていったが、その人道主義的思想にもとづく方法論は治療共同体へと流れ込み、現在に至っている[4]。

19世紀には、ジョン・コノリー（John Conolly）が1839年からロンドンのハンウェル精神病院で、無拘束主義を掲げて精神病院の改革に乗り出した。1845年には精神病院法が発布され、英国全土で新しい精神病院はすべて無拘束主義を採用することになった。

しかし、フランスにおいても英国においても、高揚したモラル・トリートメントの運動はやがて時代の変遷とともに消退していくことになる。

2. 環境療法 Milieu Therapy

レトリートには、環境療法の萌芽がみてとれる。すなわち環境に働きかけることによって、個人の精神的な健康を回復させるという考え方である。第1次世界大戦中から大戦後にかけて、ウィーンの児童福祉の専門家アイヒホルン（Aichhorn, A.）は少年たちを均質な小集団に分けて共同生活させることによって再社会化を図ろうとする環境療法を実践した。

だが、環境療法の名を有名にしたのはベッテルハイム（Bettelheim, B.）である。彼は、シカゴで始めた知的障害や情緒障害をもつ子どもたちのための教育訓練学校の実践に関する論文で、「治療的環境」について論じている[5]。

また、精神病の病因としても治療要因としても対人関係を重視したサリヴァン（Sullivan, H. S.）は、1923年から30年にかけて合衆国・ボルチモアのシェパード・アンド・イノック・プラット病院で男性統合失調症患者の小ユニットをつくり、「共感

的環境」による治療を実践した。

　一方、合衆国では大恐慌に襲われた1920年代から、ソーシャルワーカーがさまざまな社会問題を抱える人びとを対象としたグループワークを行っていた。YWCAでグループワークを実践していたグレース・コイル (Grace Longwell Coyle) は、グループワークを「合衆国の文化的遺産」と述べている。第二次世界大戦中には、2500人ものソーシャルワーカーが米国赤十字社を通じて病院や軍の駐屯地、海外のクラブなどに派遣され、レクリエーション・プログラムやカウンセリング・サービス、集団精神療法などを行い、精神科ソーシャルワーカー (PSW) による治療的グループワークが広まっていった。

　戦後もジゼラ・コノプカ (Gisela Konopka) らによって精神科病院やデイケア、社会復帰施設や障害児のための相談・治療施設、刑務所や更生施設などで治療的グループワークが盛んに行われるようになり、日本にも伝えられた。

3. 治療共同体と社会療法

　英国では、オーストリアでアドルフ・アドラー (Adler, A.) の指導を受けた精神科医ビエラ (Bierer, J.) が、1938年英国・ランウェル精神病院の中に患者の自治によるソーシャルクラブを創設し、"Community Treatment" を実践した。これが史上初の治療共同体と言われている。彼は、1946年にロンドンで初のデイ・ホスピタルを開設した[6]。精神疾患の治療はできる限り通常の社会と同じような環境の中で行われるべきだというビエラの考え方は、「社会療法」と呼ばれるようになり、彼は1964年世界社会療法学会 (WASP) の初代会長となった。

　一方、バーミンガム郊外のノースフィールド陸軍病院で1942年から2度にわたり、「ノースフィールド実験」と呼ばれる新しい集団療法の試みが行われた。ここは「戦争神経症」を呈した大勢の兵士たちの治療とリハビリテーションを目的とした病院で、第1回目の実験に参加したのは、ビオン (Bion, W.) とリックマン (Rickman, J.) である。当時、病院のモラールは最低で、患者は規律も希望もなく、ただ怠惰に過ごし、無断離院などをくり返していた。ビオンはそれを個々の患者の病理として取り扱うのではなく、皆で'共通の敵'として戦うという方法をとった[*2]。そのときの経験を記した彼の *Experiences in Groups* は、現在に至るまで、集団精神療法の重要なテキストとなっている[*3]。

2回目のノースフィールド実験はフークス (Foulkes, S. H.)、ブリッジャー (Bridger, H.)、トム・メイン (Tom Main) らによって行われた。「治療共同体 (therapeutic community)」という言葉はメインの造語で、1946年のメニンガー・クリニック紀要に依頼されて書いた論文で用いたものである。彼は「ノースフィールドの実験は、病院を医師が自分の技術的成果をあげるために運営する組織としてではなく、病院のメンバー全員が病院の日常活動に完全参加でき、そこで生活する神経症患者が正常の社会に復帰することを最終目標とする共同体として利用する試みである」と述べている。鈴木によると、このときの治療共同体の特徴は、次の3点に要約される。

①病棟を一つのコミュニティと考え、そこで起きるいろいろな問題行動、人間関係の問題を、コミュニティの解決すべきものとした。

②いろいろな小グループ、大グループによる活動——農作業、園芸、新聞づくり、食堂の清掃等々を奨励し、患者自らが考え活動グループを作ることに重点を置いた。

③メインのいう "Total Culture of Inquiry"、すなわち、全体で、なぜこのようなことが起きるかを考えようという文化を設定した[*4]。

その後、メインはカッセル病院で30年にわたって治療共同体を実践し、看護師の心理社会的なかかわりを推進した。また、フークスは、独自の集団精神療法の方法「グループ・アナリシス」の実践と理論化を進め、世界的に集団精神療法家の育成に尽力した。

しかし、治療共同体をこれほど有名にしたのは、何といってもマックスウェル・ジョーンズ (Maxwell Jones) である。彼はもともと生理学的精神医学に関心をもち、合衆国に留学してその研究に従事したという経歴をもつ。その後、ロンドンに戻り、モーズレー病院で伝統的な精神医学に接したが、そこで病院組織のありようが治療に大きく影響することに気づいた。

1940年、第二次世界大戦によりモーズレー病院の一部はミル・ヒル病院に疎開し、ジョーンズはその救急病院で研究部門の責任者となった。そこで、戦場から次々と送られてくる心臓神経症を発症した大勢の元兵士を100人ほどのクラスに分けて、疾患や身体のメカニズムに関する講義を始めたが、やがて質疑応答の時間が自由なグループディスカッションの場となっていった。彼は、戦時中の看護師不足の中、看護助手として採用された若い女性を講義に参加させ、たまたま美術学校出身であった看護助手に人体解剖図を描かせたりした。彼女たちは「ソーシャルセラ

ピスト」と呼ばれるようになり、元演劇学校生がサイコドラマに加わるなど、さまざまな活動を展開した。戦後、彼女たちは、ジョーンズがダートフォード病院で行った、長期にわたる拘禁で心を病み、就労できないでいる元捕虜の兵士たちのリハビリテーションにもスタッフとして加わった。

その後、1947年から12年間、ジョーンズはベルモント病院(後にヘンダーソン病院と改称)で、多くのパーソナリティ障害の患者とともに治療共同体の実践に携わった。「コミュニティミーティング」は彼の造語である。また、彼は、集団精神療法のセッションだけでなく、サイコドラマや作業療法など、さまざまな社会療法的活動を包摂した治療的環境(生活学習状況)を生活の中に創りだすことで、そこでの体験から人々が学習し、変化していくという行動科学的な発想も重視していた。

ジョーンズはまた、社会学者や文化人類学者とともに治療共同体を科学的研究の対象とした点でも特筆される。社会学者ロバート・ラパポート(Rapoport, R. N.)は治療共同体のイデオロギーとして、①民主化(democratization)、②許容性(permissiveness)、③共同性(communalism)、④現実の直面化(reality confrontation)の4つを挙げている[*5]。

その後、ジョーンズは合衆国に渡り、スタンフォード大学やオレゴン大学で教鞭をとるかたわらオレゴン州立病院の教育研究部門の責任者となり、オレゴン州全体の精神医療の改革を行った[7]。

1962年、彼は故郷のスコットランドに戻り、世界に先駆けて全開放を実現したベル(Bell, G. M.)の後任院長として、ディングルトン病院で治療共同体の方法を統合失調症患者の治療にも応用した。彼の実践は病院内に留まらず、地域の学校など地域社会にまで広がっていった[*6]。

こうして治療共同体は、精神科医療の脱施設化を支える社会運動ともなり、コミュニティケアの基本的方法論となっていった。1953年にはすでに世界保健機関(WHO)が、ほとんどの精神障害者は病院に閉じ込めておく必要はなく、「精神科病院は治療共同体でなければならない」と宣言している[*7]。1970年代にイタリアのトリエステで精神病院の廃止を行ったバザーリア(Basaglia, F.)も、ジョーンズに会って影響を受けた一人である。

60年代以降、治療共同体は従来の精神医学への批判の色を強めていく。クーパー(Cooper, D. G.)は1962年から65年まで、病床数2000の精神病院の中に"Villa 21"と呼ばれる入院病棟を開設、若い統合失調症患者との治療共同体を実践し、反精神医

学を唱えるようになった。レイン(Laing, R. D.)は、1956から64年までタビストック研究所(Tavistock Institute)でボウルビー(Bowlby, J.)や ウィニコット(Winnicott, D. W.)らと働いたのち、1965年にクーパーらとともにフィラデルフィア協会を創設、キングスレイ・ホールで患者と治療者が共同生活を送る治療共同体の実践を始めた。彼らの実存主義とマルクス主義が混交した新左翼的な思想は、60年代のポップカルチャーとも融合していった。世界に広まった治療共同体は、一部カルト化して社会問題を引き起こすものも出てきた。

これに対し、デイビッド・クラーク(David H. Clark)は、パーソナリティ障害をもつ患者を主な対象とする治療共同体(治療共同体プロパーと彼は呼んだ)の方法を普通の精神科病院でそのまま適用するのは困難と考え、精神医療の枠内での治療共同体的アプローチとして、活動・自由・責任、そして生活しつつ学習することを柱とする社会療法を提唱した。そして、フルボーン病院を中心に、ケンブリッジ州全域をカヴァーするネットワークシステム、ケンブリッジ精神科リハビリテーションシステム(CPRS)をつくりだし、精神科医療の脱施設化を進めた。こうして、治療共同体は徐々に精神科病院内よりも地域のリハビリテーション施設などでの実践が中心となっていった。

一方、合衆国ではそれとは異なるタイプの治療共同体が発展してきた。代表的なものは、シナノンと呼ばれるコミュニティで、1958年にカリフォルニア・サンタモニカで創設され、1960年代にカウンターカルチャーの一つとなったが、さまざまな社会問題を引き起こすに及び、1991年に解散した。しかし、シナノン・グループと呼ばれるセルフヘルプの方法は、今でも刑務所や薬物依存症の回復施設で効果を発揮している。ここでは、英国の治療共同体とは異なり、メンバーの回復に応じて処遇にランク付けがなされ、グループで徹底的にコンフロンテーションが行われる。重要なのは、自らの感情や欲求を言語化し表現すること、他者の感情や欲求に気づき対応できることである。そうして「感情リテラシー」を身につけていくことが回復の鍵とされている[*8]。

このように、治療共同体と一口に言っても、その方法や考え方は多様である。英国の治療共同体にしても、対象関係論が共通の基盤となっているとはいえ、ビオンは無意識のグループ心性(group mind)である基本的想定(basic assumption)が、理性に基づいて目的を達成しようとするワークグループの成長を阻害するという「全体と

してのグループ（group as a whole）」の視点を重視し、そのグループ心性を解釈によって明らかにすることでグループが変化していくと考えていたのに対し、フークスは同じく「全体としてのグループ」の立場に立ちながらも、グループが根源的にもつ建設的な方向への変化をもたらす可能性を信じ、その過程にメンバーが参加することで個人もまた変化していくという考えから新たに「グループ・アナリシス」の方法を編みだした。コンダクター（Co）はグループをそうした環境にする手伝いをするのである。その方法は、集団精神療法の基本的方法として世界的に広まっている。

　こうした違いには、2人のそれまでの体験が反映していると言われている。ビオンはインドで生まれ、英国で教育を受けたが、20歳そこそこで第一次世界大戦に従軍し、フランスの前線で戦車部隊を率いる司令官として、生死を賭けた熾烈な戦闘で目覚ましい軍功を挙げ勲章を授与されたという過去をもつ。その後、医学を学び、タビストック・クリニックで精神療法のトレーニングをうけた。彼は、大戦後にクライン（Klein, M.）の教育分析を受けている。

　一方、フークスはハイデルベルクとフランクフルトで医学を学び、ウィーンで精神分析のトレーニングをうけた後、1930年にフランクフルト大学に戻り、新設された精神分析研究所クリニックの所長となった。そのクリニックと同じ建物内に社会学研究所があり、資本主義にもマルクス主義にも、そしてファシズムにも与することができない社会学者や実存主義哲学者、精神分析家などの知識人が集まってフランクフルト学派と呼ばれるグループを形成していた。この時の、何ものにもとらわれない自由で知的な雰囲気の中でのディスカッションの体験が、フークスの治療共同体の実践やグループ・アナリシスの発想につながっていると言われている。しかし、ナチスの台頭とともに、フークスは英国への亡命を余儀なくされ、英国で医師免許をとり、精神科医として開業した。

　また、ジョーンズはスコットランド人であり、ラグビーのキャプテンであったことなども、その反骨精神やチーム・スピリットの重要性の認識に影響していたといわれる。

　このように、集団精神療法のさまざまな方法は、その時代の政治的・経済的・文化的な社会背景とセラピスト個人のヒストリー、そしておそらくは気質とが交差するところで生まれてくるといえるだろう。

4. 集団精神療法

　集団精神療法の最初の試みとしてよく挙げられるのは、1905年に米国ボストンの内科医、プラット (Pratt, J. H.) が難治性の結核患者を対象に行ったクラスである。世界的に有名な内科医ウィリアム・オスラー (William Osler) の弟子であった彼は、患者の精神の健康と身体状況とが大きく関連していることに気づき、25人ほどの患者に日々の体験や体重の変化などを日記につけさせ、週1回、クラスでその日記を題材に話し合った。やがてそのクラスの中で患者同士が互いに助け合うようになり、結核患者に特有な抑うつと孤立感が改善したといわれている。

　その後、1920年代から30年代にかけて、アドラーを始め、複数の精神科医たちが精神病院などでも集団療法を試みるようになった。1930年代には、スラブソン (Slavson, S. R.) が、ニューヨークで青少年のためのプレイグループを用いた集団療法を始め、1943年に青少年への集団精神療法に関する最初のテキストとなった*An Introduction to Group Therapy*を出版するなど、精神分析的集団療法の理論と実践の発展に貢献した。

　精神分析的集団精神療法には、フロイト (Freud, S.) の精神力動理論に立脚するものやクラインの対象関係論に立脚するものなどがあるが、治療者－患者の二者関係で展開する個人療法と違い、グループでは多次元の要因が働く独自のダイナミクスが働く。例えば、グループの凝集性や仲間がいるという安心感は自由連想を刺激し、さまざまな対人関係がその場に生まれる。そして、「今、ここで」の対人関係に映し出されるメンバーの不安や葛藤が明らかになるなかで、初期の発達過程における傷つきやそれがもたらす対人関係上のゆがみに気づくことができる。そうして健康な自己の回復と成長がもたらされると考えられている。

　一方、治療共同体では、その場で起こるさまざまな問題を、個人の問題としてではなく、コミュニティ全体の問題として捉えて取り扱うことで解決していこうとする。こうした「全体としてのグループ」という考え方は、ベルタランフィ (von Bertalanffy, L.) の一般システム論を応用したものである。

　すなわち、個人はそれ自体システムであり、集団はそのスープラ（上位）システムとなる。システムは上位－下位の階層構造をもち、それぞれは相同的 (isomorphic) な機能と構造を持つ。そこで、全体としてのグループのダイナミクスを分析することで、グループのサブシステムとしての個人（メンバー）を理解し、変化を生みだすこと

ができると考えるのである。

こうしたメンバーとグループからなるシステム論的なグループの見方に、アガザリアン（Agazarian, Y. M.）はサブグループの視点を付け加え、メンバー－サブグループ－グループからなる「リビング・ヒューマン・システム理論」を打ち出した。そして、グループに生じるサブグループを機能的サブグループとして治療に積極的に用いる「システム・センタード・セラピー（SCT）」を開発した[*9]。

しかし、こうした「全体としてのグループ」の見方には批判もある。ヤーロム（Yalom, I. D.）は、個人を超えた存在としてのグループを仮定することに否定的で、あくまで中心は個人であり、その変化なのだと主張している[*10]。

5. アクション・メソッドを用いた集団精神療法

これまで述べてきたような言語的コミュニケーションを中心とする集団精神療法のほかに、さまざまなアクションを中心とする集団精神療法もある。

サイコドラマ[8]の創始者として知られるモレノは、ウィーン大学の医学生であった頃から街中で若者たちを集めて即興劇を行う劇場を組織していた。1925年に合衆国・ニューヨークに移住した後、彼はサイコドラマやソシオドラマの実践や教育のほか、ソシオメトリーを用いた研究など、次々と活動を展開していった。彼がフロイトに対抗心を燃やしていたことはよく知られており、サイコドラマは精神分析の先を行っていると主張していた。サイコドラマは、メンバーが自らの抱える問題を舞台の上で再現し、役を即興的に演じるなかで、カタルシスや洞察を得ることを通して解決をめざす。

ダンス／ムーブメント・セラピーや集団で行われる音楽療法や各種の芸術療法なども、さまざまな表現活動によるカタルシスとそこで生じるメンバー同士の相互作用を通して自己への気づきを得る集団精神療法である。

また、UCLAのリバーマン（Liberman, R. P.）らが慢性の精神障害者を対象として考案した「Social Skills Training（SST）」（社会生活技能訓練）は、洞察や内面的な変化より、行動面の変化やコミュニケーション技術の向上をめざす認知行動療法で、個別でも集団でも行われることもあるが、ロールプレイなどのアクションが取り入れられている。

6. 集団精神療法とエンカウンター・グループの関係

　集団精神療法とは一線を画すが、きわめて密接な関係にあるのが「エンカウンター・グループ」である。その起源は、「場の理論[9]」で有名な社会心理学者レヴィン（Lewin, K.）が1946年に開催した、人種差別問題を解決するためのリーダーを養成するワークショップで偶然生まれたT-グループ[10] にある。小グループでの話し合いをオブザーバーとして観察していたリサーチャーが、一日の終わりに集まってデータを検討していたところに、一部のメンバーが参加を希望してきたことから、メンバー全員が毎日自分たちのグループでの言動について振り返るミーティングが行われるようになった。そこでの気づきの効果は大きく、グループを用いた対人関係トレーニング法として定着することになったのである。

　ところで、レヴィンはポーランド生まれのユダヤ人で、第一次世界大戦に従軍後、ベルリン大学でゲシュタルト心理学の研究を始めたが、フランクフルト大学の社会学研究所に集う初期のフランクフルト学派とも交流があった。そこにフークスが関わっていたことは先に述べたが、そこでレヴィンはタビストックのメンバーと知り合うことになる。

　その後、合衆国に移住したレヴィンはマサチューセッツ工科大学（MIT）にグループダイナミクス研究センターを創設した。1947年には、グループダイナミクス研究センターとタビストック研究所が共同して学術誌 *Human Relations* が創刊された。

　「グループダイナミクス」という用語は、集団の人間関係に関する一連の実践研究を総称する言葉としてレヴィンが造語したものであるが、ビオンもまた、ノースフィールド陸軍病院での研究をグループダイナミクスと呼んでいる。このように、グループセラピーにかかわる考え方や技法の多くが相互に採り入れられているのである。例えば、T-グループは「感受性訓練」や「ラボラトリートレーニング」などとも呼ばれるが、集団精神療法のトレーニングのための「体験グループ」もこの流れの中にある。ちなみに、「フィードバック」という用語は、レヴィンが電気工学から行動科学に応用したものである。

　やがて、グループダイナミクス研究センターは、精神分析家や哲学者なども含めて多くの分野の才能が集まり交流する研究と創造の場となった。当初は、人間関係に関する教育的な取り組みであったT-グループや体験グループは、マズロー

(Maslow, A.) やフランクル (Frankl, V.) らの人間性心理学や実存主義的人間観の影響を受け、徐々に人間的成長や人格変容などを目指すようになった。

1960年代になり、カール・ロジャーズ (Carl R. Rogers) が体験グループをエンカウンター・グループと名づけた。彼は個人カウンセリングの中でクライエント中心療法を提唱していたが、グループメンバーに受容され理解されるほうが、個人セラピストに受容されるよりも効果的であることに気づいたのである。エンカウンター・グループは、メンバー同士が対等な関係の中で出会い、自分に気づくことなどを通して、より自分らしく生きること（自己実現）をめざそうとするものである。「今、ここで」を重視すること、自己一致をめざすこと、セラピストはリーダーではなく、メンバー自らが変わろうとするのを助けるファシリテーターとみなされることなど、治療共同体やその他の集団精神療法とも共通する考え方や方法論をもつ。しかし、レヴィンの流れを汲み、農学の研究者でもあったロジャーズは、カウンセリングやグループの効果を科学的に評価する研究も重視したのに対し、他の集団精神療法では実証的な研究が明らかに少ないとヤーロムは指摘している。

しかし、ヤーロムによれば、最近、合衆国ではエンカウンター・グループは姿を消しつつあるという。だが、その方法論はさまざまな問題を抱えた患者や家族などによるセルフヘルプ・グループの流れの中に生き続けており、今ではあらゆる疾患、障害、問題の数だけセルフヘルプ・グループがあるといわれるほどになっている。

とくに、ベトナム戦争後には帰還兵の心的外傷後ストレス障害 (PTSD) が社会問題化する中、同じ問題を抱える帰還兵のチャット・グループが生まれ、ピアサポート・グループとして発展していった。その後、レイプや虐待などのサヴァイヴァーの回復にも、ピアグループによる共世界の構築が重要であることが認められるようになった[*11]。また、社会において消費者運動が高まる中、医療における医学モデルの限界が明らかになり、治癒よりも回復が重視されるようになった。そして、当事者同士のピアグループがもつ潜在的な力が評価されるようになってきた。

セルフヘルプ・グループの先駆けとなったアルコホーリクス・アノニマス (AA) では、専門家に頼らず、当事者の力で回復していこうという指向性が強かったが、現代のセルフヘルプ・グループやサポートグループは、集団精神療法ないしエンカウンター・グループの専門家や、その訓練を受けた人が運営に関わっていることが多いという。しかし、そこで求められているのは、あくまでメンバーとグループの力

を信じ、回復へのプロセスを支援していこうとするファシリテーターとしての役割なのである。

最近では、大規模な災害やテロ、事故、犯罪の被害者のPTSDを予防するためのグループ・ディブリーフィングなども行われるようになってきている[*12]。その一方、グループによる介入の効果を疑問視し、かえって傷つく可能性があると反対する声もある。心的外傷を負った人びとを対象とするだけに、介入には慎重さが必要であることはいうまでもないが、こうしたグループアプローチの有効性やより安全な方法に関する実証的な研究が待たれるところである。

7. 集団精神療法から組織のコンサルテーションへ

英国のタビストック研究所では、ビオンの理論に基づき、精神療法の臨床や訓練のほか、教育や福祉、医療などのさまざまな職種への対人関係トレーニングやコンサルテーションを行っている。とくに組織に対するコンサルテーションは、グループとしての組織の無意識を分析することで、問題を単なる個人の問題としてではなく、そこでの仕事の性質とも関連した組織の問題として、さらには組織を取り巻く社会や制度の問題としてとらえる[*13]。組織のマネジメントにも、集団精神療法の考え方や技法が応用されているのである。

[3] 日本における集団精神療法の歴史

1. 平安時代から第二次世界大戦まで

日本では、古来、精神病者への民間療法が各地で行われていた。京都郊外の岩倉村では、平安時代、精神病状態となった後三条天皇の第三皇女佳子内親王を大雲寺にこもらせ、境内の観音水を毎日飲ませたところ全快したことから、精神病を患った人々が大雲寺にこもって祈禱すると治るという信仰が広まって長期療養する人々が増え、寺周辺の農家の人々が宿を提供するようになった。やがてそれが患者の世話を専門とする四軒茶屋となり、のちに保養所と呼ばれるようになった。保養所では、その家の家族と精神病者が寝食をともにし、一緒に作業を行ったという。また、岩倉村では精神病者だけでなく、貴族の子女を里子として預かる風習があり、地域で家族看護が行われていた。1878(明治11)年、明治政府の命により、この四軒茶屋

は岩倉癲狂院となったが、まもなく経済的な理由で閉鎖された。
　しかし、こうした例外的な地域はあったものの、全国的には精神病者は私宅監置が当たり前であった。ドイツで精神医学を学んだ呉秀三がその悲惨な実態を全国調査し、公表したことをきっかけに、1919（大正8）年に精神病院法が制定され、道府県に精神病院の設置を義務づけたが、実際には遅々として進まなかった。
　呉秀三はそれより前、1901（明治34）年に東京府巣鴨病院の医長に就任すると同時に、拘束具を全面的に廃止し、徹底的に患者への暴力を禁止した。同時に生活環境の改善に努め、患者の人道的処遇を定めた規則を設けた。さらに、ドイツで学んだコミュニティケアを実現するために病院を世田谷に移転させ、松沢病院とした。加藤普佐次郎は1925（大正14）年に、「精神病者ニ対スル治療ノ方法トシテ作業治療ガ広ク行ハレ、今ヤ治療法中ノ最モ重要ナルモノトセラル。マタ開放治療モ精神病者ノ方法トシテ唱導セラレルコト久シ」と記している。
　しかし、第二次世界大戦により、日本の精神科病院は患者の多くが餓死するという悲惨な状況に追い込まれ、壊滅的な打撃を被ることになった。

2. 戦後の精神科病院における集団療法

　戦後の精神科病院では、まず生活環境の整備と患者の清潔の保持、結核の管理などが最大の課題であり、英国のように戦争により精神障害を来した患者に特化した治療やリハビリテーションが行われていたという記録はみられない[11]。
　しかし、当時社会問題化していた覚醒剤中毒の患者を対象に、青木義治が総武病院で1953年から家族治療と6～7人の小グループによる生活指導や野球やラグビーなどの集団活動を行っている。青木は、1対1の治療・看護ではなく、治療グループとして「お互い治しながら患者を治していくこと」を目指すと述べている。これは英国での治療共同体の考え方に似ているが、ジョーンズの実践が日本の学術雑誌で紹介されたのは、1957年の『病院精神医学』創刊号に掲載された菅修の「環境療法（Milieu Therapy）」という論文が最初である。
　また、戦後の民主化運動などの影響もあり、全国の精神科病院内にもさまざまな集団活動が生まれてきた。東京都立松沢病院では1950年には患者による「更生懇話会」ができ、1957年頃には患者自治会が組織として機能しだしたと報告されている[*14]。また、同じく松沢病院では、藤原豪が1952年頃から1年間ほど患者への「働きかけ」

と称する環境療法的アプローチを行っており、1958年に吉岡真二が改めて「働きかけ」に挑戦している。働きかけとは「身体的治療を含むだけでなく、患者の行動・日常生活・環境などの一切を治療的な方向へ向けようとする、治療者側の努力と活動」である[15]。彼は、病棟を治療的社会にしていくためには、病院全体の変革の必要性があると述べている[16]。

また、1950年代半ばにクロールプロマジンが導入され、退院をめざす患者も増え、開放治療と称する開放化の試みや家族会も始まった。国立武蔵療養所では、小林八郎が病棟を日中開放し、自由参加のレクリエーションや作業を行うとともに、患者懇談会やレク企画委員会などを設け、「看護者の非権威的・非指導的態度によって患者の自主性の向上、社会的行為の発展をめざす」試みを始め、「生活療法」と名づけた。また、1962年には、慢性病棟の一つで薬物をまったく使用しない実験的開放病棟を試みたことを報告しているが、患者間の会話はなく、もっぱら非言語的コミュニケーションによる心理療法だったという。

また、三重県立高茶屋病院では1961年に若生利久が「道徳療法に基礎をおいた治療的雰囲気の形成を目指す治療」を行ったと報告しており、宮城県立名取病院でも患者クラブが病棟の治療社会的雰囲気をいかに変えたかを報告している。この時代、こうした研究の多くが、観察によるソシオメトリーを用いて評価を行っている。

1960年代になると、「社会復帰」という言葉が登場しはじめる。1962年には藤縄昭が「病院内寛解」という現象について報告し、1966年には岡庭武が「ホスピタリズム」とその予防について論じるなど、社会復帰の困難さも明らかになってきていた。また、50年代終わりから60年にかけてはジョーンズの治療共同体や治療的雰囲気に言及する実践報告や研究が見られたが、次第に生活指導・レクリエーション・作業療法を3本柱とする生活療法が、日本の入院治療のモデルとなっていった。しかも、民間精神病院が続々と新設される中、看護師や専門医の不足もあって、患者の自主性を向上させるという趣旨までは行き届かず、集団処遇の色合いを濃くしていった。また、研究論文も、江熊要一や臺弘らが提唱した生活臨床に代表される行動科学的なものが増えていく。

3. 精神病院批判の高まりと治療共同体

1964年に起こった精神障害者によるライシャワー駐日大使刺傷事件をきっかけ

に、翌65年には精神衛生法が改正され、措置入院の強化とともに、通院医療費の公費負担制度や精神衛生センターの設置、保健所を地域精神保健行政の第一線機関とすることなどが決められたが、それは地域ケアに向けてというよりは、治療の網から患者を逃さないためとも言える制度改革であった。精神病院の壁を超えた「精神医療」という概念がうまれてきたのはこの頃である。

しかし、日本政府の要請で「日本における地域精神衛生」推進のためにWHO顧問として来日したクラーク（Clark, D. H.）は、1967年11月から68年2月にかけて日本の精神病院を視察してまとめた報告書の中で、日本では「社会精神医学は理解も実践もされていない」と断じている[*17]。

1966年、日本精神神経学会総会での「精神医療体系の中での精神病院の位置づけ」と題するシンポジウムでは、初声荘病院の福井東一が心理劇の実践が病院全体に及ぼした影響について報告している。同病院では1969年に増野肇らが、患者が経営する喫茶店の試みを通じた治療共同体づくりを報告している。

1966年は、合衆国から帰国した中久喜雅文が東京大学病院の精神科病棟の医長となり、治療共同体的な集団療法を開始した年でもある。翌1967年の日本精神病理・精神療法学会で、日本の精神医学関連学会としては初めて集団精神療法がシンポジウムに取り上げられたが、その時のテーマは「なぜ日本で集団精神療法がさほど普及しないのか」というものであった。ここで吉松和哉が「重複精神療法の問題点」というテーマで、中久喜による病棟の「全体集会」に患者の受持ち医として参加した時の衝撃を語っている。全体集会を開始してまもなくは、4～5名のノイローゼ患者を中心に内的な問題まで話し合うようになったが、彼らが退院して統合失調症患者が多くなるにつれ、会は沈滞した。そこで毎日行っていた全体集会を週2回に減らし、読書やスポーツ・コーラスなどの生活療法的な小グループを作り、研修医に責任者になってもらったところ、再び全体集会も活発になったというのである。吉松は、個人療法における治療者－患者関係と大学病院における医長－受持ち医のタテ関係と、治療共同体の理念としての平等なヨコ関係との軋轢が患者の行動化を誘発し、治療者のアイデンティティの混乱すら体験したという。この時、鈴木純一も研修医としてその場におり、「集団の中にいることの苦しさ、集団にいないと生きのびられないという怖さを毎日味わっていた」と述べている[*18]。鈴木はこの体験を機に、英国スコットランドのディングルトン病院でジョーンズと、さらにケンブ

第1章　総説

リッジ・フルボーン病院でクラークとともに働くことになる。
　この東大病院での体験について中久喜自身は、それは精神療法的考え方と生活療法的考え方の統合の歴史であり、その発端は米国で学んだ経験と日本の精神医学とのいわばカルチュラルショックであったと述べている[*19]。
　白い巨塔と言われた旧弊な医学部の体質を批判する青年医師たちの運動がこの病院で生まれ、大学全体を巻き込んで東大闘争となり、やがて全国的な学園紛争に広がっていったのも、偶然とは言えないのである。
　1969年5月、金沢で開催されるはずの日本精神神経学会（臺弘理事長）第66回大会では中久喜が東大病院での実践について発表する予定であったが、その前夜、認定医制度設置をめぐって理事長と理事会が解任されるという「荒れる学会」となり、取りやめになった。主に関西から集まった若手精神科医たちは、当時精神病院の乱立やそれに伴う不祥事の多発といった状況に対して、大学医学部の医局講座制や研究のための研究に終始している大学や学会の責任を追及したのである。
　こうして精神病院批判が高まる中、日本各地で開放化や治療共同体を試みる動きが改めて始まった。高橋哲郎は、式場病院で1969年から1年間、週1回2時間の治療者会議と月1回1時間の患者・職員全員による全体集会を始めた。新たな試みに職種間の対立や患者からの医師への攻撃などが噴出、医師が自分の方針を強く押し出すという態度に出たため、ますます混乱がひどくなった。しかし、患者からの批判の正当性を医師が率直に認めたことから、会の雰囲気は一転して共感的なものになった。その後、明るいが依存的な雰囲気が出てきて、一時低迷期を迎えたと報告している。折しも、朝日新聞の記事『ルポ精神病棟』で精神病院が叩かれた時期であったが、むしろ患者は同情的であったという。こうしてメンバー間の対立の原因なども話し合えるようになったが、高橋は1年で米国へと旅立った。
　1970年代に入ると、生活療法批判が巻き起こり、集団より患者の個別性を尊重しようとする動きも出てきた。その一方で、村田穣也（西城病院）や三船通雄（三船病院）など、首都圏以外でも治療共同体が実践され、さらに郡山精神病院の「あさかの里」のような地域ケアの場での実践例も見られるようになった。鈴木純一が海上寮療養所で独自の治療共同体的実践を始めたのもこの頃である。
　生活療法を精神療法的に行おうとする動きも生まれ、作業そのものではなくコミュニケーションに注目したり、個別の問題に焦点を当てて行動療法的に働きかけ

たりするような試みも始まった。1980年頃から東京大学病院外来で行われた患者自治会などの集団活動は、生活療法と治療共同体を統合しようとする試みであった。ここに1983年、リバーマン（Liberman, R. P.）が訪れてメンバーたちと一緒にSSTを実際に行ったことが、日本にSSTが普及するきっかけとなった。

4. 日本における集団精神療法の特徴とこれからの課題

　日本の集団精神療法の歴史の中で、60年代末に中久喜が提起した「精神療法か生活療法か」というテーマは、以後も繰り返し現れた。最初のうちは、その2つを統合するものとしての治療共同体という考え方や日本的特性という観点からも議論された。確かに日本でも集団活動は活発に行われているが、それは生活行動を促すための単なる環境からの刺激としてあるようで、治療的雰囲気というものがしばしば強調されるが、目に見えない感情のダイナミクスに注目したものはほとんどなく、英国の治療共同体流のコンフロンテーションや治療者と患者の対等な関係を追求しようとする動きや患者の言語化を促そうという意図もあまり見えない。むしろ、日本人は言語的コミュニケーションになじまないという前提があり、非言語的コミュニケーションとしての「甘え」や雰囲気といったものを通して、行動の変容を促そうとしているようである。

　紙幅も尽きてきたので、一足飛びに現在の話になるが、浦河べてるの家の「当事者研究」などを見ると、日本人だから、統合失調症だからといって決して言語化能力が低いわけではないということがよくわかる。要は、語ることのできる安全な場と関係をいかにして作り出すかであろう。そのためには、治療者自身の意識の変革と行動変容が必要であり、それには集団精神療法のノウハウが生きてくるだろう。

〈注〉
1) 集団精神療法は英語ではgroup psychotherapyといい、心理学領域では集団心理療法とも訳されている。同義と考え、本書では集団精神療法という用語を用いる。単に集団療法と呼ぶこともある。
2) フランス語ではtraitement moralという。もともとフランス語のmoralは、善悪、道徳などの意味ではなく、さまざまな感情や自尊心のことを指すものであった。つまり、感情や自尊心

第 1 章　総説

に働きかける方法である。セラピーではなく、トリートメントという言葉がもちいられたのは、「処遇」の意味あいでのことと思われる。
3) ピュサンはもともとビセートル病院の入院患者で、癲癇(てんかん)の治療を受けていたが、のちにスタッフとなり、病棟監に抜擢された。看護長と翻訳されていることもある。
4) 現在でも、レトリートはさまざまな精神疾患患者の治療とリハビリテーションを開放処遇で行っている。
5) 『自閉症・うつろな砦』で有名なベッテルハイムの治療の本質については、後に隠された事実が明るみに出て、その評価は地に落ちることになった。
6) 同時期に、カナダのモントリオールでもキャメロン（Cameron, D. E.）がデイ・ホスピタルを創設しているが、後にキャメロンは患者の同意なしにLSDや電気ショックなどを用いて洗脳実験を行ったとして、批判されることになった。
7) 1962年に出版されたキージー（Kesey, K. E.）の小説『カッコーの巣の上で』の舞台はオレゴン州立病院である。彼は退役軍人病院で夜勤のアルバイトをしたり、ドラッグの治験に参加したりするなかで、この小説を書いたと言われている。
8) サイコドラマを最初に日本に紹介したのは外林大作と松村康平であるが、彼らは「心理劇」と呼んだ。
9) 人間の行動（Behavior）は、個人（Person）の特性だけでなく、その場（Environment）の特性によっても影響されるという考え方。$B = f(P, E)$で示される。環境療法の考え方にも通じる。
10) T-グループのTは、人間関係トレーニングの 'training' の頭文字。
11) 1938年に国府台陸軍病院が精神神経疾患対策のための特殊病院に指定され、戦後は国立国府台病院となった。また、1940年には傷病兵の中の精神疾患患者を収容する施設として国立武蔵療養所が開設され、1941年には頭部戦傷軍人を収容する軍事保護院、傷痍軍人下総療養所が開設された。いずれも治療内容については不明である。

〈用語解説〉

ザーカ・モレノ（Zerka Toeman Moreno）：1917年、オランダ・アムステルダムにて出生。1932年に英国ロンドンに移住し、1941年にはニューヨークでサイコドラマの創始者と知られるジェイコブ・レヴィ・モレノ（Jacob Levy Moreno）と出会い、ソシオメトリー研究所に続いて1942年にはサイコドラマ研究所を設立した。ザーカは1949年に結婚した夫ジェイコブとともに、国際集団精神療法学会の共同設立者の一人となり、1974年に夫が死去した後も世界中でサイコドラマの教育と研究に尽力した。2016年9月19日死去。

ソシオドラマ（sociodrama）：集団の抱える問題をサイコドラマの手法を用いて演じることで、人間関係の改善などを図る方法。

ソシオメトリー（sociometry）：ある集団のメンバー間の牽引（選択）や反発（拒否）の頻度や強度を、実験や統制された観察、質問紙等によって測定し、数学的に処理することによって、集団内

の人間関係や心理学的構造を明らかにする方法。質問紙を用いる方法をソシオメトリック・テストという。また、モレノは、集団内の人間関係や構造を図表化したソシオグラムを考案した。図では個人は円、選択(牽引)は実線、拒否(反発)は破線などで示される。現代の社会的ネットワーク分析などにも使われている。

生活臨床：1950年代に群馬大学病院の外来で始まった、おもに統合失調症を対象とした再発予防のためのアプローチ。再発は患者が環境の変化に適応できないときに起こるという考えから、患者の生活特性を「能動型／受動型」に分け、さらに個々の弱点を色／金／名誉／身体の生活類型に分類することで、早めに破綻を予側し、個々に合った指導をすることができる。保健師などの間で多く用いられた。

〈文献〉

* 1 近藤喬一・鈴木純一編(1999)集団精神療法ハンドブック．東京：金剛出版．
* 2 鈴木純一(2014)治療共同体の成り立ち．集団精神療法―理論と実際―．東京：金剛出版, 104.
* 3 Bion, W. R. (1961) *Experiences in Group*. London: Tavistock Publications Ltd. 対馬忠訳(1973)グループ・アプローチ―《集団力学と集団心理療法》の画期的業績・人間援助の心理学―．東京：サイマル出版会．
* 4 Clark, H. D. (1974) *Social Therapy in Psychiatry, 2nd ed*. London: Chuchill Livingstone. 秋元波留夫・北垣日出子訳(1982)精神医学と社会療法．東京：医学書院．
* 5 Rapoport, R. N. (1960) *Community as Doctor: New Perspectives on a Therapeutic Community*. London: Tavistock Publications Ltd.
* 6 Jones, M. (1968) *Beyond the Therapeutic Community: Social Leaning and Social Psychiatry*. New Haven: Yale University Press. 鈴木純一訳(1976)治療共同体を超えて―社会精神医学の臨床―．東京：岩崎学術出版社．
* 7 Clark, H. D. (1995) *Descent into Conflict, 1945: A Doctor's War*. Leicester: Book Guild Publishing Ltd. 蟻塚亮二監訳(1998)ある精神科医の回想―戦争と青春の出会い―．東京：創造出版．
* 8 坂上香(2012)ライファーズ 罪に向きあう．東京：みすず書房．
* 9 Agazarian, Y. M. (2001) *A Systems-Centered Approach to Inpatient Group Psychotherapy*. London: Jessica Kingsley Publishers. 鴨沢あかね訳(2015)システム・センタード・アプローチ―機能的サブグループで「今、ここで」を探求するSCTを学ぶ．大阪：創元社．
* 10 Yalom, I. D. (1995) *The Theory and Practice of Group Psychotherapy, 4th ed*. New York: Basic Books. 中久喜雅文・川室優監訳(2012)ヤーロム グループ・サイコセラピー―理論と実践―．東京：西村書店．
* 11 Herman, J. R. (1992) *Trauma and Recovery*. New York: Basic Books. 中井久夫訳(1996)心

的外傷と回復．東京：みすず書房．
* 12 Mitchell, J. T., & Everly, G. S.（2001）*Critical Incident Stress Debriefing: An Operations Manual for CISD, Defusing and Other Group Crisis Intervention Services, 3rd ed.* St. Leonards: Chevron Publishing Co.　髙橋祥友訳（2002）緊急事態ストレス・PTSD対応マニュアル―危機介入技法としてのディブリーフィング―．東京：金剛出版．
* 13 Obholzer, A. ,& Roberts, V. Z.（1994）*The Unconscious at Work: Individual and Organizational Stress in Human Services.* London: Routledge.　武井麻子監訳（2014）組織のストレスとコンサルテーション―対人援助サービスと職場の無意識―．東京：金剛出版．
* 14 臺 弘・藤原 豪（1957）精神病院に於ける患者の自治活動について．病院・地域精神医学，*1*, 19-30.
* 15 吉岡真二（1961）慢性精神病患者に対する「働きかけ」の検討．精神神経学雑誌，*63*（13）．
* 16 吉岡真二（1961）医師の立場から（シンポジウム）．病院精神医学，*4*, 132-139.
* 17 Clark, D. H.（1968）*Mental Health Advisory Services in Japan: Assignment Report, November 1967-February 1968, World Health Organization.*　秋元波留夫・北垣日出子訳（1982）日本における地域精神衛生―WHOへの報告―．精神医学と社会療法．東京：医学書院，196-229.
* 18 鈴木純一（2014）私の治療共同体体験―治療共同体とグループ・アナリシス．集団精神療法―理論と実際―．東京：金剛出版．
* 19 中久喜雅文（1969）治療的共同社会の理念を応用した生活療法．精神神経学雑誌，*71*（12），1249-1254．

集団精神療法の
基本事項と実践の概要

田辺 等

[1] 集団精神療法の定義

　現代社会では、グループを活用して、個人の心理的問題や、行動の問題に働きかける試みは、既に多方面で取り組まれている。医療現場の他に、地域保健、地域福祉、矯正、教育の分野などでもグループが活用されている。

　しかし中核である集団精神療法となると、医療や心理臨床の実践はまだまだ少なく、関係者の理解も十分とは言えない。例えば、集団を対象にするから集団精神療法なのでしょうという誤解はよくある。薬の力を使って治療するのが薬物療法で、作業過程を活用して治療するのが作業療法であるように、集団のこころの動き（集団力動）を活用して、集団を構成する個人を治療するのが集団精神療法である。また集団精神療法家（グループサイコセラピスト、以下GP）を、儀式的な手順で集団を操作するカリスマをイメージしている人もいる。

　集団精神療法は、GPが、集団力動を活用しながら、集団を構成するメンバーの心理的な問題を改善しようとする治療であって、その治療的な意図をもって集団を編成することから実践は始まる。

　しかし、単に集団で目標をたてて行動すれば、それが集団精神療法になるわけではない。集団精神療法と力んで、理論に準拠して始めたグループが、さっぱり集団精神療法的ではないこともある。集団活動の成果を追求していく中で、「個人の回復や成長に焦点を当ててグループダイナミクスを意識的に活用する」という関わりの姿勢が尻すぼみになることもある。

　そもそも集団精神療法のエッセンスをどのように定義できるだろうか。近年のように、グループを活用した活動や支援の実践が多様になればなるほど、集団精神療法の核心部分の共通認識が重要になる。しかし欧米でも集団精神療法は、集団療法

あるいはグループカウンセリングという用語が並行して使用された歴史もあり、共通の定義は難しい状況だ。

我が国の集団精神療法の黎明期に活躍した池田由子は、コルシニ（Corsini, R. J.）が人格と行動の改善を目的に組織された保護的な集団内での相互作用という点を重視したことに注目し、集団精神療法では、集団での学習や作品制作や親睦をはかるのが集団の第一の目的ではないこと、長い年月で知らず知らずに変わるのではなく、比較的速やかに改善が出現しなければならないこと、儀礼や身分に左右される一般社会の集団とは異なって、メンバー間で率直な感情表現ができるように保護された集団であることを強調した[*1]。

現在のアメリカ集団精神療法学会（AGPA）では、少人数が集い、メンバーが自助的、相互扶助的にふるまうよう、専門的な訓練を受けたセラピストの方向付けがある特別な型式の精神療法と広報している[*2]。また米国の専門家向けテキストでは、さまざまな定義はあるが、フークス（Foulkes, S. H.）とアンソニー（Anthony, H. J.）らが強調した、①グループは言語的なコミュニケーションに信頼を置いている、②治療対象は個人である、③主たる治療媒体はグループそれ自体である、の3要因が妥当でわかり易いと評価している[*3]。

我が国において集団を活用した治療や支援は実践的に拡がっており、その利用者については「患者」「クライアント」「メンバー」「ユーザー」などの多様な呼称が使用されている。治療者についても「グループサイコセラピスト」「グループワーカー」

表1　集団精神療法（文献4から一部改変）

---

1) 3名以上の集団（2名以上のCT、1名以上のGP）が一定の時間枠で行う精神療法
2) 目的は参加するCTの、①症状や行動の改善、②心理的問題の解決や緩和、③人格的成長
3) GPは目的に適うように集団を編成する
　　（サイズ、疾患や問題、自我機能のレベルなどを考慮する）
4) GPは集団力動（メンバー間のコミュニケーション、集団のこころの動き）を活用する
5) GPは集団力動に関する訓練を受けている

＊CT：クライアント　　GP：グループサイコセラピスト
＊上記のCTを「患者」「メンバー」などに、GPを「治療者」「グループワーカー」などに置換してよい。また「精神療法」を「カウンセリング」などの言葉に置き換えてもよい。

「コンダクター」「ファシリテーター」など多様である。こうした現状に適う定義を求めて、田辺はグループサイコセラピスト（GPと略）とクライアント（CTと略）を主たる用語とし、まず「集団精神療法」の基本構造を表1のように示して、その上で各用語を、例えば「集団精神療法」を「グループカウンセリング」に、GPを「ファシリテーター」に置換して応用できるとした[*4]。

まとめると、集団精神療法は、各メンバーの変化や成長のために意図的に編成された3人以上の集団で行われ、GPは集団に作用する心理力動を活かして関与することを旨とする治療法、ということになる。

[2] 集団精神療法立ち上げの基本事項

集団精神療法は、個人の回復や成長を目指す目的があり、それが効果的になるように意図してグループを編成する。とはいえ現場では種々の制約があるので柔軟な対応が必要で、理論に教条的に縛られていては、中々、実施の条件が整わない。現場での応用も前提の上で、立ち上げに関する基本的事項を以下に示す。

1. 組織での合意

グループの目的、対象メンバー、治療期間、実施時間、実施頻度などの大枠を決め、治療体系の責任者に了解を得る。治療体系の一つという理解と合意のもとで実施しないと、適切な時間、場所、スタッフを確保できないし、グループの心理力動にも影響が及ぶことがある。また初めてのグループの導入では、スタッフ全体に興味と同時に不安がある。関与しないスタッフから陰性感情が向けられていることもある。それも計算に入れて行動する。

2. 実施環境の確保

組織の理解のもとで適切な部屋を確保する。集団精神療法は参加者同士の対話によるtalk therapyであるから、外からの騒音や干渉がない静かな部屋で、長く会話しても疲れない良い椅子を確保する。円や楕円を組めるスペースが必要だが、病棟のコミュニティミーティングでは全員が一堂に集まれる場所であることを最優先する。

3. 担当者の技術的準備

担当者は、個人の治療、精神看護、ケースワークなど1対1の心理的支援の経験に加えて、集団で起きやすい心理現象に通じておくことが重要である。このため、トレーニンググループなどで体験的学習に参加する、グループ事例の検討で集団力動の見方を学習する、経験者によるグループ治療の陪席や協同運営を経験する、などを経験しておくのが望ましい。

4. グループ編成

①目的と対象を決める

グループの目的と対象を、「デイケア通院者の自己表現力の改善」「アルコール依存症患者の断酒継続」などのように決める。

同じ疾患や同じ問題のグループ（例：「薬物依存症者の当事者」など）と、疾患や問題は異なるが言語能力や判断力など同じ程度の自我機能のグループ（例：「神経症水準の外来患者のグループ」）のつくり方がある。通常、心理的な問題を主として扱うなら、自我機能は同レベルで、診断や問題は異なる異質的（heterogeneous）なグループのほうが効果的と言われる。

②グループの大きさ、実施時間、実施頻度、担当者、選抜方法などを決める

例えば「外来の神経症圏患者、長期軽度うつ状態の患者を主に、8～10人の小人数のグループにし、毎週火曜日の10:00～11:30、6ヵ月間行う。主GPは臨床心理士、副GPは看護師が担当。参加希望の人を個別の主治医から推薦してもらう。メンバーを決めたら、固定メンバーだけで行い、脱落がでても補充しない（＝クローズドグループ[closed group]）」などという風に決める。

グループの目的により、随時参加が開かれているグループ（＝オープングループ[open group]）のやり方もあり、外来依存症グループなどにはこれが多い。地域のグループもオープングループが多い。

一般にグループのサイズは4人から15人で、8人程度がベストとも言われる。心理的問題を深く扱う時はメンバー数を5～8人程度で、自分の力量に合わせる。他方で、統合失調症患者の入院生活の問題を扱う「病棟全体ミーティング」などのコミュニティミーティングでは数十人の参加のグループも効果がある。

時間は通常、50～90分で、コミュニケーション能力が高いグループは90分、統

合失調症など自我機能が脆弱な状態は50分などの短時間にする。依存症など行動変容が必要でありながら心理的には否認の多い時期は、少なくとも週に1回程度は必要になる。

③メンバーの選定と合意

個人治療の担当者がグループの意義を説明して推薦し、グループ担当者自身も、グループが本人の症状や問題の改善にどのように役にたつかの診立てを示して説明する。

例えば「酒をやめ続けるには同じ依存症の人と集まり、うまくいったことや大変なことを話し合うことが、あなたの回復にとても役立つ。酒をなぜ必要としたかも深く考えることができる」などとグループの治療的意義を説明し、参加の合意を得る。

個人治療者と集団精神療法の担当者が同じ場合（＝コンバインド [combined]）でも、別の場合（＝コンジョイント [conjoint]）でも、こうした事前の説明と合意による丁寧な準備が集団精神療法の成否に大事である。

5. 実施記録と事後のレビュー

記録にメンバーの同意があればよいが、事後に大要を振り返った記録でも良い。個々の発言のほかに、全体を支配している雰囲気やスタッフの介入への反応なども記載する。

記録に基づいて、事後にレビュー（振り返り）を行う。スタッフ同士で、セッションのプロセスを振り返り、グループ全体に漂っていた空気や共有された心的内容、メンバー間の相互作用、それらとメンバー個人の心理変化の関係にも着目する。スーパーバイザーからのスーパービジョンをもらえるとなお良い。

[3] グループの治療的、成長促進的な機能

集団精神療法が個人精神療法と決定的に違うことは、今、ここにある集団の中での現在進行形の体験や心の動きを材料にして、共に考えることができる点にある。グループ担当者はこの利点を生かすことに留意する。またセラピストとの1対1関係の中での治療的機序と異なる、集団ならではの治療的機序があることも理解しておくべきである。

第1章　総説

1. 集団精神療法家（グループサイコセラピスト）の基本姿勢

　集団精神療法の運営には種々の理論があり、理論系統の違いによって介入で強調されるところも異なる。同じ現象でも、個人の心理力動に着目した介入、グループ内の相互作用に着目する介入、グループ全体への介入などがある。これは精神療法や心理臨床の常でもある。

　ただGPのセッションでの動き方の基本は、今、ここ（here and now）の集団で起きていることを活用して、グループ全体や個々のメンバーに働きかけることである。メンバーが自分で感じたことや考えたことをその場で言葉にし、そうすることがグループの他のメンバーからフィードバックを引き出すことになり、ひいては自分の問題の理解や解決に役にたつ、ということを実際に体験してもらうように支えるのである。

　GPは、メンバーが、グループ内の交互作用の中で、新たな自己理解、他者理解、抱えている問題のより深い理解など、洞察を深めていくプロセスを支える。そして、今、ここの集団のセッションで体験したことをメンバーが知的に整理する作業に協力する。

　このような役割を果たすためには、精神力動的な見方、考え方が重要だが、時にGPが精神分析理論の諸概念での解釈と説明に拘泥しすぎることがある。この場合のGPは、グループの中で「メンバーからどう見られているか」という自身の不安を否認して過度に防衛的になっているか、集団精神療法におけるGPの役割を勘違いしているか、である。

　GPが「メンバーを支える」「メンバーの知的に整理する作業に協力する」ということは、集団の中でGPが理論に基づいて解釈してみせる、個別メンバーに直接の指示、示唆を与える、という意味ではない。

　あるメンバーの問題をグループ全体で受け止めて、他のメンバーが違う視点からの解決策を話してみたり、別のメンバーが反対の考えを示したり、問題を抱えるメンバーが困難に耐えてきた道のりに他のメンバーが共感的理解を示したり……というようなさまざまな反応がおきるグループ、メンバーが自ら表現するようなグループとすることが、GPの第一の役割である。この点は、グループプロセスを促進するためにトレーナーが大胆な仮説提示で先導する局面もある体験グループとは異なる。

　グループはケアフルであったり、ハートフルであったりするが、時に厳しい直面

化もする。激しい感情反応が一時的に起きても壊れない、安全なグループがあることによって、集団による現実吟味が進む。個々のメンバーはその過程に積極的に参画しながら、自らの洞察を深めていく。これがグループの臨床の醍醐味である。

2. グループ内の治療的、成長促進的な要因

例えば精神疾患を持つ人の症状が緩和したり、問題行動が改善したり、絶望の淵にあった人に活力が戻ってきたり、ということに貢献するグループにはどのような要素があるのか、どのような性質の機序があるのか。

1950年代に、コルシニらは、それまでの集団精神療法関連の約300の文献を調べ、受容、普遍化、現実吟味、愛他性、転移、観察効果、相互作用、知性化、換気効果など9個のカテゴリー(「その他」を含めば10個)をグループにおける治療的メカニズムとして抽出した[*5]。同様に、集団内のコミュニケーションで生じた集団のこころの動きのどの要素が効果的に作用するか、という調査研究で、ヤーロムは、凝集性、カタルシス、家族体験の修正、対人関係の学習などの因子を上げて、治療的因子 (therapeutic factors) と呼んだが[*6]、AGPAではこれをベースに現在は13因子とし、中でも凝集性の要因が最も重要で核になっているとしている[*7]。

これらの治療的な要因とされたものの中には、集団にのみ特有の要因、例えば凝集性や愛他性などがあるが、カタルシスや転移などのように個人精神療法でも作用する要因も含まれている。いずれにしろ療法的因子として挙げられた要素を理解しておくと、プロセスを振り返って、グループメンバーの感情や考え方の変化を理解したりするのに役立つ。

[4] グループの実践の現状

我が国での現状を見ると、医療や心理臨床としての集団精神療法から、地域における当事者の自助グループまで、集団のグループダイナミクスを活用した実践は多様な様式で多彩に行われている。

この全てを網羅することは不可能だが、実施されている分野と実施者の観点から、可能な限り記述する。自助グループは集団精神療法やサポートグループではないので割愛した。

第1章 総説

1. 医療や心理臨床の分野での実践

①精神疾患や精神障害への治療グループ

　精神科医療や心理臨床の領域のグループで、狭義の集団精神（心理）療法である。言語的なものからアクション中心のサイコドラマまであるが、多いのは、集団の自由連想的な対話による言語的グループである。近年は児童精神科でも導入されてきている。

　扱う対象や、外来患者か入院患者かで、グループの大きさも異なる。現在実施されているものは、神経症圏レベルの小集団の治療グループから、病棟全体のコミュニティミーティングという大グループまであるが、概して、グループ担当者は治療構造への意識は高く、集団の人数、実施時間、頻度、期間など、効果的になるようにグループを設計する。しかし対象者選択では、管理者、経営者からの圧力もある。実施では、精神分析的概念や集団力動の理論を基礎に、グループ全体の見方、グループ内の個人の見方の訓練を受けて、実際のセッションでの介入に生かすのが理想であるが、そのような人材は決して多くない。やりながら、学ぶというのが現状であり、それが肝要なことである。

②精神障害以外の疾患、精神科以外の診療科でのグループ

　癌や慢性疼痛の障害をもつ人のグループなどが医療の場で実施されている。

　基本的に原疾患自体が精神障害そのものではないが、慢性疾患や障害からの苦痛や困難を扱うグループである。障害や疾患についての、同質的（homogenous）なグループであり、メンバーの対人関係の問題の焦点化よりも、治癒しがたい疾患等から生じる困難の分かち合いを中心として、疾患や障害への対処法の交換や、人生への思いなど実存的な要素にも焦点が当たる。最初の集団精神療法としてよく紹介されるプラット（Pratt, J. H.）のボストンのマサチューセッツ総合病院における結核患者の集団教育と対話の集いも、当時の結核が不治の病であったという背景がある。

2. 矯正分野での実践

　グループが個人に与える望ましい効果を期待して、矯正分野でもグループが実践されている。サイコドラマの創始者である精神科医のモレノ（Moreno, J. L.）は、1920年代のウィーンで非行や売春などの問題の当事者に、今、ここでの集団力動を生かして、集団の即興劇を行い、これを集団精神療法と最初に位置づけた。現在の矯正

分野でのグループはサイコドラマではなく、認知行動療法的な教材を使った集団での教育である。この分野では「治療」や「療法」は元来なじまない。しかし薬物事犯者の再犯者の多くが未治療の薬物依存症者であることから、テキストを活用した集団療法への抵抗は薄れ、効果的な社会復帰の方策として、現在は積極的な取り組みが始まっている。

3. 教育、専門職育成の分野での実践

一般の教育体系の中での集団の活用は、個人性を抑えた集団規律への馴化、集団の一体性を重視した教育であることが多い。集団力動を個人の成長や変化に生かすグループを活用した実践は、教育相談や生徒指導の領域での試みが時にあった[*8]。近年は、集団精神療法のトレーニングを受けたスクールカウンセラーなど外部の心理職等が学校問題に関与しており、グループで関わっていくことの新たな可能性がある。

他方、大学等の高等教育、心理、福祉、看護などの専門職の教育や現任教育では、エンカウンター・グループなどを応用した集中的なグループトレーニングが、しばしば行われてきた。基本的には健康集団である学生等への集団力動理論の適用であるが、メンバー体験を消化できずに、過去の心理的外傷を顕在化させる例も稀にでてくるので、トレーナーには専門性が求められる。

また集団精神療法家の育成には、理論学習、グループを実践しながらの技術的スーパービジョン、患者としてのグループ体験の学習が必須項目で、日本集団精神療法学会でも資格認定には、この「患者としてのグループ体験」の代用を「専門家によるトレーニンググループでのトレーニング体験」として一定時間体験することを要求している。

4. 地域保健福祉の分野での実践

①保健・医療・福祉の専門職による治療やサポートのグループ

地域精神保健分野では、アルコール・薬物そしてギャンブル依存症の当事者を対象としたグループがある。精神保健福祉センターの依存症対応では、近年、原則的な集団精神療法よりも、取り掛かりやすい認知行動療法テキストを使った集団でのワークブックセラピーが増えつつある。

第1章　総説

また近年では、自死遺族のサポートグループが、長期に悲嘆の問題を抱える人への支援として、精神保健分野で行われ始めた。自殺対策のポストベンションの一つでもある。

②保健・医療・福祉の専門職による家族へのサポートグループ

地域の精神保健活動では家族にグループを活用してきた歴史は長い。統合失調症家族教室やアルコール・薬物依存症の家族の学習会を、心理教育的内容の講義、家族の体験発表、情報交換、分かち合いの時間、などをプログラムで確保し、積極的に集団精神療法的なセミナーとして行う精神保健福祉センターもある。摂食障害の家族の集いも少しできている。

母子保健や児童福祉では、虐待加害者・ハイリスク者の母親を対象に行われているグループもあるし、高齢福祉では、認知症家族の集いや家族教室等のグループ運営もある。

[5] おわりに

筆者はかれこれ30年、細々とだが、ほぼ絶やすことなく集団精神療法を続けてきた。この経験から、筆者にとってグループの良い点を最後に紹介する。

第一には、当事者が主体性を回復することである。

病棟に導入したときは、病棟に活気が戻ったと表現されたが、それは何もかも許可を必要とし、かつ与えられていた患者が、自分の考えや感情を表現できる場と時間を反復して経験する中で、主体を回復していったからだと思う。一つエピソードを紹介すると、私が、「私が始めた集団精神療法によって回復した」と考えていた札付きのアルコール依存症患者は、「なぜ今回は回復できた？」という見学者の問いかけに、「やっぱり自分だね」と答えた。この答えは想定外であった。正直、私は拍子抜けし、見学者の表情も複雑だった。私も見学者も「先生（がやる集団療法）のおかげ」と彼に答えてもらいたかったのだ。だがすぐに閃いた。彼こそが正しい！「自分がここに参加し続けた」「自分が仲間の中で考えを深め、自分の生き方を変えたんだ」。私は納得した。これこそが集団精神療法なのである。

第二には、集団での現実吟味の冥利である。

ある問題を抱えて頭が一杯のメンバーや、ある偏った考えに支配されたメンバー

からGPに向けられた発言に、「今のこと皆さんどう思う？」とグループで受け止め、安易に"正しい解決"を出さずにコミュニケーションしていくと、「想いを共有できる」のだが「自分の対処と彼の対処は違ってよい」などの考え方で皆が分かち合うようになる。問題を抱えたメンバーも落ち着きを取り戻し、自分なりに新たな認識を得たとフィードバックする。このようなプロセスが、統合失調症の家族の問題でも、薬物依存症者への対応でも、自死遺族の命日反応への対処でも、経験されるのである。

　第三には病気や障害を抱えて生きることの大変さ、良い意味での当事者の凄さも知れることである。治療グループであっても、グループで扱うのは病気の症状や障害の苦痛のことだけない。当事者体験を聴くことから、病気ということ、家族ということ、絶望ということ、悲しみということ、人生のさまざまなものの"本当のところ"を知ることができた。そして、自然に彼らの力をリスペクトできるようになった。それは専門職にありがちな救世主コンプレックスから私が解放されたことでもある。

　以上、本稿では、グループを活用した実践がどのように治療的、成長促進的に機能するか、グループの在り方やセラピストの在り方はどうあるべきかを意識しながら、集団精神療法の基本的事項を確認し、各分野の実践の現状を概観し、グループを活用する利点に言及した。

〈文献〉

* 1 　池田由子（1968）集団精神療法の理論と実際．東京：医学書院．
* 2 　American Group Psychotherapy Association
  http://www.agpa.org/home/practice-resources/what-is-group-psychotherapy-
* 3 　Gazda, G. M.(1993) Comparison of Group Counseling and Group Psychotherapy. In H. I. Kaplan, & B. J. Sadock (Eds.) *Comprehensive Group Psychotherapy, 3rd ed.* Baltimore : Williams & Wilkins, 717-724.
* 4 　田辺等（2005）集団精神療法的ということ．集団精神療法, *21*(2), 86-95.
* 5 　Corsini, R. J., & Rosenberg, B.(1955) Mechanisms of group psychotherapy. *Journal of Abnormal and Social psychology. 15*, 406-411.
* 6 　Yalom, I. D.(1985) *Theory and Practice of Group Psychotherapy. 3rd ed*. New York: Basic

Books, 264-270.
* 7　The American Group Psychotherapy Association（2007）*Clinical Practice Guidelines for Group Psychotherapy.* New York : The American Group Psychotherapy Association．日本集団精神療法学会監訳（2014）AGPA集団精神療法ガイドライン．大阪：創元社．
* 8　水島恵一・岡堂哲雄編（1969）集団心理療法．東京：金子書房．

第2章
研修の展開

第2章　研修の展開

月例グループはなぜ続くのか

藤 信子・田原明夫

> ■ グループの目的
> 「集団」精神療法のトレーニング
> ■ グループの構成
> 精神保健・医療・福祉の従事者
> 年齢：20代～60代
> ■ 期間
> 1年　10回のセッション
> ■ 経過
> 主として仕事、職場と自分の関わりに関する問題を表現する中で、自分と仕事等における新たな関係に気づいていった。
> ■ 課題
> トレーニングの方法において、月1回という従来の基準からすると頻度が少ない方法も、グループのプロセスの段階が見られた。この点について、他のトレーニングのグループ、また筆者の他のグループでも見ていく必要がある。

[1] はじめに

　集団精神療法を実施するためには、講義・文献等から得られる知識、患者としての体験、そして自らのグループのスーパービジョンを受けるという、3要素が必要だとされている[*1]。その中で患者としての体験は、学会や研修会などでの2日間の集中的グループ体験が主としてあるだろう。

　私たち京都集団療法研究会では、日常的なグループ体験をしたいという思いで、20年ほど前から月例グループ体験 (以下、月例G) を行ってきている。その経験を振り返ることで、研修グループを継続することについて考えてみようと思った。

何故メンバーは、毎月仕事が終了後の時間を使って、月例Gに参加し続けるのか。メンバーを募集していながら、のんきなことを言うようだけれど、始めた当初は学会や研修会だけでは機会が少なすぎるだろう、もう少し近くでグループ体験ができると、今から集団精神療法を始めようとする人たちにとってもいいだろうという思いはあった。現在と違って20年くらい前は、デイケアで働き始めた若いメンバーなど、精神科病院でも集団精神療法への関心は強かったということもある。

　当初21名のメンバーで始まった月例Gは、しばらく前から認知行動療法などの方が若い人には人気があるためか、少しメンバーが減っているが、今年は二つのグループに17名のメンバーが参加している。

　グループ体験の目的は、まず患者の感じについて、そして治療グループの機能において起こる主要なプロセスを学ぶことだとホロヴィッツ (Horwitz, L.) はまとめている[*2]。グループ体験が始まる時の緊張と不安、そして自分の感じ、思いをどのように言葉にしようかという体験をすることは、セラピストになるためには大事な体験だと言える。また、**コンダクター** (リーダー、以下Co) の役割を見ながら、**バウンダリー**の設定、介入等について学ぶ機会でもある。

　ところが実際に月例Gを始めてみると、コンダクターである筆者もそうであるが、メンバーの多くは精神医療従事者であり、統合失調症のグループ、デイケアの経験がほとんどである。治療共同体は別として、欧米の集団精神療法のテキストの訓練についてや[*2 *3]、『AGPA集団精神療法ガイドライン』[*4]を参照すると、その対象は神経症あるいは高機能の境界例圏が対象であり日本とは少し異なる。

　そこでCoの役割を見ながら、バウンダリーの設定、介入について学ぶことは、そう簡単ではないのではないかと思えてきた。バウンダリーの設定一つにしても、神経症のグループでは、グループ以外では会わないという設定であるが、デイケアの統合失調症の人にそんなことは言えない、いっそ知人を作ることを喜ぶくらいなのだからと思う。介入についても、同様ではないだろうか。

　そうなると果たして月例Gは、どのような機能を持っていたのだろうか。少し以前の1年間の経過を振り返りながら、Coとしての体験から月例Gについて考えてみようと思う。そしてこの小さな試みが、いろいろな場所で継続したグループ体験を持つことを考えている人たちの参考になればと思う。

[2] ある年の月例G

1. グループの構造

「自己と集団やその力動について理解をすすめる」ことを目的に、毎年3月に京都集団療法研究会から案内を出してメンバーを募集している。ここでは、X年の1年間のグループの経過を見る。X年のメンバー浅井、小島、沢田、高原、西島、水野、森田、山中、織田、木下、瀬川（仮名である）の11名は、精神医療保健福祉従事者であり、Coとコ・コンダクター（以下、CCo）と計13名のグループである。X年の参加者のうち4名はこの月例Gには初めての参加であった。他の7名はその前から継続して参加していた。

グループの時間枠は、月1回、19:15～20:45の90分で、10回のクローズドグループとなっている。

2. グループの経過の表し方

ビデオで記録したグループにおける発言を文字に起こしたものから、各セッションの特徴と経過を表現した。なお個人、施設などが特定されないように、経過に影響しない範囲で、表現を変えた。

3. 経過

第1セッション～第3セッション

最初のセッションで初めて参加するメンバーの浅井が自分の仕事の説明をした。メンバーの職種の話から、「一人職種のため他の職種が怖い」と小島が言い、「自分の職種が患者に分かってもらえない」という話が沢田から出る。高原が「前は看護の人が怖かったけれど、病院に慣れたので今はそうは思わない」と言う。西島は「病院のナース・ステーションに行くと、ナースが皆いるので怖い、集団が怖いので一人ひとりの違いを認識するといいのかな」「患者のことを聞ける人ができた」と言う。職場に4月に入った沢田は「迷いそうな病院だから、迷ったら患者について行く」という話をする。

次のセッションでは、水野は「前回の看護師の集団の特徴の話を聞いて、自分を内と外から見て混乱した」と話す。水野が「病棟の規則とか嫌なことがある」と話

し、「話せる仲間がいるが、変わりたくない人がいる」と言う。CCoが「変わりたくない人は多いかもしれない」と話す。

　森田が「先月も今月も違和感がある、看護師が責められている感じがした。医師や心理が同じ数だけいると同じことをしていると思うけれど」と言うのに対して、沢田がカウンセラー同士はそれぞれ違うと返す。「事例の問題では『ワーカー室は……』とは言わないけれど、『看護は……』という話になるのではないか」というCoの話。

　第3セッションで森田が「このグループ3回目だけど、今まで1人も休んでいない」と言うと、織田が「休みにくくなった」と言う。Coが水野に「仕事慣れた？」と聞くと、水野は「疲れた、怒られたりいろいろで。私の患者には手を出さないでとか……」。「私の患者というのは？」というCoの問いに、水野は「方針とかいろいろ言われる」と。

　高原が「私がだめだったので患者さんに申し訳なかった」と言うことに対して、Coは「新米が患者さんの方針を出せずに申し訳なかったというのなら、他の人は何もしてないということになるけれど……」と。小島が「入った頃、直接ではないけれどPSWに『心理に何ができるか』と言われた」と話すと、瀬川が「X病院では、PSWは心理と仕事をしたことがない」と話す。CCoが「以前、開放化の中では動くことが大事で、座って話して何をしているのと言われた」と思い出して話す。「X病院は開放化の中心だから、動くことが大事な文化なのだろう」。

第4セッション〜第6セッション

　第4セッションは水野と瀬川の2人が欠席。森田が「この2ヵ月間違和感を抱えてきたけれど、それを言おうと思ったのに、話題を出した水野が今日欠席しているので言いづらい」と言い出す。Coが「デイケアで発言する人が休むとどうしようかと思うの？」と言うと、森田は「しっくりきました」と言う。CCoは「いまさらだけど、人の気持ちってやっぱり人との影響であるんだと感じた。違和感というのは自分の中で何かあるものかなと思う」と言う。

　木下が「言葉が煮詰まらない、じれったい自分がいます」と話し始める。「このグループはとても気分が重い。今日も最初からすごく緊張して、最初沈黙が長かったけれど、どう緊張をほぐそうかとか、何でこんなに緊張しているのか考えて、自分が間違った発言をするんじゃないか、正しい正しくないというのはないなと思っ

た。自分は自分でここにいればいいと、それでほぐれた。目をつぶるとすごく落ち着く」と言う。

森田が「Coはいろんな人に聞くけど順番決めているんですか？ 初めからすごい違和感がある」と言い始める。森田は「Coがいつも一番先にしゃべる。だから、今日はそうさせないと思ってた」と言う。

織田が「振られるのは親切なような気がして、全然振られないグループがあって、だから違和感はたしかにある」と。

CCoは「私は統合失調症のグループでなかったら15分沈黙があってもそのまま、そして沈黙の感じを聞く。15分は長くない。あれしようか、これしようかと考えると10分はすぐ」と話す。西島は「そもそも喋らないといけないのか」と言い出す。CCoは「しゃべるのはメンバーの仕事、自分の思ったことを言葉にするのは難しい、それを体験するのが大事だ」と言う。森田は「話しても分かってもらえない体験をするのは大事だと思う、グループの中で練習する」と話す。アクショングループをしている浅井は「アクションをしても言葉にすることが大事」と話す。

高原が「『遠まわし』というのがわからない」ということに、森田が「結果分かるのが遠回しだけど、わからなくなることがある」と言い、沢田も同意する。遠回しの例で「行きたい」と言いたいのに「あそこ行ったことない」と言う家族がいる、という話が分かっていないCCoに対して、高原は安心する。

第5セッションは西島、織田、瀬川が欠席。知らない言葉、はやっている言葉、新しい言葉の話題から、総合雑誌の衰退、結婚の雑誌などコアな部分だけの雑誌がでてきたなどの話が出て、個別化で共通の知っていることがないという話になる。

水野が「病棟ごとに文化が違う」と言うと、小島の病院もそうだと応じ、そこから職場のサークルの話になるが、森田が「職場で表のグループでちゃんと話していると、サブシステムが必要かなと感じている」と話す。

第6セッションは木下が欠席。瀬川が「職場の若い先生が『"銃後の守り"って何ですか？』と聞いてきたので、びっくりした」という話から、現代史を教わっていない、戦争の体験を聞く機会がないという話になる。

「新興住宅地に住んでいたので、おじいさん、おばあさんを見たことがなかったが、今仕事で高齢者の話を聞くことになった」と西島が話す。人によって体験が違う、中国でのこと、ソビエトのことなどもそれぞれが違う話。先回の話が通じなく

なったことと関連している。

「『自分の身体にとっていいこととは何？』と考える。世界史の先生は自分の科目を減らされて黙っているのはおかしいと思う」と浅井。「昔の新聞を調べていたら、治安維持法の記事小さくて、そしたらあっという間に戦争。ああこういうのかと思った」と西島は言う。瀬川が「福祉は、『社会科学として貧困をどうするか』という観点で習ったけれど、今は『よりよいための支援技術』、歴史的には1973年のオイル・ショックから変わる。社会福祉は基礎構造改革から変わる。外国では消防署もストライキするけれど日本はできない」と話す。

🖎 第7セッション〜第8セッション

第7セッションは小島、沢田、水野、織田、瀬川が欠席。「案内の中で曜日の間違いをしたことを見つけてショックだった」とCCoが言うと、忙しいからか加齢のせいか、と数人の思いが語られる。「30分遅れて、病気かと思われた」ともCCoは話す。

「携帯は、いつも家族とつながるから連絡はしない」と浅井は言う。「安心感」と「縛られている」と思う人とがいるという話になる。「携帯禁止のところで電話している人に注意する？」「する人もいるけれど」「自転車の逆走は？」自分のしていることが誰かの迷惑になるというより、皆がしているからいいという感じかなという話になる。

山中が「車での移動は個室の感覚。携帯とか一人ワンセグでTVを見るのは、自分の部屋にいるのと同じ」と話す。「ウォークマンの宣伝で、人ごみが消えてミュージシャンが1人になるというシーンがある」と西島。森田は「怖いね、気配は大事ではないかな」と。浅井は「ボディイメージが拡大するのではない？」西島「安心しているということだろうか？」など、皆、思いつくままにこのごろの特徴をあげる。

高原が「電車とかで咳払いをされると怖い」と言いだす。Coが「まなざしは？」と聞くと、「まなざしは目を閉じればいい、でも聞こえるのは……悪いことしているのかなと感じる」と。「このごろは1人になりたいわりには携帯でしゃべっている」とCo言うと、森田が「2人かと思ったら1人だった」、1人で笑っていると思ったら線があったという話。CCoが「自我境界が怪しくなってきた感じかな」と言うと、「自分と合う人とはつながりたいけれど、そうでない人とはつながりたくないということが増えているみたい」と浅井は言う。

第8セッションは西島、水野、織田が欠席。高原が前回電車で怖いということを話して平気になった。CCoが「話していてわかったということ？　話して自分の外に出したからかな」と。瀬川が「このごろの学生は勉強しないですぐあきらめる」「学校に入ってくる前から教科書はつまらないという体験がある。教科書を買ったまま学校の下駄箱に入れている、重いからと。勉強しないで仕事しようというのはちょっと、と思う。でもボランティアはする。お年寄りの世話とか」と話す。CCoが「情緒を切り捨てるのは問題だけれど、それだけではね」と。

「PSWの実習先は熱心だ」と瀬川。木下が「(大学時代)教科書は開いたけれど、わからない。実習やって、仕事して教科書を開いた」と話す。CCoが「概論とか先にやるとわからないんじゃないのか」と言い、「私は臨床とか実験とか、身体を使わないとわからないので、哲学の人とか身体を使わない人に劣等感があった」という話になり、浅井は「体育の先生で身体を使わず脳で仕事している人がいるけれど、それでわかるのかと思う」と話す。

🕮 第9セッション〜第10セッション

第9セッションは小島が欠席。水野がひさしぶりの参加で、労災だったことを話す。瀬川が「労災の場合は改善しなければならないけれど、怪我した場所は改善されたの？」と聞いている。

織田は「数年前、何とも言えない痛みがあり、吐いたりして、いろいろな所に行った。原因がわからず、結局疲れだろうということだった。上から経済的なことばかり言われ、だんだん否定的になって、このまま治らないんじゃないかと思ったけれど、治ったらそうでもない」という経験を話す。

沢田は「猫背になった。このごろ管理職とうまくいかなくて、その人が後ろで声が大きいんです。自分の仕事を管理されている気はしないんですけれど、あれこれある。書類の整理がやりにくいけれど、部屋にこもるのは、閉じているみたいで他の人と一緒にいた方がいいかなと思って」と言う。Coが「事務室でその中にいなければならないと思うのは？」と聞くと、沢田は「一人職種で、一人で部屋にいるのは抵抗感がある。でもどうしてこんなに大声かと思う」と言う。浅井が「聞いてもらえない子は大声で聞いてと言う」と話す。

第10セッションは欠席なし。国公立病院の非常勤の給料が低い、でもチームがあることが大事で、仕事を決めるのはお金だけじゃないかもしれない、という話題が

出る。

　浅井が「今の話を聞いていて、私はお給料が一度も上がったこともないし部屋もないことに気がついた」と言う。ミュージックセラピーとか森林カウンセラーとか、いろいろあるという話が出る。

　水野は「話を聞いていて看護とは何かと言われ、言葉にできない。他の人を見ているとわかる。この前、看護以外はからだに触れないというのを聞いて、そうかと思った」という話をする。

　浅井は、「(自分は)言葉が足りないなと、そのぶん身体を動かすというのがわかった1年だった」と。

　沢田は「考え込んだり緊張して話せなかったという想いと、職場のこととか話した。いろんな職場があると思った」と話す。

　木下は、「グループが苦手というのは性格だというけれど、そうかなと思った。私一人のことなら言えるけれど、『PSWというのは』と言われると……」と考える。CCoが「『私は……』と言えば？」と言うと、木下は「そうか、『私』と言えばいいんですよね……言えるようになりました」と答える。

4. グループで起きていたと考えられること

🌀 第Ⅰ期（第1セッション〜第4セッション）

　自分の職場での位置への不安が語られているが、これはグループに参加することによって引き起こされた不安から生じていると考えられる。この職場のチームへの不満、不安が出たことに対して、このような不満は職種の特性の違いがあるかどうかも話題になった。

🌀 第Ⅱ期（第5セッション〜第6セッション）

　あるメンバーの発言に対する違和感を他のメンバーが話したことから、グループの中の違和感が自分の違和感と繋がっていることを体験した。Coへの不満が表現され、挑戦的な発言も出た。思ったことを話す難しさと、それを体験することが大事というグループの目的の確認をした。その後、共通の話題がなく、社会的風潮の話題となった。

🌀 第Ⅲ期（第7セッション〜第8セッション）

　Coの作成した案内の中の間違いに関する話から、携帯電話によるつながりと安

心、縛られること、という話になった。携帯電話禁止の場所、自転車の逆走などルール違反についての思いと、自我境界が曖昧になっているのではないかという感想も表現された。その中で、自分の「症状」について話されるが、次のセッションでは、そのことを話したことで平気になったと話され、言葉にすること、自分の外に出すことで楽になることを体験した。

🐟 第Ⅳ期（第9セッション〜第10セッション）

職場での怪我、以前仕事のストレスで体調を崩した話が出たことから、管理職との関係への悩みが語られる。恵まれている職場とは何かという話から、グループの中で、他の職種のことも聞いて自分の仕事の特徴が理解できたこと、緊張していたけれど職場の話ができたこと、グループで職種としての立場でなく自分1人のことなら言えることに気づいたことなどが話され、終結となった。

この月例Gでも、グループに参加する不安が表現される時期から、Coへの不満と挑戦の時期、個別化の話題の中で症状を表現することで解消することを体験する時期、そしてグループで得たことを確かめ終結するという時期と段階を経ている。この段階はアガザリアンとペータース (Agazarian, Y., & Peters, R.) のグループ発達の段階[*5]を参照すると、第Ⅰ期に職場の不満、不安等が出ているのは、アガザリアンらの「第1段階：依存・逃避」に、第Ⅱ期のCoへの挑戦は、「第2段階：対抗依存・闘争」と「第3段階：権力・権威」に対応している。そして第Ⅲ期の個別化、自我境界と症状の話には、第4段階「個人を超えた魅惑・共生」「第5段階：対抗個人の幻滅・分離」とが混在しており、第Ⅳ期の自分の問題への気づきは、「第6段階：相互依存的な作業・治療のための作業同盟」とそれぞれ対応していることが読み取れる。

このことから自らの日常の生活を語ることを中心にした月例Gも、グループの段階が進みながら、メンバーの自己への気づきをもたらしていることがわかる。

5. コンダクターは何をしたか

Coの仕事は、時間、場所、メンバーを決め、構造を守ることが一番の仕事だったと言える。経過を見るとわかるように、介入、解釈は多くはない。

その次に意識したことは次のセッションまでに記録（ビデオ）を見て、前のセッションを覚えておこうとすることだったと思う。

筆者はセラピストの仕事の一つは、語られたことをつないでいくことだと考えて

いる。そのため前回に語られたことを思い出して、セッションに備える感じである。そして前のセッションのことを特にメンバーと取り上げることはしないが、Coの気持ちの中でつながっているという感覚を持っている。

[3] グループ体験を続ける中で得られると考えること

　研修のためのグループ体験を、身近なところで実施したいと考えて始めた月例Gであるが、毎年新しく参加するメンバーもいる一方、長く継続して参加しているメンバーも少なくない。あるメンバーは「グループの中に座ってしばらく沈黙している時間が良い」と言っていた。日常から切り離された場所、時間の中での感じ、考える体験を味わうことと言えるだろうか。

　X年のグループの経過の中で、あるメンバーが「話してもわかってもらえない体験をするのは大事だと思う」と言っている。この「話が伝わらない」という体験は、日常生活の中で経験されるにもかかわらず、気づかなかったり、見過ごされたりすることが多いのではないだろうか。自分の話が十分相手に伝わらないもどかしさや悔しさの体験はあっても、生活の中ではそのことを十分に考えることもなく過ぎている。しかし「話の伝わらなさ」が相手と私の間のコミュニケーションの問題なのか、あるいは私の考えの問題なのか、そのどちらもあるかもしれないが、コミュニケーションを何度も試みる過程を持つことは、患者としての体験のためのグループ体験となるだろう。

　またパインズ (Pines, M.) は、症状は自分の内部や自己と家族・社会状況との間にあるコミュニケーションの阻害であり、コミュニケーションの増大が治療の過程であると言っている[*6]が、この伝わらなさについて感じ話していくことは、治療の過程であると言えるのではないか。

　ヤーロム (Yalom, I. D.) は、精神保健専門家のグループでは、集中的なグループ体験、感情の表出と統合、「今、ここで」のプロセスについての理解が不可欠の要素であり、個人の治療的変化は二次的なものだ、としている[*3]が、月例Gの経過の中で「電車の中の咳払い」が自分に向けられているのではないかと気にしていたメンバーが、その発言をした次のセッションで、話して平気になったということは治療的な面だと言えるだろう。一方、体験グループと治療グループがどのように違うの

かということだが、セラピストとしては体験グループの後で、治療グループを始める時に介入のやり方について、その違いを考えることはよくあるのではないか。

　欧米で治療グループの主たる対象となっている神経症圏や高機能の境界例のグループにとっては、体験グループとの違いは、ヤーロムが言う要素の強調点の違いとなるが、日本においては統合失調症などの精神病圏のグループが多い。その点ではこれまでに発表された多くの知見を参考にすることで、メンバーが自由に表現できるグループをどのように作っていくかを考えていくことだと思う。

　この原稿を書くために、20年近く前からのことを振り返ってみると、実はこの月例Gは20年近く続いている**スロー・オープングループ**のようにも考えられる。原稿を書き始めて、初期の頃はCoであることで時々苦しい思いも体験したけれど、最近は、以前ほどCoが辛いと思ったことがないなと考えた時、そのことに気づいた。

　そして、ずっと以前学会の教育研修のグループのCoをするようにと依頼があった時、「私がコンダクターですか……」とためらったことも思い出した。経験があまりない時に研修グループ体験のCoを務めることは重荷だった(今でもメンバーのほうがずっと楽だけれど)。グループの始まった時の不安などが、Coへの依存、怒りとして向きやすいということは多いし、そのような攻撃にあうと、自分の未熟な技能がさらされているような感じも伴っていた。

　月例Gも最初の頃は、不安も強くそれに対する介入も上手にできなかったのだろうと思う。では今は上手にできているかと言われると、わからないとしか言えない。ただ、グループ体験を重ねる中で、言葉で表現し皆で考えるということを、メンバーと共に作り上げてきているのだと思う。グループ体験を続けることの面白さも、そして難しさも味わってきたという思いが今はある。

　難しいのは、場所、時間、メンバーを決めてグループを継続することに実はエネルギーが必要だということである。定期的に同じ場所を使用できる条件を整えることは、グループ体験という臨床目的ではない場合、そう簡単ではないこともあるだろう。そしてグループ体験のCoは、個人療法のセラピストと違い多数の目に曝されるということのプレッシャーが強い。しかしそのプレッシャーの中で、グループで何が起きているかを考えようとしていくことで、自分に対して少し自由になってきたのではないかと考える。

　Coの役割について、観察し先導される体験をより多くすることで、グループが私

を導いたとフークス (Foulkes, F. H.) は言っている*7が、メンバーを待つ気持ちを持つことの大切さを経験してきたのだと考えている。

　月例Gはメンバーの多くが職場などの仕事上の問題を話すことが多い。これは、メンバーの数がスモールグループと言うには少し大きいこともあり、グループに入ると職場のチームを連想することになるからかもしれない。一方、職場の問題からその職場に影響をもたらす社会制度、社会的環境への不安などについて語られることも多い。個人の対人関係の歴史（内のグループ）と現在の個人を取り巻く社会的環境（外のグループ）を語り合う*8ことを続けながら、自分の問題を考えることのできるグループをこれからも維持していきたいと思う。そして月例Gがメンバーにとって、自由になれるグループ体験を重ねること*9につながるようにと望んでいる。

〈用語解説〉
コンダクター：グループサイコセラピスト（グループセラピスト）：治療者のグループ・アナリシス派での呼び方。リーダーと呼ばれることも多いが、フークスがコンダクターと呼ぶことは「音楽を作る作曲家ではなく、解釈する指揮者」と言う意味を持たせている。コ・コンダクターは、共同治療者。
バウンダリー：グループの中とグループ外の境界。グループを実施する場所、時間、メンバーを設定しバウンダリーを作る。グループの中での話し合い（治療）を保障するために設定する。
クローズドグループ：時間、開催場所、メンバーを固定したグループ。グループ開始時のメンバーは規定の期間、グループに出席することを期待される。
スロー・オープングループ：あるメンバーが治療（研修）を終了し離れた後、新しいメンバーを補充するという形で、メンバーを変えながら継続するグループ。

〈文献〉
* 1　田辺 等 (2005) 集団精神療法の基礎作業―始める時の覚書き―．集団精神療法, 21 (1), 12-19.
* 2　Horwitz, L. (2014) Training groups for mental health professionals. *Listening with the Fourth Ear: Unconscious Dynamic Psychotherapy*, chapter seventeen. London: Karnac Books, 267-283.
* 3　Yalom, I. D. (1995) *The Theory and Practice of Group Psychotherapy, 4th ed*. Massachusetts: Basic Books. 中久喜雅文・川室 優監訳 (2012) ヤーロム グループサイコセラピー―理論と

実践—．東京：西村書店．
* 4　The American Group Psychotherapy Association (2007) *Clinical Practice Guidelines for Group Psychotherapy*. New York: The American Group Psychotherapy Association. 日本集団精神療法学会監訳（2014）AGPA集団精神療法実践ガイドライン．大阪：創元社．
* 5　Agazarian, Y., & Peters, R. (1981) *The Visible and Invisible Group*. London: Karnac Books.
* 6　Pines, M. 式守晴子訳（1989）グループ状況の中での個の変化．集団精神療法, *5*(1), 11-16．
* 7　Foulkes, F. H. (1975) The leader in the group. Foulkes, E. (ed.) (1990) *Selected Papers of S H. Foulkes, Psychoanalysis and Group Analysis*, chapter twenty seven. London: Karnac Books, 285-296.
* 8　藤 信子（2011）私の・外のグループ、内のグループ．集団精神療法, *27*(2), 112-117．
* 9　鈴木純一（2015）集団療法の治療者に必要なクオリティ．精神療法, *41*(5), 45-50．

トレーニンググループ

髙林健示

■ **グループの目的**
集団精神療法のトレーニング
■ **グループの構成**
精神保健・医療・福祉の従事者、教育関係
年齢：20代〜70代
■ **期間**
短期集中型のトレーニンググループ、1〜2日間
■ **経過**
日本集団精神療法学会では毎年2回（プレコングレスと研修会）の研修会を開催している。
東京集団精神療法研究所では年間2回のワークショップ（名称はフォーラム）と同じく2回の体験グループを行っている。
■ **課題**
普及方法、新しい参加者の受け入れ。

---

[1] はじめに

　集団精神療法を始めてみると進め方をめぐってさまざまな疑問が湧いてくる。その疑問を解決するために、書籍・文献などから先人の理論や技法を学ぶことは重要であるが、加えて、自分が行っている治療グループのスーパービジョンを受け、トレーニンググループを経験することが、知識の学習と同じくあるいはそれ以上に重要である。囲碁に喩えてみる。手引書で覚えた布石や定石の知識だけではなかなか勝てないものである。実戦を積み重ねることで棋力は向上し楽しさが分かるようになる。同じように、集団精神療法を実践するためのセンスを身につけるには、ト

第2章　研修の展開

レーニンググループという実際の体験を何度も繰り返すことが必要である。
　ここでは、日本集団精神療法学会の教育研修システムと東京集団精神療法研究所の開催する各種セミナーからトレーニンググループについて考えていく。

[2] 日本集団精神療法学会の教育研修システム

1. 教育研修システムの特徴

　学会の教育研修システムは、会員がお互いに考え学びあう「相互学習」を基本的理念として1999年から開始された。集団精神療法として括られる「学派」や「技法」にはさまざまな違いがあるため、研修委員会で行うトレーニンググループでは、学派・技法に共通する「グループの力動を見ること」と「グループで起こる対人交流に関わっていくこと」、この2点についての研修機会を提供することとした。研修会を継続する中で見えてきたことの一つは、コンダクターの理論と技法の違いがグループに与える影響であった。しかし、相違による影響があったとしても、グループは上述2点を学習できる場となることが見られたのである。学会の教育研修システムが持つ特徴といえるが、それはグループの持つ特徴でもあると考えている。

2. コンダクター

　学会研修会で行われる体験グループ（学会の研修会ではトレーニンググループを体験グループと呼ぶ）は、90分間のセッションを4回～6回行う。コンダクターは2名で、一人をコンダクター（conductor）とし、もう一人をコ・コンダクター（co-conductor）とする。co-は共同という意味であり、主従の関係にはない。相互学習を前提にしているので、コンダクター（以下、Co）は経験の多少にかかわらず広く会員から募集している。
　研修会でのCoは、それぞれ理論や技法が異なり、さらに経験も違う二人が組むことになる。Coによっては自分の学習してきた理論や技法による特異的手法をグループに適用しようとする場合がある。また、事前に打ち合わせを行っているが、Co間でグループの進め方を巡って調整がつかない場合もある。
　Coの押しつけや対立はグループに大きな影響を与える。グループは、CoあるいはCo同士に振り回され、不安定な状態になるが、混乱した状態を乗り越えようとする集団力動も起こってくるのである。「危機的なグループであった」という感想を

しばしば耳にすることがあったが、グループが困難を乗り越えて、生き延びていった例を何度も見ている。そこにグループの持つ力を感じるのである。Coが特異的技法で進めたとしても、また、対立があったとしても、体験グループは集団の力動を学習する場として存在している。

　教育研修システムが始まったことで、流儀や作法の違う学派や技法の直接的な交流が始まることとなった。この状況が生まれたのは「相互学習」を理念としたからではないかと考えている。

3. シナリオ・ロールプレイ

　研修会の入門講座では、講義に加えシナリオ・ロールプレイを使って、事例検討を行うことが多い。臨床場面の実際の逐語記録や、臨床場面を想定したシナリオを用意し、参加者は担当した役割部分のシナリオを読み、疑似グループ体験をし、グループで何が起きているのかを考えるのである。

　シナリオ・ロールプレイの例を以下に示す。題名は「面白い病気」。研修用に作ったシナリオである。女子病棟でのコミュニティミーティングの場面を想定して作成した。発言者は、Aさん、Bさん、Cさん、Dさん、Xさん（病棟医）。他にも患者さんと職員が20名ほど、輪になって座っているという設定である。

✎Aさんは被害的な訴えをひとしきり話していた

A　そのことは、今は、もう、なくなっているのよ。けりがついたのよ。すっかり。もう、行かないし……（沈黙10秒）
　　それよりもね、4階の人の話し声が聞こえるのよ。いろいろ言ってるのよ。

B　（たしなめるように）本当の話なの？　そんなこと言うと、近所の人が変に思うわよ。

A　聞こえるのよ。言ってるのよ。黙っていた方がいいかしら。

B　幻聴じゃないかと思うけど。

A　（不満そうな顔をする　小声で）幻聴ねぇ。

B　（Aを見る）

X　Aさん。幻聴と言われたけど。

A　皆に言われるけどぉ、幻聴ねぇ。（納得しない）

A （グループに向かって）私い、3階なんだけど、4階の人が、パソコンで打ってるのよ。
それが、全国に聞こえるのよ。
C （Aに向かって）Aさん、一躍、有名人じゃない！？
参加者 （何人か笑う）ははは。
A （怒って）そんなことないわよ。変なこと言わないでよ。
（不満そうに）4階の人が、パソコンで打ってるのよ。本当に。全国に聞こえるのよ。
X Bさんはどう思いますか？
B 幻聴じゃなくても、不愉快な思いをしているなら、お気の毒。
A 聞こえるのよ。
　　（沈黙8秒）
D それは、テレパシーで聞こえるんですか？
A （Dに向かって）パソコンで打ってるのよ。
D コンピューターやっているんですか。
A （生半可に）ええ。（コンピューターはやっていない）
D 私も、コンピューター打ってる時に、聞こえちゃうんです。
A やっぱり。（大きくうなづく）そうでしょ！　聞こえるのよ！　そうなのよ！
　　（病的体験の話はグループに緊張をもたらす）
D 打ちながら、自分の声が聞こえちゃうんです。
（キーボードをたたくジェスチャーをする）こう、打つじゃないですか。それが、聞こえるんです。
B （大きな声で、叫ぶように）私は聞こえません。
D （Aに向かって）黙って打ってるのに、聞こえちゃうんです。
A （仲間が出来たと思ってさらに話しだす）聞いてよ、インターネットで流してんのよ。私のこと。
どんどん、どんどん、メールが入ってくるのよ。それを、近所の人が読んでのよ。
なんで、そんなことするのかしら。
D （疑問を感じる）メールって、コンピューターの中に入って来るんじゃないで

すか？
A　近所の人が読んでんのよ。(Dに同意を求めるように)入ってくるのよ。
D　ん？　メールって、コンピューターに入ってるんじゃ、ないんですか？
A　そうだけど。近所の人が読んでんのよ。
D　近所の人が読むって、コンピューターに入ってるから、読めないんじゃないですか？
A　それが、読んでるのよ。
D　ん？　それで、メールには、何か応えるんですか？
A　(小声)いや、
D　それで、何か、されるんですか？
A　(小声)そういう(ことじゃぁ)……。
D　それで、終わっちゃうんですか？
A　(小声)んー。
D　何て、言われるんですか？
A　(小声でボソボソ)買い物行きなさい、って言われるのよ。でも、行かないけどね。
D　(質問を止める)そう。
　　(沈黙10秒)
A　(つぶやくように)面白い病気にかかったもんだね。

　以上、入門講座で使用したシナリオを紹介した。このシナリオでは、病的な体験を医師や看護師などから「幻聴」であると言われているAが、Dとの交流の中で自分の体験をわずかにではあるが対象化した場面を描いた。BやCの関わりや、Xのコンダクターシップのあり方なども、対象化にいたるプロセスに関与しているのである。

4．体験グループに参加する意味

次に、学会の開催する体験グループの意味について述べていきたい。

1) メンバー体験

　参加者はメンバーの立場になって参加することになる。「患者さんはグループでこんな気持ちになっている」という体験を持つのである。自分がCoをしているときに、メンバーはどう感じているかを体験的に理解することは、日常臨床を振り返る

よい機会となり、グループに対する感性を磨くことになる。

　また、体験グループでは、Coのグループの見方や関わり方を実際に見ることができる。グループの捉え方、関わり方、姿勢やしゃべり方、開始の言葉、セッションの終わり方、沈黙の扱い方、困った状況への関わり方、介入の方法などに触れるのである。Coの言葉や行動を参考にして、メンバーは自分の臨床の参考にしようとする。「役にたちそう」「まねをしよう」という気持ちが起こってくる。

　しかし、ここには落とし穴もある。Coから理論や技法を学ぼうとする姿勢で参加し、Coの言動にばかり関心を向けていると、十分なメンバー体験ができなくなる。身体はグループの輪の中に座っていたとしても、こころは参加していない状態になってしまう。これは、メンバー体験を受け入れずに逃げていることであり、学習には結びつかない。まずは十分にメンバー体験をすることがグループサイコセラピストになる本筋である。

2) 継続して体験グループが行われること

　体験グループに継続して参加していると、起こるのが修正体験である。修正体験は個々の体験グループの中でも起こるが、教育研修システムに何度も参加していると、数年の間隔をもって起こる場合がある。この人には、"あのとき"のグループで否定的感情を抱いたが、"今回"は別の側面をみて過去の感情が修正された、といった体験である。グループで起こったことは外には出さないという定石を外しているようにも感じるが、継続した参加により、各研修会だけの体験を超えた修正体験を得ることになる。

　次に、体験グループを継続することは、参加者にアニバーサリーな節目を提供することになる。年次大会ではワークショップとして「東日本大震災関係者の相互支援グループ」が毎年開催されている。東日本大震災について語る体験グループである。ここでは参加したメンバーから「相互支援グループに参加することを目標として、この一年を過ごしてきた」という発言がよく出てくる。次の3)で述べる治療体験にもつながるが、参加者には相互支援グループに毎年参加することを一年の支えとしている人たちがいるのである。震災のあった年の3月11日は日本集団精神療法学会第28回大会のプレコングレスが開催されていたこともあり、毎年のプレコングレスでは災害のテーマが出てくることが多い。研修会で体験グループが継続して行われていることによって、参加者が体験を振り返り共有する節目となり、災害体

験を風化させないという気持ちをサポートしているのである。

3) 治療的側面

最後は治療的側面である。体験グループでは、「職場に集団精神療法を導入しようとしても、なかなか他のスタッフに分かってもらえず、つぶされそうになる」といった話をときどき聞く。このように、体験グループがそのつらさを解決してくれるのではないかという思いで参加するメンバーが存在する。また、グループのプロセスが進んでいくと、自分の葛藤が刺激され抱える問題を自然と言葉にしてしまうことが起こる。体験グループの中で、同じような体験を聞き、語ることで他者から支えられ、解決の糸口が見えてくることになる。体験グループは治療グループの側面も持っているのである。

治療グループとトレーニンググループは区別する考えもあるが、研修・教育・学習・治療といったさまざまな要素を持っているのがトレーニンググループだと考えている。

[3] 東京集団精神療法研究所

次に、学会以外の教育研修の例として、東京集団精神療法研究所（以下、研究所）のセミナーについて説明をしていきたい。

1. 経過

研究所の設立趣意書には「大グループ、病院臨床、地域援助、治療共同体、グループ・アナリシス、ソーシャルグループワークなどの実践に関連する集団精神療法の『知を集める』こと、そしてその『知を広める』こと、さらには、さまざまな臨床の場でグループにかかわっている人たちを相互にサポートし、実践の場を提供することを目的とした、実践コミュニティ（＝研究所　community of practice）の設立」（本論文末資料参照）と謳われている。学会のようなさまざまな学派や技法の集まりではない。

設立の経過であるが、まず発起人を募ったところ、心理、医師、看護師、精神保健福祉士、作業療法士など、57名の方の賛同を得て、(有)東京集団精神療法研究所 (Institute of Tokyo Group and Individual Psychotherapy　通称itgip) は2005年10月に駒込の地に誕生した。学会の教育研修システムが始まって6年後である。研究所は教育研修

第2章 研修の展開

などの活動を計画的に行えるように、鈴木純一他7人が出資し有限会社として法人化している。

表1 東京集団精神療法研究所 フォーラムタイトル一覧

回数	テーマ	参加者
1	コンダクターは何をすればいいの？ シナリオ・ロールプレイ（トイレが詰まって流れない）	50
2	共感ってどういうこと？ シナリオ・ロールプレイ（うつグループ）　57名	57
3	コンダクターのスタイル フィッシュボール形式　41名	41
4	レビューはなぜ必要か フィッシュボール形式	38
5	グループで何が起こっているの？ シナリオ・ロールプレイ（スタミナ太郎）	45
6	空気、読めますか？ シナリオ・ロールプレイ（カレー）	31
7	グループの"凝集性"ってなに？ シナリオ・ロールプレイ（贈る言葉、サンドイッチ）	36
8	コ・コンダクターとうまくいってますか？ シナリオ・ロールプレイ（トイレットペーパー個人持ち　3シナリオ）	29
9	テーマがないとだめですか？ 小グループ（テーマありとテーマなし）・大グループ	35
10	バウンダリーは誰のためのものか 小グループ・大グループ	33
11	パッシブなコンダクター・アクティブなコンダクター シナリオ・ロールプレイ（コンダクターのセリフありとなし）	47
12	コンダクターはどう空想していますか？ 小グループ	34
13	ふたたび"凝集性"をめぐって 大グループ	39
14	グループアナリシスを学ぶ シナリオ・ロールプレイ（フークスのグループ記録）＋グループ	37
15	グループアナリシスを学ぶ　その2 レクチャー＋病院のグループを考える	29
16	皆さん、疲れていませんか？ 3つの小グループ	43
17	体験グループと治療グループ 3つの小グループ	40
18	治療共同体とグループ 3つの小グループ	37
特別	David H.Clark 追悼特別フォーラム クラーク勧告が意味したもの	57

2. セミナー

研究所は、「夏のセミナー」と「冬のセミナー」そして「フォーラム」という名称の短期集中型のトレーニンググループを開催している。

「夏のセミナー」は、毎年8月の後半、土曜日から日曜日にかけての二日間行っている。参加者は30～40名。セミナーは大グループで始まり、同じく大グループで終わる。その間に小グループ（2～3グループに別れる）が数回行われている。途中に大グループが入ることもある。大・小グループの組み合わせは毎回変わる。

「冬のセミナー」は、毎年2月の日曜日を使って行われる一日のトレーニンググループである。全セッションを大グループで行うことが多い。参加者は毎回30名くらいで、主に初心の方を対象にしている。

「フォーラム」は年に2回、5月と12月に開催している。第1回は2007年12月に開催し、2016年5月までに18回行ってきた。「フォーラム」のテーマを表1に示した。表からも分かるように実践的で実際的な内容を取り上げている。毎回の参加者は30～50名、さまざまな職種の人が各地から参加している。

「フォーラム」は、臨床での課題をトレーニンググループという方法を使い実践的に学習していこうとする取り組みである。鈴木純一と先輩メンバー数名が集まり、

表2　会員の主催する月例のトレーニンググループ（2015年10月～2016年9月）

名称	開催日	開催時間	開催回数	備考
水曜グループ	第1水曜日	19:00－20:30	9	体験グループ（4月～2月　クール制）
Komagome 体験グループ	第2火曜日	19:00－20:30	8	体験グループ（10月～7月　クール制）
精神科看護学教員 グループ"つどい"	第3金曜日	19:30－21:30	10	体験グループ（11月～8月　クール制）
月曜グループ	第4月曜日	19:00－20:30	9	体験グループ（4月～3月　16年は随時受付）
火曜グループ	第4火曜日	19:00－20:30	10	体験グループ（10月～7月　クール制）
OTグループ	第4土曜日	19:00－20:30	9	体験グループ（9月～7月　クール制）
事例から考える会	第3日曜日	10:00－11:30	7	臨床事例を集団力動の視点から考える

事前にテーマを決めて案内を出し参加者を募集する。課題を見た参加者個人にとっては申し込んだ時点からトレーニンググループが始まることになる。最初の大グループでテーマの説明があり、次にグループに分かれてトレーニンググループを行い、最後の大グループでレビューをするという形式が多い。

研究所が主催するこの4つの大きなトレーニンググループ以外に、研究所の会員が企画する月例のトレーニンググループや事例検討会がある。どのグループも月例であり、クールが決まっている。毎回3、4人から10人くらいが参加している。表2に会員の企画するグループを示す。その他に会員が主催した今年度の研究会は次のとおりであった。「面接の定石研究会」(年4回)「サイコドラマオープングループ」(年2回)「セラピストのためのサイコドラマセミナー」「システムセンタードアプローチ研究会」「戦争を語り継ぐワークショップ」「精神科看護学の教育体験の理解と活用」(各1回)などである。

3. コンダクター

研究所のトレーニンググループは全体Coを研究所代表である鈴木純一が担っている。「夏のセミナー」「フォーラム」で小グループが組み込まれる場合は参加者の中からCoが決まる。小グループのCoは各グループで選ばれる場合もあり、最初の大グループで希望者を募る場合もある。小グループに別れた後に時間をかけてCoを誕生させていったこともある。Coは作らないで進めるという選択をする場合もある。このように、Co選びはさまざまである。

「夏のセミナー」では、最初と最後に大グループのセッションを行う。その間のセッションは3つの小グループに分かれるという構造が多い。各グループに同時に全体Coが参加することはできないので、セッション毎にグループを移動するという方法をとる場合がある。各グループでは全体Coを待つという気持ちが底辺に流れることになる。全体Coがどこかのグループに固定して参加することもあるが、この場合でも、全体Coの存在にグループは影響を受ける。全体Coへの依存をいかに超えるかがテーマとなることになる。

4. 幾つかの特徴

研究所のトレーニンググループの特徴は、参加者の多くが、治療共同体、コミュ

ニティミーティング、グループ・アナリシスといった分野を実践している、あるいは関心を持っている人たちであるという点にある。

「夏のセミナー」は30数年にわたって行われているアニバーサリーなグループであるので、ベテランや中堅そして新人といった参加時期による階層の違いがある。長年参加している集団には同窓会的雰囲気の交流が生まれることもある。また、長年の参加者はグループに対する"慣れ"もあり、前述したメンバー体験(p.55参照)はすみやかに起こると感じている。全体のCoが固定していることもメンバー体験に入りやすいと感じている。交流あるいは支え合う場の色彩はかなり強い。例えば、新しいメンバーが加わったとき、先輩たちの受け入れ方を見て、次世代は新入りの受け入れ方を学習していくといった場面などに現れる。先輩間あるいは先輩と次世代間で起こる双方向の交流がダイナミックに起こるのである。

一方、「冬のグループ」は比較的経験の少ない参加者が多い。会員に紹介されて興味を持った人など、臨床ではグループを行っていない人たちも参加している。アニバーサリーな傾向は比較的少なく、先輩者も少ないことで新メンバー同士の交流による学習が多いと感じる。治療グループ的側面もあるがむしろ集団精神療法という治療方法に気づき、関心を持ってもらうことがテーマとなっている。

[4] おわりに

学会はさまざまな理論や技法の集まりであり、そこに共通する教育研修を行おうとすると、現在の教育研修システムの方法は合理的であると考えている。

教育研修委員会は、研修会場を用意し、時間割を作り、Coを選択し、メンバーをグループ分けする。委員会の準備した「いれもの」の中で参加者がグループ体験を作り上げていく。委員長と副委員長そして教育研修委員(職域委員と地区委員)が毎回ボランティアで、この「いれもの」を準備している。準備するというワークグループもまたトレーニンググループであろう。プレコングレスや研修会の方法が研修の一つのスタンダードになってきたように思っている。

一方、研究所のトレーニンググループは中核となる考え方があり、それに基づいて教育研修を行っている。同じ形式のトレーニンググループを継続してきていて、その経過から集団精神療法の理論や実践を探求しようとしている。

第2章　研修の展開

　二つの異なった組織のトレーニンググループについて述べてきたが、二つのトレーニンググループの異なる点はコンダクターシップの違いである。学会の研修会では毎回組み合わせと顔触れが変わるCoに触れることができ、研究所の場合は毎回固定したCoによるグループ体験が持てるところにある。双方に共通するのは、プロセスの中からグループを体験的に学習していくということであろう。
　グループの中でメンバー体験をすることによってセンスは磨かれるのである。ぜひトレーニンググループに参加してもらいたいと思っている。

〈用語解説〉
シナリオ・ロールプレイ：事例検討に利用する方法。集団精神療法の臨床場面の台本を作り、参加者がそれぞれの役割を演じ、疑似グループ体験を通じて事例を検討する。セッションを録音し、逐語で起こした台本や、想定した台本を使う。
フィッシュボール形式：フィッシュボールとは金魚鉢の意味。参加者が多い場合のトレーニングの形式の一つ。数人のメンバーが選ばれて小グループを行うが、その他の参加者は小グループを取り囲んで、外から観察する。

〈資料〉
設立趣意書（東京集団精神療法研究所）
　　日本における集団精神療法は、今や創成期を過ぎ、グループサイコセラピストの学会資格認定制度の確立とともに、新たな発展段階を迎えようとしています。
　　1970年代半ばより、鈴木純一先生とのグループ体験から集団力動の見方やグループへのかかわり方を学んできた私たちは、日本集団精神療法学会での発表や理事活動など、積極的に学会運営にかかわってきています。また、学会の教育研修システムにおいても、研修会運営にたずさわり、事例検討のスーパーバイザーや体験グループのコンダクターを引き受けるなど、教育研修システムの中心的役割を担ってきています。研修システムが始まったことによって、各地の研究組織も活発に活動を始めていますが、そこにも共に学んできた多くの人たちがかかわっています。
　　こういった流れのなかで、集団精神療法の裾野を学会活動の中でさらに広げていくと同時に、これまで培ってきた私たち自身の実践や理論をより深め発展させていくための「場」の必要性を強く感じるようになりました。
　　大グループ、病院臨床、地域援助、治療共同体、グループ・アナリシス、ソーシャルグループワークなどの実践に関連する集団精神療法の「知を集める」こと、そしてその「知を広める」こ

と、さらには、さまざまな臨床の場でグループにかかわっている人たちを相互にサポートし、実践の場を提供することを目的とした、実践コミュニティ（＝研究所　community of practice）の設立を考えました。

　私たちは、この実践コミュニティを拠点として、より多くの人たちが集団精神療法について考え、新たな試みにチャレンジしていく豊かな機会を作り出すことを目指していきます。

　URL　http://www.muse.dti.ne.jp/~itgip/

精神科認定看護師資格取得のための グループに関する研修

寳田 穂・多喜田恵子

> ■ グループの目的
> 精神科認定看護師の資格取得のために構築された研修（精神科認定看護師教育課程）の中の、一つの単元としてのグループ研修。単元の目的は、「グループアプローチを実践する上での基礎的な知識や考え方について、グループでの体験と理論とを関連づけながら、感じ考えながら学ぶことができる」
>
> ■ グループの構成
> 看護師免許を有し、資格取得後通算5年以上の看護実務に従事し、そのうち通算3年以上は精神科看護実務に従事している者
> 年齢：20代以上
>
> ■ 期間
> 年に1回、1日
>
> ■ 経過
> 精神科認定看護師教育課程の中の一つの単元として、グループアプローチの基礎的な知識や考え方について、1日の研修で何をどのように伝えるか、模索しながら、実践した。
>
> ■ 課題
> 精神科で働く看護職者には、さまざまなグループアプローチの実践が求められる。しかし、トレーニンググループ等、自らのグループ体験を通して学ぶことを苦手とする看護職者は少なくない。こういった構築された研修の一部としてのグループ研修から、どのように継続したグループの学びにつなげていくか、今後検討が必要である。

[1] はじめに

ここで紹介する研修は、日本精神科看護協会（以下、日精看）による精神科認定看護師制度に基づく教育課程の中の「看護におけるグループアプローチ」という、1日間

の研修である。つまり、精神科認定看護師（以下、認定看護師）の資格取得のために構築された研修の中の、一つの単元としてのグループ研修である。構築された研修の一部分であることにより、受講者のグループに関する問題意識や関心は、それぞれ異なる。集団精神療法やグループアプローチに特に関心を持っていない、できればグループは避けたいという受講者の参加も想定される。

　著者らは、2008年に、研修会「看護におけるグループアプローチ」の講師として依頼を受けた。その内容は、①グループダイナミクス、②集団援助技術、③集団精神療法についてだった。受講者は、精神科看護実務を有していることは共通しているが、グループに関する知識や体験はさまざまであった。集団精神療法が実践されている病院で勤務している人もいれば、そうでない人もいる。グループを意識した看護ケアを実践している人も、意識していない人もいる。グループといえば、治療的な実践をイメージする人もいれば、看護学校時代のグループワークのイメージが浮かぶ人もいる。そういったグループに関する知識や理解、実体験がさまざまな受講者に、①②③の内容の全てを1日で伝えられるのか、伝えられることは何か。

　依頼を受けた時、実のところ、「看護におけるグループアプローチ」という言葉を聞いて、複雑な思いに駆られた。看護師の疲弊に、看護におけるグループアプローチのあり方が影響していることは少なくない。「声の大きい人の意見が通るカンファレンス」「看護チーム（集団）での統一した看護ケアの遵守」「集団指導」などなど、相互交流を避けるかのような集団のアプローチが浮かんでくる。一方で、著者らは、体験グループやさまざまなグループアプローチを通して、他者との相互交流の意味、グループの意味や治療的な力について学んできた。その学びを伝えることができればと思うが、1日の研修会で、集団精神療法やグループアプローチに特に関心を持っていない受講者も想定される中で、上記のような教育課程で指定された内容を伝えるのは難しい。

　しかし、認定看護師は、精神科看護に関する相談に応じたり、指導を行うことを役割[*1]としており、認定看護師をめざす人たちにとって、グループアプローチに関する理解と実践力はとても重要であると考えた。そこで、知識を伝えることを主眼とすると、思うように伝えることは難しいと感じ、知識を伝えるのでなく、受講者が自ら気づけるような研修のあり方を検討し、実施することとした。受講者の人数については、最初の頃60人ほどとなることもあった。講師は著者ら二人だけであ

り、受講者数は少ない方がよい。受講者の人数については、日精看に調整を依頼し、1回の受講者数は40人以内となった。

　上記のような研修を、2008年から2016年現在まで、年間2回程度行ってきた。これまでの研修の構成はほぼ同様であるが、文言や焦点を当てる事柄などは、受講者の反応を見ながら、少しずつ変更や修正を行いながら実施している。受講後の受講者アンケートなどは行っておらず、本研修会についての受講者からの意見・評価は実施していない。したがって、ここでは実施者側からだけの見解となるが、精神科認定看護師教育課程の中の一部としてのグループアプローチ研修の事例として、以下に述べる。

[2] 研修の構成及び内容

1. 認定看護師教育における本研修の位置づけ

1) 認定看護師とは

　精神科認定看護師教育課程(以下、教育課程)を修了した上で本制度における認定審査に合格し、精神科の看護領域において優れた看護能力、知識を有すると認められた者をいう[*1]。

2) 教育課程を受講するための用件

　看護師免許を有し、資格取得後通算5年以上の看護実務に従事し、そのうち通算3年以上は精神科看護実務に従事していること[*1]。

3) 教育課程における本研修

　図1に示すように、本研修は、基礎科目の中の対人関係論(1単位)の中に含まれている。時間数でみると、総時間735時間の教育課程の中の7.5時間(1日)である。

2. 本研修の目的および内容

1) 研修目的の設定

　前述したように受講者は、グループに関する知識や理解、実体験がさまざまであり、それぞれの受講者に応じた研修目的の設定は困難である。そこで、著者らは、看護職が「グループ」に関する研修で期待する内容は何かを考えてみた。十数年程前に、著者の一人が携わっていた精神看護学実習の事例検討カンファレンスの場面が

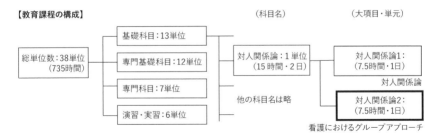

図1　精神科認定看護師教育課程における「看護におけるグループアプローチ」研修の位置づけ
精神科認定看護師制度ガイドブック　平成28年度改訂版を参照

浮かんだ。学生が台詞を読むように次々と意見交換を続けていた時があった。わざとらしさを感じ、学生に尋ねると、「ある実習で、カンファレンス（グループワーク）ができていないと叱られ、『良いカンファレンスできるように、事前にグループワークをしておくように』と指導を受けた」とのことだった。カンファレンスをするために、事前にシナリオをつくるためのグループワークをしていたのだ。現在でも、この話を看護職者の中で話すと、「私も学生時代に、そういった指導を受けたことがある」といった声を耳にする。著者らはこういったグループアプローチに関する事例を出し合い、グループワークの目的が「良いグループワークをすること」といった認識もあるように思えた。受講者の多くは「良いグループアプローチをするにはどうしたらよいか」といった方法論的な知識が得られることを期待しているのではないだろうか。「グループをどう動かすか」「すぐれたリーダーになるにはどうすればよいか」「どのような集団援助技術があるか」などの知識である。

しかし、「良いグループ」を追求するためのグループは、グループを通して安心や信頼を学ぶのではなく、「良い」「悪い」の評価にとらわれる場となる。そう考えると、本研修では「良いグループアプローチを行うための方法を学ぶことを目的としない」ことの意味を伝えることも、主たる目的であるように考えた。

そこで、本研修の目的は、「グループアプローチを実践する上での基礎的な知識や考え方について、グループでの体験と理論とを関連づけながら、感じ考えながら学ぶことができる」とした。グループに関する知識や体験がさまざまな受講者が、本研修でのさまざまなグループを体験する中で、自身の体験を通して、グループにつ

いて何らかの気づきを得て、グループの学び方についても何らかの気づきを得られることをめざすこととした。何らかの気づきの具体的な内容は、受講者によって異なる。

2) 本研修の流れおよび内容

表1は、2016年度の研修のレジメから抜粋した内容である。まずは、導入で本研修の目的および前述した目的としないことを伝え、さまざまなグループの体験として、3つの目的や大きさ等の異なるグループを実施する。そして、それらのグループ体験と照らし合わせながら、グループで生じることや治療的なグループとは何かを、講義形式で振り返る。教育課程の中で、予め本研修で学ぶ講義のキーワードが提示されており、その内容についての講義が必要となる。

[3] 研修の実際

1. 導入

本研修で行うさまざまなグループ体験の中で、参加者たちのグループに対する感じ方や考え方が語られることがある。その多くが、「グループに関する研修があると思うと、前の日から憂鬱な思いだった」ということであった。「グループは嫌、苦手」というのが主な理由であった。そこで、導入では、3つの異なるグループを体験す

表1 「看護におけるグループアプローチ」(1日) の構成

1. 導入：さまざまなグループ体験から学ぶこと　9:00〜9:30
2. さまざまなグループの体験
　　1) 課題のあるグループ：課題達成　9:40〜10:35
　　2) 体験グループ（課題のないグループ）：自己成長（トレーニング）　10:45〜11:45
　　3) 「話す」「聞く」だけのグループ：セルフヘルプ、サポート　12:45〜13:45
3. グループで生じること　13:50〜14:50
　　　　講義のキーワーズ：看護におけるグループ、グループダイナミクス、
　　　　　　　　　　　　　グループの役割・機能、メンバーシップ、リーダーシップ
4. 治療的なグループ　（Q＆A含む）15:00〜16:00
　　　　講義のキーワーズ：グループの種類、構造、規範、グループの発達、
　　　　　　　　　　　　　グループの力（療法的因子）、グループの学び方

るが、「嫌」もよし、「苦手」もよしとし、本日はグループのあるべき姿や成果評価ではなく、グループやグループの中の自分や他者を観察することで、「あっそうか」と思える何かに気づくことが目的であること、また、グループの効果としては、「まさに切磋琢磨ということにある。きちんと揃っているより、ぶつかりあい、こすれあうところから、成長や変化が生じる」[*2]ことを説明した。

そして、次に述べるような3種類のグループの違いについて体験を通して感じとるように伝え、グループへの導入とした。

グループの目的、時間、場所、メンバー数、メンバーの特徴、**コンダクター**(以下、Co) の特徴、自分自身の感じ方・言動、など。

2. さまざまなグループの体験（3種類のグループ）

講義室は、一つである。講義室の大きさは、開催会場によって若干異なるが、イメージとしては、図2に記すとおりである。机を移動させ、空間をつくり、それぞれのグループを行った。

1) 課題のあるグループ

これは、よく看護職の中で行われているグループである。職務に関連する委員会活動、事例カンファレンス、ケアプロジェクトの会議など、何らかの問題や課題が

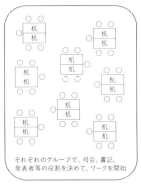
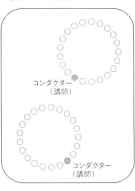
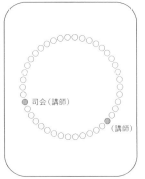

図2　グループの大きさなど
例）全体参加者40人の場合

あり、問題解決や何らかの成果を求めるグループである。受講者の多くは、このスタイルの会議が一番やりやすいと語っていた。

1グループを4〜6人程度とし、机の位置や座る位置は、各グループで自由とする。図2には、すべて同じような配置で記載しているが、実際には、二つの机をずらせたり、机を3つ配置して一人が他の4人から少し距離を取り見渡せる席を作ったり、一つの机で近しい距離で話し始めたりと、さまざまであった。また、司会・書記・発表者といった役割も決めて、課題について検討してもらった。

司会・書記・発表者の決め方も、立候補や推薦、じゃんけんで勝ったものから役を選ぶグループもあれば、負けた人から役を選ぶグループもあった。検討する課題は、その時々の話しやすそうな課題をあらかじめ講師が決めておき、その課題を提示する。2016年度は、「精神科看護の向上にむけて連携プロジェクトの企画案を提案して下さい」といった課題であった。受講者に共通しているのは、精神科認定看護師をめざしていることであるからか、臨床現場の意見交換となると、ほとんどの場合は活発な意見交換が行われていた。中には、特定の人がずっと発言しているグループもあれば、数人が盛り上がり他のメンバーはそれで救われているようなグループもあれば、もう話すことはないといった雰囲気でボーッとしているグループもあった。

グループワークの結果は、結果に至るプロセスとともに、発表者が発表する。この時に、役割を決める時にどう思ったか、どうしたかったか、席の配置はどのようにして決めたのか、誰かが喋り続けていたり話さなかったりする人に対しどう感じていたのかなどを、尋ねてみた。

発表内容や尋ねた内容への返答を通して、課題を達成しようと話し合っていたグループではあるが、課題についてだけでなく、さまざまな心の動きが生じていることが明らかとなった。また、何らかの課題を検討する時の自身の傾向に気づく受講者も少なくなかった。

2) 体験グループ

「体験グループ」に参加したことがあるか尋ねると、全く挙手がない場合もあれば、数人が挙手する場合もあった。グループワーカーとしてのトレーニンググループを体験している人は少なかった。「体験グループ」や「トレーニンググループ」の必要性を知っている人も少なかった。そこで、体験グループの目的を、「グループ

ワークの技術というより、自分に向き合い、自分や他者への気づきを深め、対人的な感受性を高める」[*2]こととし、こういったトレーニングの必要性を伝えてから始めた。多くの受講者は、「課題がない」ことへの戸惑いが大きい様子だった。研修全体の時間配分の関係で、本研修では、60分のグループとした。参加者を二つのグループに分けて円になり、それぞれのグループに講師がCoとして参加した。Coの役割は、司会ではなく、コンダクトすることで、主な役割は開始と終了を伝えることであるとの説明を行って、グループを開始した。

　この研修で行った体験グループの多くは、沈黙を避けようとするグループであった。沈黙を避けるために、司会役を務めメンバーの意見を求めたり、誰かに司会役をやるようにふったり、話が続くようなグループのリーダーを求める傾向にあった。誰もリーダー役がいない時には、飲み会などで同じ体験を有する数人が、その時の話などで盛り上がり、他のメンバーは、その話を笑いながら聴いていることもあった。中には、全く言葉を発せず、話題にも関心がない様子のメンバーもいた。時に、「認定看護師の試験に合格するか不安」といったことが語られ、多くのメンバーの共感を得るものの、この話題は、笑いを誘う話題へと変化することが多かった。

3）「話す」「聞く」だけのグループ

　このグループは、セルフヘルプグループやサポートグループでよくあるような、批判をしないグループである。他者の話を聞いて、自分の話をするだけである。こういったグループへの参加や見学の経験を有する受講者は少ない。AAやNAといった12ステップのセルフヘルプグループのオープンミーティングに参加した体験を有する受講者も少ない。

　ここでは、全員が円になり、それぞれ「グループと私」について話す。パスしたければパスしてもよいとするが、できるだけこういった体験をしてみるのも新たな気づきにつながることを伝える。進行役は、講師の一人が担い、全員が話しやすいようにサポートする。全体の参加者数にもよるが、一人の持ち時間は1～2分である。

　体験グループで盛り上げようと一生懸命話していた人が、「自分は沈黙が苦手だと思った」などの一言二言で終わる時もある。体験グループで、言葉を発していなかった人が、子どもの頃からのグループの苦手さや今日体験したグループのことを振り返りながら、流暢に話す時もある。このグループの前に体験した二つのグループのレビューのような内容も、語られる。小さいグループの方が話しやすかっ

た、大きいグループだと自分は話さなくてもよいと思うから楽だ、大きいグループは緊張する、など。あるいは、これまでの友人や家族との関係を想起して、互いに影響しあっていたことの気づきを話す人もいる。

　受講者は、本研修を受けるまでにも、他の研修を受けてきている仲間同士でもある。研修を終えて勤務先に戻る不安が語られることもある。その時には、多くの受講者が頷きながら聞いている。職場に帰るのを「闘いが始まる」と表現した人もいる。この教育課程を通して得た仲間の大切さ、そして別れることの不安と、ここで仲間を得て職場に帰ることへの希望、などなど、短い時間ではあるが、さまざまな思いが語られた。「グループは嫌だったけど、今日の体験を通して感じ方が変わった」といった意見や、「グループの良さを改めて感じた」といった意見もあった。

　講師も、メンバーとして参加し、その時々に感じた「グループと私」について話す。話したいと思うグループの時もあれば、疲れるなと思うグループの時もある。それを感じることによって、講師にとっても、自分自身の傾向や自身がさまざまな集団で体験していることの振り返りにつながる場となっていた。

　しかし、いつも誰もが語るわけではない。予定時間よりも早く、一人ひとりの語りが終了することもある。その場合は、残りの時間をレビューの時間とする。多くの場合、受講者が意識的・無意識的にあらかじめ設定した終了時間を意識しているのか、予定どおりの時間で終了する。

3. グループに関する講義

1) グループで生じること

　この講義では、3つのグループで生じたことを例としながら、表1に示すような講義のキーワーズに関する内容について説明を行う。またグループダイナミクスの説明に関しては、課題のあるグループでも、課題のないグループ（体験グループ）でも生じていた、リーダーを求めたり作りだそうとしたり、また数人が盛り上げようとしたり、グループに関心を示さないメンバーがいたりといった現象に着眼し、グループの無意識的な次元で生じる基本仮定グループについての解説を行った。

2) 治療的なグループ

　この講義で話すのは、表1に示すような講義のキーワーズの中で、主にはグループの治療的な力（療法的因子）についてである。本研修で行った3つのグループ体験

や、受講者らがこれまでに体験したことがあるだろう日常的な体験と関連づけながら、解説した。

[4] 本研修を実施しての著者らの学びと今後の課題

　本研修は、精神科認定看護師教育課程の一連の研修の中の一部分である。前述したように、看護職者の中では、グループと聞くと、拒否的な反応を示す人も少なくなく、受講者のすべてがグループアプローチを学びたくて受講しているわけではない。そういった受講者を対象としては、グループでは何が生じるか、グループにはどのような力があるかを感じ取ってもらえるような研修をめざした。

　看護の場では、さまざまなグループアプローチが存在する。病棟という治療の場でもあり生活の場でもある場所での患者たちとの関わり、何らかの治療的目的をもったグループ、看護チームや医療チームでのグループワーク、病院や地域における連携という言葉で表現されるグループワークなど、さまざまである。本研修の導入時点では、グループアプローチについて、方法論以外のことを学ぶ意義について気づいている受講者は、あまり多くはなかったように感じた。しかし、「研修の実際」で述べたように、受講者たちは、本研修での3つのグループの体験を通して、多かれ少なかれ、それぞれがグループについての気づきを話す機会を得た。1日の短い研修ではあるが、体験した3つのグループで語られた内容からは、グループについて、受講者各々が、何らかの新たな気づきを得ていたように考える。

　本研修で最も伝えたいことは、「グループアプローチについての学びは、自らの体験を通して、自ら感じ考えることによって導かれる」ということであり、このことを言葉だけで言うには、1分もいらない。ここで紹介した1日の研修では、「グループアプローチについての学びは、自らの体験を通して、自ら感じ考えることによって導かれる」ことの理解というより、「そうなのかなぁ」といった漠然とした気づきであるかもしれない。言葉で言うだけでは、1分もいらないことが、漠然とした気づきを得るには1日かかる。いや、1日でも足りない。この漠然とした気づきが、今後の受講者たちの看護実践や日常の場で、発展することを期待するとともに、人々に関わる対人援助職として、看護基礎教育においても、グループの体験を通してグループを学ぶ意義を伝えていく必要があると考える。また、こういった構築された

第2章　研修の展開

研修の一部としてのグループ研修から、どのように継続したグループの学びにつなげていくか、今後検討が必要である。

〈用語解説〉
日本精神科看護協会：精神保健・医療・福祉領域での業務経験を有する者が集い、精神科看護領域の学術の振興を図り、その成果を活用することで、精神的健康について支援を必要としている人々が安心して暮らせる社会をつくっていくことを目的とする団体で、精神病床を有する病院の80％が会員施設となっている（平成25年会員実態調査より）。
精神科認定看護師制度：1995年に日本精神科看護協会が創設した制度であり、精神科認定看護師を養成している。2016年4月現在の精神科認定看護師の登録者数は、674名である。
基本仮定グループ：ビオン（Bion, W. R.）[3]が提唱した、集団における3つの基本仮定「dependence（依存）」「pairing（対の形成）」「fight-flight（闘争－逃避）」。
グループの療法的因子：ヤーロム（Yalom, I. D.）[4]が、自身の臨床経験や他のセラピストの経験、グループセラピーがうまくいった患者の意見、およびこれに関する組織等による研究から明らかにした、治療による体験における主要な11の因子。

〈文献〉
* 1 　日本精神科看護協会（2016）精神科認定看護師制度ガイドブック　平成28年改訂版．日本精神科看護協会ホームページ http://www.jpna.jp/education/pdf/h28_nintei-guide.pdf（2016年8月ダウンロード），4.
* 2 　武井麻子（2002）「グループ」という方法．東京：医学書院．
* 3 　Bion, W. R.（1961）*Experiences in Groups, and Other Papers*. London: Tavistock Publications. 対馬 忠訳（1973）グループ・アプローチ―《集団力学と集団心理療法》の画期的業績・人間援助の心理学．東京：サイマル出版会．
* 4 　Yalom, I. D.（1995）*The Theory and Practice of Group Psychotherapy, 4th ed*. New York: Basic Books. 中久喜雅文・川室 優監訳（2012）ヤーロム　グループサイコセラピー―理論と実践―．東京：西村書店．

地域の中でグループを始める

樋掛忠彦

> ■グループの目的
> ①集団療法の学習、②グループホーム設立準備段階としてのNPO設立準備のための資金作り（初年度限り）を当初の目的として始まった。
> ■グループの構成
> 精神障害者に関わっている地域の医療スタッフ、グループホームに関わるスタッフ
> ■期間
> 1年　年10回
> ■経過
> 集団精神療法の学習と、グループホーム設立の支援という二本立てで始まったグループが、次第にメンバーのためのグループに変容した。
> ■課題
> 地方におけるグループでは、グループの外と内のバウンダリーが不明瞭となりやすく、展開もゆっくりである。「今、ここで」を大事にしながら、時に外のグループとの交流を図ることが有効である。

[1] はじめに

　学習や体験の機会が少ない地域に暮らしていると、集団精神療法を、どこでどのように学べばいいのか、そもそも地域に集団精神療法が根づくのだろうかという壁にいつも突き当たっていた。

　一緒に学ぶ仲間ができるのではないかと、1991年に「信州集団精神療法研究会」を立ち上げ、年2回のペースで始めた。場所は大学病院の会議室を借り、事例検討と体験グループを行った。体験グループでは県外からコンダクター（以下、Co）を招

き、事例検討では入院やデイケアのグループだけでなく、不登校児のグループ、共同作業所、グループホーム(以下、GH)などもとりあげた。この研究会を10年余り続けたけれども、参加者が定着せず、スタッフ体制が弱くなったために終了とせざるを得ないという残念な体験をした。

さて、今回紹介するのは、人口3万人のA市のGH立ち上げを契機として、2004年に始まったグループである。B氏(後にGH理事長となる)からの依頼に応じて、筆者がCoとなって体験グループや事例検討を行った。集団精神療法の手法がどんな風に地域に寄与できたのか、5年間の経過や課題について示したい。

[2] グループの目的

依頼目的は、①精神障害者に関わっている地域の医療スタッフ、GHに関わるスタッフに集団療法を教えてほしい、②GH設立準備段階としてのNPO設立準備のための資金作り(初年度限り)であった。「南信集団精神療法セミナー」の呼びかけ文は以下のとおりである。

「メンタルヘルスのさまざまな領域に関わっている人にとって、行事やレクリエーション、デイケアや作業所などで多種多様なグループを日常的に行っており、グループなしの活動はあり得ないと言っても過言ではないでしょう。しかし、グループをメンバー個人の治療や成長に役立てることは、それほど簡単ではありません。

グループの"今、ここで"何が起こっているのか、グループの治療的な意味やあり方を学習するためには、まず自分自身がグループを体験し、トレーニングすることが大切です。そして、同時に自分自身の内なるものにも目を向けられたらと思います。関心をお持ちの方は、どうぞ奮ってご参加ください」。

[3] グループの構造

場所はA市にある看護大学の教室。月1回、全10回、時間は午後6時半から8時までとした。地域で精神障害者に関わっている医療職者・ボランティアなどに広く呼びかけ、メンバーは固定とした。グループ初心者から経験者まで幅広く対象とした。

Coは筆者が、コ・コンダクター（以下、CCo）はC氏（看護大学教員）が担当した。グループ終了後にレビューを行った。（1年目はB氏も参加した。）第Ⅰ期2回目からメンバーの了承を得てビデオカメラによる記録を始めた。

会費は第Ⅰ期は毎月ごとに参加費1,000円を徴収した。第2期からは、初回にまとめて年会費10,000円を集めた。事務局はB氏が担当した。（第3期からは、看護大学に替わった。）

[4] 5年間の経過

🌱 第Ⅰ期

初回登録者は28名と多かった。地元A市からのメンバーが約半数と多く、「GHの立ち上げを支えたい」という意向が強く働いたと思われる。第1回は前半をCoによる講義、後半を体験グループとした。集団精神療法の定義、歴史、グループ・アナリシスの考え方を簡単に紹介した。30分で講義が終わり、後は自由なやり取りになった。B氏より、参加動機を書いていない人が多かったと報告された。

2回目からは前半60分を体験グループ、後半30分を振り返りとした。沈黙になることが多く、振り返りの時間には「沈黙に耐えられない」と述べるメンバーがいた。一方、欠席者については話題にならなかった。

3回目ではB氏が欠席。Coの両側に4つ空席。沈黙が多く、「沈黙のトレーニングか？」とCCoが発言する。後半にCoの役割について説明した。この会からA市からの参加の5名がほとんど来なくなった。

4回目から全体を通して体験グループとした。参加者半減。同一施設からの参加者が固まって座る。知っている人・知らない人、自己紹介の話題が出る。Coより「『ここで話したことはここで』の秘密が保たれないと喋れない」とバウンダリーについて説明した。

全体に、沈黙について語るグループが続く。一方、同時期に始まった隣村の介護予防施設の活動の様子を毎回話すメンバーに依存してしまう場面も見られた。次第に参加者が減り、参加する・しないメンバーが明確になり、6回目から参加者が11～12名に固定化した。空席が目立つので7回目から椅子をはずした。

7回目、グループ外の話で盛り上がる。沈黙が少なく凝集性が高まる。テレビの

事件報道から、GHの住民説明会の話になる。B氏は精神障害者に同一化しているようで、「なぜ説明会をしなくちゃいけないのか？」と苛立つ。Coより「外に悪い人がいるという話になっているのはなぜか？」と水を差した。8回目、9回目もB氏中心に話が進む。最終回では1年間を振り返り、次クールの話に及んだ。

第Ⅰ期後半は、グループの輪が小さくなり、沈黙は少なくなったが、内容はグループの外で起こっていることが多く、自分自身の感情についてほとんど発言がなかった。GHを援助する、B氏を支えるためのグループという色彩が強かった。

第Ⅱ期

登録メンバーは18名（新規3名）。初回だけ「グループの見方と関わり方」について講義を行い、その後は体験グループとした。遠方からの参加メンバーがいたが、2回目から欠席した。同一施設からの3人が3回目から参加しなくなるが、誰からも指摘がなかった。

3回目、体験グループで、第Ⅰ期途中から欠席していたメンバーが、円座を持参して参加した。CCoが指摘すると「（欠席理由を）この場で聞いてはいけないと思った。ここでは何を話していいのか」との発言が出る。B氏がGH開所式にこぎつけるまでの苦労を語る。「自分が（住民から）嫌われているかのように思う」。他のメンバーからも、自分のイライラや人前で話せなくなる悩みがグループに投げ込まれた。

次第に参加者が減少する中で、GHができてから発生するさまざまなことがグループに持ち込まれるようになり、また隣村の介護予防施設での葛藤もあわせて、Coに助けを求める。結論を出さないグループについて、Coが説明する。別の回では、CCoが「この会の目的はなんだっけ？」と問う場面があった。

8回目、始まる前にB氏がCCoの転勤の話を切り出してしまう。前半は介護予防施設や共同住居の話が主となる。自立支援法が変わるので心配だと何人かが言う。B氏はGHの寄付金を集まるために「おこんじ（乞食）になっているようだ」と述べた。後半は、転勤を知っていた人と知らなかった人に、グループが分かれた。グループの存続を危ぶむ声も聞かれた。沈黙がほとんどなく話していた。

グループ・スーパービジョン

メンバーの了承を得て、このセミナー自体を一事例として、Dセミナーにおいてグループ・スーパービジョンを受ける機会を得た。そこで第2期第8回のビデオ記録をシナリオに書きおろして、シナリオ・ロールプレイを行った。検討してほしい

点として、①グループの目的の再検討、②地域性の影響：知り合いが多いことがグループにどう影響するか、を挙げた。

はじめに目的や構造、そして経過を報告すると、「資金集めか研修か？」「資金として何に使われるか」とまず質問された。「B氏とメンバーの関係はどうか」、「義理で参加したのではないか？」、地域性については、「顔見知りだと話しにくい」への疑問が出され、「グループの中の圧力が強いのではないか」と意見が出た。遅刻や欠席を暗黙の了解としてしまう点も問題になり、椅子は取り外さない方が良いとの意見が出された。

ロールプレイ後の感想では、B氏の大変さや孤独感を感じながらも、一方では冗舌さに牛耳られている、グループが感情を振り返ることができないという声があがった。Coの投影により、B氏を強く見させて感情を出せないようにしているとのスーパーバイザーの指摘があった。CCoは、B氏とのリーダー争いに気がついた。B氏がCCoに甘えていることが分かった。全体として、GHを援助する、B氏を支えるという課題ばかりに目が行き、「今、ここで」のグループの感情を捉えきれていないと振り返った。

第Ⅲ期

登録者12名(新規メンバー2名)。まだ続けてほしいという、メンバーからの依頼やCoとCCoの思いがあり、グループを継続することになる。B氏は1回目、3回目のみ参加し、以降は「体力が続かないから」と欠席した。初回に、B氏より「なぜ二人は続けるのか」と質問があり、CCoは「自分のためのグループにしたい」、Coは「それぞれの人のためのグループに」と答えた。

4回目は欠席者が多くグループが無くなる不安を感じた。Coが話しすぎている。5回目には職場の上司への怒り、友人との喧嘩、家族の入院時に上司が休暇をくれなかったといった怒りについて、メンバーだけでなくCCoも発信し、終始、怒りのグループとなった。

7回目に、産後まもないメンバーが再参加し、「グループがあと数回しかない」「仕事を辞めた」と発言し、グループがうつ的となった。その後メンバーの一人が遅れて登場し、救世主のように感じられた。この回以降、職場での勤務交代、病棟縮小といった変化が語られると同時に、自分の居場所がなくなることへの不安や不満が出てくるようになった。最終回では、来年度は事例検討を行うと提案した。欠席し

ているB氏の話になり、「B氏がCoだった」と懐かしんだ。

🌸 第Ⅳ期

名称を「南信グループ研究会」と変更し、事例検討を中心にした。「精神障害者に対する支援を検討することを通し、グループに関する学びを続けていきたい」と呼びかけた。対象は、「精神障害者に関わる医療福祉従事者であればどなたでも」として、月1回午後6時30分から8時30分まで、場所、そしてCoは同じであった。参加費は、お茶代として200円を集めた。

実際にはグループ事例は少なく、個人事例であっても、取り巻く支援者を含めてグループと考えて検討を行った。入院やデイケア、介護予防施設などの事例について取り上げた。被虐待児のケースについて「ケア会議がなければ、ばらばらの関わりだった」と継続してグループを開くことの有効性を確認した。こども課や学校含めての多職種のケア会議を月1回継続する試みは初めてであった。

7回目では、以前にDセミナーで発表したシナリオをもとに、今度は自分たちでロールプレイを行った。終始沈黙の役を演じたメンバーが、「役になりきれない」と泣く。B氏役はセリフを追うのに精一杯。終わった後「しんどいのかな」と口に出してホッとしたと述べる。Co役も「セリフを追うのが精一杯」。沈黙が少なく、CCo役も「水を差すことができなかった」。ロールプレイ終了後にセミナーの目的を改めて尋ねる意見があった。「自分を変える、仕事に生かすのか、療法というのがどういうことか？」「この場では言いたいことが言えないのか？」役割解除して終わった。そのため、8回目には、CCoによる講義「グループって何？」を前半に行い、後半を体験グループとした。グループの枠組みについて、「『ここのグループのことはここだけにとどめる』というルールはある。実際はどうか」と問題提起した。

🌸 第Ⅴ期

再び体験グループを中心にし、定例会のグループの構造を元に戻した。一方それとは別に事例検討会を、年2回、オープングループで開催した。1回目は12名参加。CCoによる講義「グループはおもしろい！」(Co欠席)を行い、後半は自由に話す。2回目、16名参加。次回より年会費8000円として、クローズドグループとして募集すると提案した。「ゼロからのスタート」の声があがる。

「お子さんのことを聞いて、はじめから私的なことを話せるのか？」「自分のことをどこまで話してよいのか？」という不安の声があがった。Coより「自分自身であれ」

を紹介した。また、過去に外のグループで傷ついたという発言がある。次第に欠席者が減少する。沈黙が多い。一方、「定期的に顔を見ることで励まされる」という声がある。「住民が共同住居を見る目が変わった。野菜をもらった」。しかし、「このグループはどう見られているか？」と気にする。「怪しい謎々グループ」という発言。

8回目、7名が参加した。Coを中心に扇形に座り、Coがアルコール出前講座の話をする。欠席したメンバーの話で盛り上がる。「仲間意識が強すぎると排他的になる」とCoが述べた後に沈黙になる。後半15分の振り返りの中で、ようやく感情が話題になる。

9回目には「次回は来られないから」と、これまで沈黙していたメンバーが話し出す。「『沈黙が楽しい』を喋りたい」。「こういうふうでも生きられる」。CCoが「顔見知りのグループは自分のことを話さない」と指摘する。就労支援、介護保険とグループの外の話が続く。振り返りでは、前回のグループの話にも及んだ。

[5] 課題

このグループの目的が、集団精神療法の学習と、GH設立の支援という二本立てであったことが、その後のグループの経過に大きく影響を与えた。特に当初の参加メンバーは、地域で活躍し、面倒見の良いB氏をあらかじめ見知っている人が多かった。グループの出欠連絡もB氏に入った。そのため、第Ⅰ期のグループではB氏が話題の中心となった。第2期に入り参加者が減少する中で、グループの目的を再検討する必要性を感じて、Coはこのセミナー自体を事例として提出してグループ・スーパービジョンを受けることにした。それにより、Co、CCoはそれぞれB氏との関係を見直すという貴重な機会を得た。グループがまた別のグループに支えられるという入れ子構造により、助けられた。

「病院は社会のマイクロコズム（microcosm）である」（マックスウェル・ジョーンズ）[1]と言われるが、このグループもまた地域社会を反映していると考えられる。体験グループという構造を持ち込んだ時に何が起きるのか？　最初に聞いたのは「沈黙に耐えられない」というメンバーの声であった。「沈黙のトレーニングか？」とCCoも発言した。確かに、丸く並んだ椅子に座り「何でも話してください。あるいは、黙って聞いているだけでもいいです」という状況は日常的ではなく、メンバーに緊張を

強いる。ある種の実験場のようである。「怪しい謎々グループ」というゆえんである。沈黙の理由は、緊張や恥ずかしさなのか、葛藤や攻撃なのか、自己愛的に距離を置いているのか、あるいは満足感なのか？　しかし、ビデオ記録を見て振り返ると、実際の時間はそれほど経っておらず、Coはすぐに介入する必要がない場合が多かった。しかし、いわば顔見知りのグループの展開は非常に遅く、第5期の終わりになってからようやく「『沈黙が楽しい』を喋りたい」「こういう風でも生きられる」と語られた。

　月例の体験グループを担当するのは初めてだったので、Coは遅刻や欠席が多いのか少ないのか、すぐには分からなかった。出欠の連絡はB氏に入り、「今日はこの会議があったはずだから来られないかも」「車で戻っていくのを見たから遅れるんじゃないかな」といった狭い地域での、いわば暗黙の了解ができてしまって、遅刻や欠席についてグループの場でオープンに取り上げられることが少なかった。参加者が少ないとすぐに椅子を減らす、あるいはCoがサービスして喋りすぎてしまう所に否認の気持ちが現れていた。

　体験グループの原則の一つに、「今、ここで」(here and now) の優先がある (ヤーロム)[*2]。顔見知りのグループではグループの外の話が切れ目なくされてしまい、今、ここでの感情に焦点が合いにくいとCoは感じた。外の話と内の話の区別がつきにくい。そこで90分を前半と後半に分けてみた。グループ内で起きることの振り返りの時間をとることで、メンバーが感情体験に気づくことが可能になった。もう一度筋道を立てて考えてみることができる時間でもある。

　第Ⅳ期には、2年前に行ったグループをシナリオにして、自分たちでロールプレイをしてみた。グループの過去の出来事を再現する中で、今、ここでの感情体験を経験することができた。しかし、遠方からのメンバーや職場から一人で参加している参加者は、暗黙の了解にはついていけず、出席が途絶えた。知っている人・知らない人というサブグループ化についても、今、ここでの問題として掘り下げて、グループをもっと活性化することが可能だったのではないか。知っているようで知らない、あるいは知っているふりをしていることは実は沢山あるのだから。

　Coの役割はバウンダリーを守り、「みんなで考えよう。みんなの問題だよ」を貫くことである。しかし、顔見知りのグループでは、ふだんの役割から抜け出すことが難しいかもしれない。筆者の場合で言えば、仕事上の医師や院長という役割から

どれだけ脱出できるか。例えば、メンバーが家庭的な問題を話した時、あるいは職場の危機的な状況が持ち込まれた時に、グループがどれだけ安定して容れもの(コンテイナー)となるように維持するか。CCoとの協同が必要になるところである。

[6] 感想

　このグループは3年間の休止をはさみながらも、「信州グループ研究会」として再開し今年で5年目を迎えている。毎月の体験グループを行いながら、随時に外部講師を招いて事例検討会や体験グループを開催するのが現在の形である。時に、参加者数の減少、メンバーの固定化、事務局体制、開催場所などの問題が生じても、グループとして乗り越えながら続いている。今後もメンバーをサポートしながら、新たな探求を続けたい。

　始まりがあれば終わりがあると言うが、このグループの終結はあるのか？　今のところメンバーの入れ替わりがあっても、年数を経てグループは成熟し自律性が生まれていると感じる。メンバーがCo役を取る場面が増えているので、無くなるとしても発展的に解消すると予想している。それもまたグループの決めることである。

〈用語解説〉
グループ・スーパービジョン：ケース（個人あるいはグループ）をグループにより検討する。集団精神療法的なメカニズムが働くことにより、一層の理解が深まり感情の分かち合いが起こる。

〈文献〉
* 1　Jones, M. (1968) *Beyond the Therapeutic Community: Social Learning and Social Psychiatry.* New Haven: Yale University Press. 鈴木純一訳 (1976) 治療共同体を超えて―社会精神医学の臨床―. 東京：岩崎学術出版社.
* 2　Yalom, I. D. (1995) *The Theory and Practice of Group Psychotherapy, 4th ed.* New York: Basic Books. 中久喜雅文・川室 優監訳 (2012) ヤーロム　グループサイコセラピー―理論と実践―. 東京：西村書店.

第3章
福祉領域での展開

作業所でのミーティング

橋本史人

> ■**グループの目的**
> 行事やボーナス算定方法など何かを決める。作業所利用者側との作業所運営上の種々話し合い。
> ■**グループの構成**
> 利用者とスタッフ
> ■**期間**
> 利用登録している間
> ■**経過**
> 日常会話で表しきれない、表現しにくい、また場合によっては数年単位に及ぶ考えや気持ちの表明が受容される中で、自由に発言できる雰囲気が維持されている。
> ■**課題**
> まとめ役が担えるようになった利用者に具合悪化が見られることがあり、その変化を捉えきれない。

[1] はじめに

　筆者が管理者である障害者福祉サービス事業所Aでは、メンバーミーティングを月に一度行っている。本稿では、メンバーミーティングの経緯と経過、近年の分から半年分を振り返りながら、メンバーミーティングやAが持つ意味を考えてみたい。

　Aは、X年に総合病院精神科所属のPSWと医師、保健所、家族会が協力して共同作業所として設立され、数年毎にある制度の変遷を経て、現在は就労継続支援B型（定員14名）と生活訓練（定員6名）の多機能型事業所となった。筆者はX＋1年に採用され、X＋5年から管理者をしている。登録している利用者（以下、メンバー）は30名

である。自ら望んできた人もいるが、治療者や援助者に勧められたからという利用理由が多い。利用目的は、生活のリズムを整えるための日中活動、就労へのステップ、対人関係のトレーニング、稼得収入などである。それぞれの困りごとの緩和や解決に向けて個別面接を重ねながら、その一手段として日々提供されるサービスは、下請け作業と焼菓子製造販売、ふれあい交流サロン業務、介護施設への出張喫茶、ATM清掃などである。工賃は時給110円で、掃除、メンバーミーティング、登録面接、定期面接もメンバーミーティングで話し合われて工賃対象となり、工賃対象ではないその他の活動として美術部、ビジネスマナー講座、音楽グループ、食事会、外出行事などがある。

　Aへの登録は、援助者や家族と見学→試し利用→登録という順序で、見学時に「毎日利用しなければならないことはなく、軽作業も必須ではありません。週1回30分ぐらいからでもよいので、自分の体調に合わせて利用してください」と伝える。入院や外来治療が数年に及び、やっとの思いで来られた方々にとって、安心できる居場所になることを望んでいるためである。その中で、徐々に利用日が増え、毎日利用する人もいれば、週1回1時間の利用を3年続けた後に1時間15分利用になる人、また「週末の行事に備えて、水曜から休みます」や「体調が悪いので、今週は休みます。来週水曜日には行けると思います」と、毎日利用が難しい人もその人なりの体調管理のコツをつかんでいく。体調管理のコツを自分で発見していくと、利用開始時にとりあえず立てたこともあって、漠然としている利用目標、例えば「嫌われないようにする」「話をする」などが、具体的なもの「半年後に利用日をもう1日増やす」「夏までに免許を取る」「パソコンの作業へ参加する」などに変化していく。最近は段々来られなくなる人が少なくなっているので新規利用受け入れが難しいが、この10年では年間に新規登録者は6、7名おり、その中で継続できる人、利用日数が週1より少ないか中断する人が2～4名である。就職し、その仕事を継続できているなど、利用目的を達成して利用を終了するメンバーは年に一人ぐらいである。

[2] メンバーミーティング

1. 開始の経緯

　X＋2年に『こころの病と暮らしてます──京都洛北・YOUYOU館の日々』の出

版のために座談会が企画された。まずメンバーの意向を受け、メンバーだけで座談会を行った。メンバーだけの第1回座談会は精神障害者と呼ばれていることへの気持ちや、理容店で仕事のことを聞かれ肩身の狭い思いをしていることなどが語られた。この座談会は、事務業務が増えたスタッフとの間にメンバーが感じていた壁を減らしたり、これまで語られたことがなかった思いを語り合う場となった。座談会はすべて録音し、作成された逐語録が本に掲載されている。その後、メンバーミーティングという名称となり、月に一度開催することになった。メンバーミーティングとなってからは録音していない。

現在の開催日時は第2金曜日の午前10：15から11：00まで。早く終わる時もあれば、11:00を過ぎることもある。参加メンバーは10名前後で、スタッフは1〜2名入る。司会はメンバーかスタッフが担当し、記録はメンバーの書記係がノートに記録する。金曜日にAを利用しないメンバーには、新規登録時にメンバーミーティング内容を説明して誘う。終わった後はいつもの作業を開始し、昼休みや夕方にスタッフだけで少しその内容を振り返り、朝のスタッフミーティングで詳しく取りあげる。

2. 経過

ここでは、筆者が作業所の意味や自分の仕事を振り返るために大学院に進学し、メンバーミーティングの経過を研究材料とするために録音させてもらった逐語録から特徴と経過を抜粋したものである。Aとメンバーミーティングを研究するという筆者の依頼は、もちろんメンバーミーティングで議題に取りあげてもらい、参加していないメンバーも含めた全員の同意と温かい応援を得て可能になった。

[2月]（議題：行事、合同作品展、Aのあり方、フリータイム）

2月の行事は、ランチとカラオケで、ランチだけの組は大学のフレンチレストラン、その後にカラオケに行く組は、ファミリーレストランなどで食事した後、カラオケに行くことになっていた。場所を確認すると、それぞれが思いつく限り、その場所近辺の知っている地名やお店のことが話され、効率的に決めていく流れはない。議論はスタッフBが仕切って終えた。

Cと今回不参加のDが、この数年、年に2回ほどAのあり方を議題に出す。Cは、「ゆくゆくは就職したい人の練習の場でもあり、就職しない人の場合は居場所とか、安らぎの場所と思ってはる人もいて」、Aは以前と違って作業中心であり、居場所で

はないと話し続けた。Eは、前にDから働き過ぎと言われて口論になったことに触れ、自分が働くことで他の人がいい気がしないのなら一緒に休むが、「矛盾してませんか。昔のAは良かったって。現在は働くばっかりで遊びがないって古いお方はおっしゃいますけども、中間に挟まった私はどないしてええかわかりませんわ」と語った。するとCはしばらくして、「僕の率直な気持ちでいうと（下請け作業をしている）3階に上がんのもしんどいし、（休憩スペースの）2階に降りるのも悪いなあという気持ちになっちゃうんですよね」とこの議題で自分の気持ちを初めて語った。それに対しEも「遊べって言われると、どうも私の感覚に合わないもんですから……それ以上ゆとりを持て言われると、ちょっと」と穏やかに語った。

　フリータイムの過ごし方は、上記の内容と重なり、フリータイムはフリータイムとして過ごすべきで作業はとんでもないと言うメンバーと、フリーだから作業をしてもいいのではと言うメンバーとが意見を出し合った。Eは、Dとの口論で、以前は作業がなかった食事会の後に作業をすることについて「何で仕事をするのか？」と言われたことを話した。それぞれがフリータイムでゲームをした思い出を語り、Cは「何かね、どんどんどんどん作業作業の方に向かっているような気がしてて、危機感覚えているんですよ」と語り始めた。筆者がどんな危機感かを聞くと、Cは「いや〜食事会も午後から作業になって、今度はフリータイムも作業になんのか、というふうな予感ですねえ」と言った。すると、この話題が出ると退席するIが、「作業をするかしないかは個人の意志で自由」と発言し、その考えを今まで退席することで表していたことを初めて語った。Cが作業をするかしないかを自由に決めたいと話したことを受けて、筆者が、作業する人に引きずられるのではと言うと、Cは「やりたくないのに、あっ、やらなあかんのんかなって思っちゃいます」と話した。すると、その気持ちに賛同するメンバーが数人いた。Gは「お昼寝してもOKな空気を、もうちょっと」と言い、筆者がどんなのが良いか聞くと、「（筆者に）許可してもらえれば」と語り、筆者は驚いた。その後、作業をしたくない時に居心地良くいられるにはどうしたら良いかとの話が、主に新メンバーを中心に語られた。筆者は、Cは自分の辛さを理解してほしいという表現が昔のAは良かったになり、それを聞いたEは自分が非難されているように感じるのではと伝え、今いないDが言う昔のAが良かったとは意味合いが違うように感じると伝えた。Iが「なあ、Eさんもやりたい方にやってはんのやし、Cさんもやりたい方にやったらいいんとちゃう？　考

えることないやろう。それは性格やもん。何かがあったら、言い返してごめんって言ったらいいだけやんか。定期面接があるんやから言うたらええやん。どういう作業をしたいんか」と、Mが「私もいろいろなペースでしてるしねー。個人個人のペースでいいんじゃないですか、ね」と、Fが「一気にアップテンポにやると、一気に体がガクッときてしまう場合があるから、自分のマイペースでやっていくのが一番えええなと僕は思う」と、それぞれCに語りかけるように話した。

[3月]（議題：食事サービス時の喫煙、4月の行事、花見の日程と場所）

花見は何曜日にするのか、それぞれ個人的希望を述べた。Eは「金曜がええなあ。一致団結、11日、11日」と、午後からフリータイムで作業がない金曜日に固執した。15日は工賃日だとの説明から工賃日についての話題になり、10日に出店販売があるとの話から、どこであるのか、また参加したいなどの希望の話題になり、さらに、雨天順延を考えると前倒ししておく必要があるということや、桜が咲く時期はいつなのかということが話題に上がった。自身と関わる話題について、今回司会を担当しているスタッフに承認を得ようと競争しているようにも見えた。Jは議論を聞いておらず、決を採る時に一から説明が必要となった。司会Hが「日程は、第1週の8、9、10、ちゃう8、9、11か、2週目の14から18のどれがいいですか？」とまとめきれず、Lが「いや、あの11って決まったんすよ」と話の筋道を戻す役割をとる。だが、なかなか決まらない流れに対して、「だって花散ったあとに行くのもいやでしょ」と発言し、最後には「だいたい、咲いたってたいして見ないでしょ、本音言うと」に変化した。花見の予定日、予備日、場所を決めるのに、ミーティングの大半を使った。

年間行事の候補を自由に出してもらった際に、Cは、前の月に決めるやり方もあると提案し、それに対しLは「その月、その月、来てる人で勝手に決めるんだったら、こんなミーティングなんかしなくてもいいわけだし」と語った。それに対しCは、「でもこれから4、5、6、7、8、9、10と出るんでしょ」と返答した。このCの返答のように一括り（例：4、5、6〜であれば、毎月）にしない発言は、他のメンバーでも時々見られる。Eは書記をしながら、思いついたことを自由に発言し、記載することを口に出して考えながら記載していた。思いついたことを一番自由に発言しているJは、残り5分で他に話し合いたいことはないか聞かれ、手を挙げるが「あんね……やっぱりやめとこ。空想を言うてるし、やめとくわ。いいです」と発言を控えた。

このミーティングを、京都集団療法研究会で事例検討していただいた。そこでは「雨天の場合は17日木曜日に決定って書いてあるんですけども、Kが『17日がええ』って、祇園祭はええけど」という、17日→祇園祭の連想発言などから「脈絡なく飛躍する思考が存在している」「筋道だって決めていける人がまとめるのに苦労する」「押さえどころが前提にない」「決定しなければという強迫がない」という感想が述べられた。そして「決める機能は悪く、居場所の機能は高い」「いろいろな連想が出ても聞き流している」「一人ひとりが患者アイデンティティではないと感じる」という意見があった。この後Lは、しばらくミーティングに参加しなくなった。

[4月]（議題：行事、和雑貨自主製品、定期面接）

3月にあがった行事の参加希望を集計し、多いものを採用することとなった。場所については、先月と同じ説明がいるメンバーもいた。Kの「スケートやったらどこ行くん？」など、どれを採用するかという話題から飛躍して、どこに行くのかというような思いついたことをすぐに言葉に出すメンバーがいた。そしてそれにFの「比叡山か六甲やろ」のように、記憶されていることとひっかかる話題があると必ず口に出すメンバーがいた。記憶があやふやで自信がないという感じはない。プールの話題で、年配のEは、今は影も形もないが市内に昔あったプールの場所を語り、他のメンバーは意外な歴史を知ることになった。スケート場はどこにあるか、障害者手帳で割引が使える交通機関などの情報交換があった。7月行事に映画村があがったことについて、Cは「暑いわ、7月映画村行くの」と呟いたので、筆者が「言ってみたら」と促すと、Cは「7月に映画村行くのはだいぶ歩かなあかんし、暑いわ」と言った。それに対して、Kが「暑ない」と答えると、Cが「暑いって」、Kが「涼しいって」、C「暑い」、K「暑ない」、C「暑い」、K「7月行ったいうに」、C「覚えてへん」と話しが進み、それぞれ昔に映画村に行ったかどうかについて、記憶をたどっている様子だった。Kが「デイケアで行ったもん」と呟き、Kしか利用していないデイケアで行ったことがわかり、映画村は5月で落ち着いた。その後、Kがデイケアの行事と重なるか心配だという発言を時々したが、流されることなく、「またデイケアの話か」と誰かが反応して言葉に出した。「不参加はわかっているが、もし行くとしたらどれに行く？」と行事に参加しない人の意見も大事にされた。温泉など自由に候補に上がるが、いざ多数決をとる時には「高くつく」「もっと安ければ行きたいんやけど」と現実的な検討がなされた。

Iの「ここがスケジュール組まはる時に、いつならいつと、決めてもうたらええのか。みんなで決めるのがええのか」のように、A全体の動きを想定した発言も時折見られるものの、3月の花見と同じで、自分の経験と記憶に不確かさを感じず、思いついたことを発言するメンバーが多いので決める機能は悪い。多数決をとる時に自分で内容を検討して手を挙げているというより、他の人の手を挙げる行動に乗ったように見えるメンバーもいた。振り返りでは、司会を務めたFの、いつもより吃音が目立たず、全体の意見を聞きながらまとめていくうまさが話題に上った。

🐟 **[5月]**（議題：パソコンを使った作業の要望、ボーナス）

Gから「パートで働きに出たく、その流れとして、下請け作業をやってるよりも、ワードやエクセルを覚えた方が仕事につきやすいかなと思いまして」と話が始まった。続いて、Fが「あと工場やとか　全部オートメーション化してはるさかいに、コンピューターとか操れへんかったらできひんなと思う」と言ったり、Hが「エクセルは覚えたいです」と言うなど、求職活動中のメンバーからパソコンを使えなかったら就職できないという不安や心配が語られ、〈工賃対象となる作業の内容としてパソコンを使いたい〉と、〈作業時間外で習いたい〉という希望に分かれた。とは言え、自宅にパソコンがなく、パソコン教室に通うことやインターネットカフェに行くことなどはお金がかかるので避けたい、との意向は一致した。最年長のEが「メールひとつ使えへんのに、パソコンなんてとんでもないね」と話に加わり、「Aでも、してもらえていることは、確かに一般の事務でないけど、ここでも使ってもらっていることは、一つの誇りじゃないんですか」と語った。パソコンを使った作業は工賃計算があり、Gはこの日初めて取り組んだ後であった。また製菓担当スタッフから、焼き菓子のラベル印刷などのパソコンを使った作業が紹介され、Gはこのミーティング後、それにも取り組んでいった。

年代に関係なく時代の流れを感じながら、Aを通過施設として位置づけ、求職活動中のメンバーの「人並みにパソコンを覚えたい、使いたい」「今の小学生は1年から学校でパソコン習っている」という思いや焦りと、当面A以外に活動場所がないメンバーの「この作業も世の中の役にたっている」「私みたいにドーンと離れてしもたら、何んも考えへん」という思いやたくましさ、そして今Aで働いていることをどう腑に落とすかがそれぞれの立場で語られていると筆者は感じた。この後、しばらくしてGは入院した。

🔹 **[6月]**（議題：肩こりの治し方、ボーナス、行事、休憩スペース）

　Dが「僕、ひとつ言いたいことがあんねん。作業でしんどかったら、下で自由に休んでいい雰囲気を」と定番を語り出した。2階は気軽に休める場所として確保されているが、人がいないことが多い。また「スタッフが今は事務室に引きこもっている」と非難した。筆者は引きこもっているという発言に苛立ちながら、以前とは違い、仕切られた事務室があることで話しやすくなっている人がいる事実を伝えた。Dは「一人誰かいたら安心する」と、特に話をするわけではないのだが、誰かが同じスペースにいることが休憩になっていたと語った。以前は2階建てで、1階はスタッフが事務仕事を行う場所であり、休憩スペースでもあったので、必ず誰かがいた。久しぶりにミーティングに参加したDの嘆き発言が目立った。「昔のAが良い」は、還暦を超えたD自身の喪失感なども関係していると感じた。最後に定番を語り出したが、いつものようにCがこの話題に追随するということがなかった。

[3] 特徴

　メンバーの8割は統合失調症を患っており、その治療が10年以上にわたる苦労を抱えながら地域で暮らしている。半分は独居である。また多少知的な脆弱さを持っている人が少なくない。主治医が同じメンバーもいるが、登録メンバー30名が通院する医療機関は20を超え、多様な治療文化があるとも考えられるが、画一的かもしれない。以下に、見えてきた特徴をあげる。

　話す人の中でそれぞれの意見をまとめて決めていける人は少なく、先の研究会で「デイケアのミーティングにあるキリキリした感じがない」との感想も語られたが、決める機能が弱く、決めなければという強迫的なことが少ない。議題に挙げられている「行事」は毎月あり、多数決で決まる。遠出の外出行事は、成立要件の5人以上を満たさないことが多かった。その事実を踏まえて、実現可能な内容を想定した発言は少なく、文脈から逸れることにためらいなく、思いついたこと、知っていることを我先に述べる。自分の意見を言う時に、他の意見や過去の結果を踏まえて吟味する検討材料の蓄積があまりないように感じる。筆者が京都集団療法研究会の秋の研修会で鈴木純一先生の中・大グループに何度か参加した際、沈黙が続いた折に「頭で考えるのではなく、口で考えるように」と鈴木先生はおっしゃったが、メン

バーの発言がそれに該当するのではと思った。一方、聞いている人は、非日常的なことでも聞き入れるか聞き流すかし、非難をほとんどしない。特に能力への非難はない。また病的な体験にまつわると思われることにはあまり反応しない、もしくは肯定的な反応をする。聞き流されたと思われる内容も、30分後や次の議題の時に拾われることや、黙って聞いている人がその時々で言えなかったことを、数年後の同じ議題で言えるようになるなどの変化がある。またそれに対して「そんな話を今さら」というような反応があからさまに出ることはなく、決を取る時に一から説明が必要な人が非難されることもない。これらの特徴は就労を目指すとなると困難さがあるだろう。しかし、今感じたことをそのまま言えるのは、「(自宅で)階段を下りる時に隣の住人が嫌なことを言う」などの自覚できにくさが固定化している症状によって自宅でも持ちにくい安心感がそこにあるからこそである。必ず誰かが肯定的に反応し、無関心な態度はなく、どんな発言に対しても、受容され、反応があることで、誰もがいつでも自由に発言できる雰囲気が維持されていると考えられる。

[4]スタッフと管理者の仕事

　スタッフは何をしているかというと、司会や書記担当メンバーのサポート、議案の提案、頼られがちなまとめていけるメンバーの責任感の軽減、不参加メンバーやスタッフへの内容報告であり、筆者が大切にしているのは、メンバーそれぞれの発言の経年変化をその当人やスタッフに伝えることと、メンバーがスタッフや管理者をどう位置づけているか、どういう役割を期待しているかを知ることである。

　メンバーやスタッフの入れ替わりがある中で、自由に発言できる雰囲気を維持するためには、スタッフ間にも、気持ちを言える、聞ける文化が育つ環境がないと難しいと考えている。そのため、毎朝のスタッフミーティングにおいても、申し送りだけでなく、雑談や思いつきが自由に語れるように心がけている(もちろん時には、ピリピリした雰囲気もある)。「地域で精神障害者を支援する仕事」をしたいという思いは同じだが、やってきたことや生活環境はもちろんバラバラで、それを背景とする理解の仕方や方法はさまざまである。それを前提とし、それぞれの持ち味として承認され活かされていけば、本意が表明されるまで待つことや、メンバーが決めていくペースを大切にすることが身についていく。メンバーの経年変化に気づくスタッフ

を育てるためには、長く働ける職場環境が必要であり、制度の変遷に対応しながら、スタッフが続けていけるよう個々の世帯の支出入を考慮した給与体系、職務内容、仕事量などの調整にかなり気を配っている。

［5］Aでメンバーミーティングを続ける意義

　Aは連関し、相互作用があるグループの集まりと言えるものなので、そこからメンバーミーティングだけを切り取ってまとめるのは筆者にとってとても難しく、少し逸れる部分はご容赦を願った上で、Aでメンバーミーティングを続ける意義を考えてみたい。

　まず主体性の回復への寄与である。Aのメンバーは、未知の世界だった精神科の治療に取り組み、それが長引く中で仕事や学校、友人、家族という集団から少しずつ距離を置かれる体験があり、彼らの多くが主体性を治療者や家族に少しずつ預けていったように見受けられる。その彼らが集団の決定プロセスに参加し続けることは、周りの人の発言内容と折り合いをつけながら、自分のことを自分で決めようとする気持ちの醸成やそのスキルの向上につながり、主体性を少しずつ取り戻すことに一役買っていると思う。

　次に、集団の中でメンバーの変化を定点観察できることである。日常見えてこないところが、月に1回、定期的に決められたその機会だからこそ、わかりやすく表現される場合がある。また、ミーティングのとある体験を思い出して表明する時に、他のメンバーとの相互作用の中で、その人にとってどんな体験で、どのように記憶しているかがわかり、その人をより深く知り、支援のヒントともなる。

　他方、積極的な発言が見られるようになったり、まとめ役を担えたり、司会がうまくなることは一見好ましい変化に見える。しかし、［5月］のGがその後入院したように、まとめ役になるくらい回復したメンバーが、主たる活動の場所を就労などでAから他へ移す中で、再発したり、若くして自らの生涯を終えてしまうことがあった。

[6] おわりに

　障害者が利用できる日中活動の事業所(作業所)は増え続け、その多くが取り組む就労支援が華やかなりし現状において、昔ながらのA自体が異質になってきているのかもなと感じるようになった。ただ就労を継続するためのアフターケアとして、いくつかの就労支援事業所では就労している利用終了者が参加できるグループを作っているという話もあり、そこではフォローアップが必要だと思われるいろいろな体験が語られていると聞く。わかり合える人たちと語り合う時間が予定されていることは、誰にとっても生きていく糧となることは間違いないのだろう。

　メンバーミーティングに参加し続けることで得られたことが活かされるためには、メンバーミーティングに出られないメンバーにとっても、また利用終了したメンバーにとっても、Aが自分のことをよく知ってくれていて、何かあれば話を聞いてくれる人がそこにいるという場所であり、またその折々にちょうど良い対人距離を見出していった体験を覚えてくれていたり、思い出させてくれる場所であり続けることだと思う。今後も本学会や京都集団療法研究会に参加する中で得られた知見とともにメンバー・スタッフと協力して、意義あるメンバーミーティングとAの運営を考えていきたい。

児童養護施設における集団精神療法の実践

塩谷隼平

■グループの目的
オープンルーム：小学生以上を対象とした集団遊戯療法とフリースペースの中間のようなグループ
男子性教育グループ：中高生男子を対象とした性教育のためのグループ
■グループの構成
オープンルーム：児童養護施設に入所している小学生以上の児童4～10名ほど
男子性教育グループ：児童養護施設に入所している中学生以上の男子。学年ごとにグループをつくって実施。2～4名ほど
■期間
オープンルーム：週に1回1時間。8月は夏休みで実施せず、1年に40回程度実施
男子性教育グループ：年に1回。夏休みに実施
■経過
オープンルーム：集団での自由遊びを通して、安心して他者と一緒に過ごす体験をし、適切な対人関係スキルを身につけ、それぞれが内面に抱える課題にも気づいていった。
男子性教育グループ：セラピストが用意する性教育に関するワークを通して、お互いの恋愛観や将来のことについて語り合い、共有していった。
■課題
オープンルーム：被虐待児のような重篤な心の問題を抱えた子どものケアでは、集団精神療法だけでは不十分であり、個別心理療法と並行して実施する必要がある。二つの心理療法が相補的に機能するためにどのように構成していくかが課題である。
男子性教育グループ：現在、実施しているワークは一般的な思春期男子を想定して作成している。しかし、性的虐待の被害者や性的事件の加害者など性的関心や発達が大きく歪んだ子どもの入所も増えており、彼らにどのような性教育を実施していくかが課題である。

第3章　福祉領域での展開

[1] はじめに

　児童養護施設は、何らかの理由で親と一緒に暮らすことのできない2歳から18歳までの子どもが入所して生活する児童福祉施設で、全国に約600ヵ所あり約3万人の子どもが在籍している。近年、児童虐待を理由とした入所が増加しており、施設には自立に向けた援助だけでなく、被虐待児の心のケアも求められている。その一環として1999年に施設への心理職の導入が始まり、2006年には常勤化され、多くの心理職が入所児童への心理療法や職員へのコンサルテーションを実施し、ときには生活場面に参入しながらケアワーカー（以下、CW）と協働して子どもの支援に携わっている。

　被虐待児をはじめとして対人関係に歪みや課題を抱えた入所児童も多く、子ども同士の些細な口喧嘩や激しい暴力、その根底に潜む支配－服従の関係など、児童養護施設の生活は対人関係に関するトラブルであふれている。奥山は被虐待児の治療目標に、心的外傷の癒しとともに対人関係の改善も提示しており[*1]、施設でも子どもの対人関係の問題に焦点を当てた心理支援が求められている。ヤーロム（Yalom, I. D.）は、対人関係の歪みの治療に集団精神療法が効果的であるとし[*2]、アクスライン（Axline,V. M.）も子どもの問題が社会的適応と絡んでいる場合は、集団面接のほうが個人面接よりも効果的であると述べている[*3]。そのため、集団精神療法は施設の心理支援においても有効であると考えられる。しかし、ほぼすべての施設心理職が個別心理療法を実施しているのに対し、集団精神療法をしている心理職は半分にも満たず[*4]、施設に適した集団精神療法についての知見が求められている。

　筆者が非常勤心理職として関わっているX児童養護施設では、個別心理療法と並行して「楽器グループ」や「お菓子作りグループ」などさまざまな集団精神療法を実施している[*5]。本稿では、筆者が実践している「オープンルーム」と「男子性教育グループ」という二つのグループの紹介を通して、児童養護施設における集団精神療法について検討していく。

[2] オープンルーム

1. グループの構造

　オープンルームは集団遊戯療法とフリースペースの中間のようなグループである[*6]。毎週日曜日の午後に1時間、普段は個別心理療法を実施している8畳ほどの広さの心理療法室（プレイルーム）を開放し、小学生以上の入所児童が自主的に来室して自由に遊んでいく。そのときの入所児童の構成にもよるが、少ないときは4人、多いときは10人を超え、平均すると8人くらいの子どもが参加する。入所児童が小学校に入学したとき、または小学生が入所したときに、学校生活や施設生活に慣れた頃を見計らって、「自分の好きなことをしながら、友だちと仲良くしたり、自分の気持ちを考えたりするのを練習する時間」と説明して来室を促す。最近では、年上の小学生が楽しそうに参加している様子をみて、自分はいつから参加できるかと筆者にきいてくる新1年生も多い。セラピストは心理職である筆者が務め、1〜3名の大学生や大学院生のボランティアに協力してもらっている。ルールは、(1) ケガをするような危ないことは禁止、(2) 部屋のものをわざと壊してはいけない、(3) 部屋のものを外に持って行ってはいけない、の3点で部屋内に常時掲示している。アクスライン (Axline, V. M.) が提案している遊戯療法の基本原理に従い、セラピストは非指示的な態度を心掛け、何をするかは子どもの主体性に任せている。その一方で、トラブルが起きれば仲介役として働き、暴力などの危険な行為は厳しく制限し、開始と終了の時間は明確に管理している。ボランティアには、安全管理を第一に、それぞれの個性を活かして接してもらい、子どもがいろいろな大人との関わりを通して大人のモデルを獲得していくことを期待している。

2. ある日のオープンルーム

　オープンルームの雰囲気をわかりやすく伝えるため、また、個人情報保護のため、実際の参加者の様子をもとにした架空のセッションを創作した。子どもの名前はもちろん架空のものである。

　日曜日の12時50分になると、心理療法室の近くの長椅子に子どもたちが並びはじめる。本日は、アヤ（小1女子）、ルミ（小2女子）、ケンタ（小2男子）、ユキ（小3女子）、ヨウヘイ（小4男子）、ゲンキ（小4男子）、タクミ（小6男子）の7名である。13時になる

第3章　福祉領域での展開

とセラピスト（以下、Th）の誘導で心理療法室に移動する。本日は女子大生のボランティアが1名参加していて部屋の中で待っている。多くの子どもはほぼ毎週参加していて、あらかじめ遊ぶ内容を決めている。入室するとすぐに、アヤとルミは箱庭療法の箱庭に駆け寄り、ゲンキはお店屋さんごっこのためにボランティアに手伝ってもらいながら、段ボールハウスを組み立てはじめる。工作の好きなケンタは工作材料の入った箱から必要なものを物色し、ユキはジグソーパズルを床に広げ、ヨウヘイはピストルのおもちゃをポケットに忍ばせた。タクミは部屋の隅に寝ころんで持参した漫画雑誌を一人で読み始める。

　5分も経たないうちに、箱庭で動物園を作って遊んでいたアヤとルミがミニチュア玩具を巡って取り合いを始める。Thが介入して、お互いの要望を整理して、使いたい玩具を順番にとっていくことを提案すると、しばらく協力しながら遊んでいる。

　そのすぐそばで空き箱をつかった工作に夢中になっているケンタの背中にルミの足があたる。「痛えな！　ふざけんなよ」と凄むので、Thが「わざとではないよ」と説明すると、また工作に戻っていく。知的障害を抱えるケンタは日常生活でも些細なことからトラブルになることが多いが、周囲の意図や気持ちをうまく理解できないことが原因の一つのようであった。そんなケンタの背中に、今度はルミが箱庭の玩具をうっかりと落としてしまうが、今度は、怒ることなく「はい」とルミに手渡すことができる。Thが「おっ、ケンタくん優しいじゃん」と伝えると「優しい……」と繰り返すので「優しい行動だったよ」と説明する。

　ジグソーパズルを作り始めたユキだったが、うまくできないと次第にイライラし、Thやボランティアに「手伝って！」と言うが、他児の対応をしているため少し待つように伝えると「なんで私のところだけ大人が来てくれないの！　来ても10秒でいっちゃうし」と文句を言う。Thが「自分のところにだけ大人が来ないから怒ってるんだね」とユキの気持ちに寄り添うと「いつもそう。大人は『待ってて』ばっかりで来てくれない」と文句を言いながら無理矢理にピースをはめようとする。Thはほとんど面会に来ないユキの母親のことを連想しながら「放っておかれると寂しいよね」と伝えると「そうなんだよ」と落ち着いていく。

　20分くらい経った頃、部屋のドアが勢いよく開き、メグミ（中2女子）が「ホントむかつく！」と言いながら入ってくる。生活の場でトラブルがありCWに指導されて

いたとのこと。「連帯責任とか意味わかんないし」などと、Thやボランティアに愚痴っているとだんだんと落ち着いていき、Thに代わってユキのパズルを手伝いはじめる。

　ゲンキはお店屋さんごっこの準備が終わり、客となったヨウヘイに「ポイントカードはお持ちですか？」などと、日常生活で覚えたことをさっそく取り入れて接客している。箱庭に飽きたアヤも客になり、ゲンキの店は大盛況となる。はじめは気前よく、破格の値段で大盤振る舞いしていたが、与えるばかりでつらくなったのか、急に値段を上げる。すると、ヨウヘイが「なんだ、この店！」と怒りはじめ、ポケットからピストルを取り出し「強盗だ」と段ボールハウスに入り、商品を奪おうとしてゲンキと玩具の取り合いになる。Thが介入して二人を引き離して、怒りが収まらないゲンキに「お店屋さん、うまくできずに残念だったね」と寄り添うと「別にいいし」と投げやりな態度をとる。心配していると伝えると「誰も俺のことなんて心配してくれないし」とつぶやく。「誰も自分のことなんて心配してくれないと思ってるんだね。それはつらいね」と伝えると、しばらく他児が遊んでいる様子を眺めている。気持ちが落ち着くとボランティアと一緒に店を再建していった。

　タクミは、ゲンキの遊びに「そんな値段の店ないし」などと独り言のようにツッコミを入れながら漫画を読み続けている。

　終了10分前にThが「あと10分で終わりだよ」と伝え、終了の気持ちづくりをはじめる。14時にからくり時計の音楽が鳴ると、多くの子どもは遊びを終えて退室するが、ケンタだけは工作が終わらずに退室渋りをするので、「大切にしまっておくから、続きは来週作ろう」と声をかけると重い腰を上げて退室していく。

　子どもたちが退室したあとにボランティアと一緒に15分ほどかけて部屋を片付け、その後、振り返りをしながら記録をとって終了となる。

3. オープンルームの効果

　オープンルームでは狭い部屋に多くの子どもが集まるため、常に何かしらのトラブルが起こる。しかし、明確な時間と場所の枠と安全な雰囲気があるため、トラブルに介入しやすく、人間関係に関する問題をダイレクトに扱うことができる。

　例えば、アヤとルミの玩具の取り合いのようなトラブルでは、まずお互いの言い分を整理して聞くことでThが緩衝帯の役割を果たし、落ち着いたあとに「一緒に使

う」「順番に使う」「交代で使う」「じゃんけんで決める」などの解決方法を提案する。そのうちに、子どもたちはトラブルになりそうになるとThに訴えるようになり、さらに成長するとThが介入しなくても自分たちで解決できるようになっていく。

　また、日常生活に比べると子どもの様子をじっくりと観察でき、トラブルの要因も限定されるため、問題の原因を理解しやすい。ケンタは周囲の悪気のない行動も被害的に捉えてトラブルになることが多かったが、他児の行動の意図などを分かりやすく伝えていくと、突然怒り出すことが減った。さらに、適応的な行動に正のフィードバックをすることで、落ち着いて遊ぶ時間が増えていった。

　オープンルームでは少ない大人で多くの子どもに対応するため、一人の子どもにつきっきりになれず、分離への不安が表面化しやすい。ユキは大人と1対1の関係では落ち着いているが、集団場面になると見捨てられ不安が高まり要求がましくなってしまう。その根底には母親への不安や怒りがあるのだが、個別心理療法のような1対1の関係ではその問題が表面化しにくい。しかし、集団場面ではたびたび大人への要求がましい態度として現れるため、その問題にアプローチしやすい。以前は、自分がなぜ怒っているのかもわからずパニックになっていたが、「大人は『待ってて』ばっかりで来てくれない」などと言語化できるようになったことは成長である。

　ゲンキのトラブルも原因には「誰も自分のことを心配してくれない」という思いがあり、その気持ちをThと一緒に眺めることで落ち着いていった。このように、対人関係のトラブルと子どもの心理的な課題を結びつけて理解し、その苦しさをともに抱え、子どもに伝えられることが、心理職がグループを実施するメリットである。

　被虐待児は二者関係に問題を抱えていることも多く、大人と二人きりになる個別心理療法は虐待体験を想起させ恐怖を喚起するため導入しにくいことがある。タクミも父親からの激しい身体的虐待を理由に入所している子どもであり、個別心理療法を拒み続けている。しかし、大人と二人きりにならないオープンルームにはときどき顔を見せて、今回のように一人で漫画を読んで過ごすことも多い。アクスラインがグループでは多数の子どもがいることに安定感を感じ、個別心理療法に比べると治療者への信頼感をはぐくみやすいと述べているように、多くの子どもが参加するオープンルームは大人への信頼感が薄い子どもでも参加しやすい。オープンルームはThが子どもをアセスメントする場であると同時に、子どもがThをアセスメン

トする場でもある。Thへの安心感を得たタクミは中学生になると個別心理療法を受けはじめた。

　オープンルームにはフリースペースのような機能もあり、メグミのように生活場面でCWとの関係が苦しくなった子どもが息抜きに訪れることもある。CWが子どもにとって親のような存在ならば、心理職は祖父母のような存在であるとも考えられる。子どもの成長にはさまざまな距離感の大人がいることが重要であり、心理職が施設で担っている機能のひとつである。

　オープンルームの目的は、子ども同士ではうまく遊べない子どもが、安心して一緒に過ごせるようになることである。そのため、同じ部屋にいても一緒に遊ばずに、お互い自分のしたいことを別々にしていくことも大切にしている。基本的信頼感が脆弱な被虐待児にとって、誰かと一緒にいても安全であることを体験することがまずは必要である。そのうち、大人の助けを借りずに子どもだけで上手に遊べるようになると自然にオープンルームから卒業していく子どもも多い。毎回のように参加していた子どもが、徐々に来なくなり、その時間に学校の友人を施設に招いて一緒に遊んでいることを知ったときは達成感を感じることができる。

　以上のように、複数の子どもが参加するオープンルームでは対人関係に関するトラブルが起こりやすく、そのトラブルに心理職が介入して、心理的課題と結びつけながら解決していくことで、対人関係スキルの向上や歪みの修正に寄与できると考えられる。

[2] 性教育グループ

1. X児童養護施設における性教育

　近年、児童養護施設では、性的虐待を受けた子どもの入所が増加し、施設内での性的被害と性的加害の連鎖が問題となっている。また、性的な体験への早すぎる暴露や間違った知識の習得、性的アイデンティティの不確かさ、身体的発達の不安定さなど性に関する問題にあふれており、性教育の重要性が高まっている。

　X児童養護施設でも子どもの年齢に応じてさまざまな方法で性教育が実践されている。就学前の幼児は、半年に1回程度のペースで就寝前にCWが絵本『おちんちんのえほん』[*7]の読み聞かせをして、男女の体の違いや**プライベートゾーン**などに

ついて説明する。また、年に1回、すべての入所児童と職員を対象に、近隣の看護学部の学生による「いのちのおはなし会」を開催し、パネルや人形をつかって受精から赤ちゃんの誕生までの過程をわかりやすく説明してもらっている。子どもが第二次性徴を迎え始めると、男子は『マンガ おれたちロケット少年』[*8]、女子は『マンガ ポップコーン天使』[*9]など性についてわかりやすく説明された漫画を利用して、CWがそれぞれの発達に合わせて性教育を実施していく。

　心理職も夏休みに3つの性教育グループを実施している。一つ目は、小学5、6年生を対象にした「高学年性教育グループ」で、男女の心理職が一緒に、思春期の心と体の変化についてクイズやワークを用いて説明する。例年、真剣に取り組む女子と恥ずかしがってふざけてしまう男子という雰囲気だが、CWが実施する性教育のきっかけになることを目的としている。二つ目が中高生女子を対象にした中高生女子性教育グループで、飲み物とお菓子を準備して、「お茶会」という名前で女性心理職が実施している。グループの目標は、自分を大切にして自分の体を守ることであり、「つきあっていてもセックスをしなくてもよい」などをテーマにフリートークを楽しむ。関心が高い子どもも多く、自然に会話が盛り上がる。そして、3つ目が筆者の担当する「中高生男子性教育グループ」である。

2. 男子性教育グループの構造

　X児童養護施設に入所している中高生の男子を対象とした性教育グループで、夏休みを利用して年に1回実施している。時間は人数やワークの内容にもよるが、30分から1時間である。原則として同じ学年ごとにグループを作るため、その学年に一人しかいない場合は1対1で実施する。また、知的障害などを抱え集団場面では理解が不十分になる子どもも個別で行う。いつもの心理療法と区別するために、子どもが好きな飲み物とお菓子を準備する。これは性教育を恥ずかしがって積極的な関心を表明できない子どもが「飲み物があるなら参加する」という口実をつくるのにも役立つ。女子と異なりフリートークでは会話が続かないことも多いので、心理職が準備したワークに取り組み、そのワークをもとに話をする構成的なグループになっている。次にいくつかのワークを説明しながら、参加者の反応について紹介していく。

3. 性教育グループで実施しているワーク
1) 性教育○×クイズ

性に関する知識についての○×クイズである。例えば「女性に触りたいと思うことは悪いことである」というような問題について、○と×の札を持った子どもたちが回答していく。このワークの最大のメリットは子どもが話さなくても参加できることである。また、知的障害を抱え理解力が弱い子どもたちにとっては、具体的に○か×で伝えられるので理解しやすい。冒頭の問題の正解は×で「触りたいと思うことは悪いことでない。思春期になると女性に興味が出ることは自然なこと。しかし、その欲求をコントロールできないと犯罪につながる」などと説明していく。

2) 夏の性教育一斉テスト

『結婚と出産に関する全国調査』[*10]など結婚や恋愛についての調査資料をもとに「男性が初めて結婚する平均年齢は？」「結婚するまでに平均で何年つきあうか？」などの問題で構成したテストを作成して実施する。CWにもテストに取り組んでもらい、子どもには職員よりも高い点を取ろうと促してモチベーションが高まるように工夫した。答え合わせの際に、結婚までにつきあう期間が平均4年であることを知ると「そんなに長いの？」と驚くなど、正答をきっかけに結婚や恋愛についての会話が始まりやすい。施設の子どもの周囲には若すぎる妊娠や早すぎる結婚をしていく人も多いため、平均値を知ることで異なるモデルを得ていくことを期待している。

3) 理想の恋人ランキング

雑誌やインターネットで紹介されている女性の理想の恋人についてのアンケート結果のランキングを予想するワークである。筆者は『恋ごころの科学』[*11]で紹介されている「高校生の理想の恋人の条件」を利用している。「優しい人」「容姿のよい人」「スポーツをする人」などの9項目を、1位から予想して並べていく。1位が「優しい人」であることを知ったある男子は、「だから○○はモテるんだ。でも、優しすぎるよな」と感想を述べたり、女子高生が外見をあまり重視しないことを知ると「これ嘘でしょ、絶対イケメンの方が好きでしょ」などと自然と会話が盛り上がり、そこから子どもたちの恋愛状況や恋愛への価値観などを聞くことができる。

4) 恋愛の発展段階

中学3年生くらいからが対象となる。これも『恋ごころの科学』に紹介されている

「恋愛行動の進展に関する模式図」をもとに作成したワークである。「デートをする」「恋人として友人に紹介する」「キスをする」など恋愛行動に関する項目をカードにして、恋愛の発展段階に合わせて順番に並べていくワークである。正答を考えていく中で、自然と恋愛に関する価値観が語られることが多い。正答どおりに恋愛を進めていくのは不可能であるが、つきあってすぐに（またはつきあっていなくても）性交渉をしてしまう子もいるなかで、例えば「セックスをする」などが最終段階に位置するのを知ることで、健康的な恋愛のモデルに触れる機会になることを期待している。

5）自分の未来予想図

高校2年生以上を対象にしたワークである。高校3年から60歳までの年齢の書かれた表に、「就職」や「結婚」などのライフイベントを何歳で迎えたいかを書き込んでいく。ある年は高校2年生2名で実施したが、表に書き込みながら、「結婚は35歳くらいかな。人生の酸いも甘いも味わってから結婚したいから」「子どもを産むかどうかは結婚した人と話し合って決める。産むのは女性だし」などと、自分の将来に対するビジョンや結婚や出産に関する考えが語られた。退所に向けたリービングケアの意味も含めている。

4. 男子性教育グループのねらい

筆者が男子性教育グループを始めて10年以上経つが、大学院などで性教育のトレーニングを受けたことはなく、当初は何をしてよいのか全くわからない状態であった。初めに考えたのは、男子が性的事件の加害者にならないために、また望まない妊娠をしないようにするために、生殖機能や避妊などの正しい知識を教えることであった。イメージは自分が中高時代に受けた保健の授業で、その頃に作成した資料を見直すと難しい漢字が並び、子どもたちが興味をもつことが難しい内容ばかりであった。実際、参加者も「そういうのはいいから」と資料を無視して、お菓子を食べながらおしゃべりを楽しんでいった。

その後、施設で仕事を続けるなかで、子どもたちが誰かと一緒に安全な時間や場所を共有したり、友達や恋人と安定した関係を築いていくのが苦手であるとわかってきた。その原因には健康的な男女交際のモデルの不在や適切な対人関係スキルの不足、自信のなさや自己肯定感の低さ、施設で生活していることからくる同年代集団での疎外感などがあげられる。

そこで性教育グループの目標も性についての正しい知識を身につけることだけではなく、よりよい人間関係（恋愛関係）が築けるようになるための支援に変わってきた。自分自身の中高時代をふりかえってみると、恋愛に関する知識を得たのは友人や先輩とのおしゃべりであった。ときには男性優位の誤った知識もあったかもしれないが、そのような仲間関係の体験が重要だったと思う。男子性教育でも上記にあげたようなワークに取り組むことで、部室で仲間や先輩と一緒に過ごすような時間を過ごすことをねらいとした。

児童養護施設での性教育は、性的事故の予防や再発防止のために実施されることも多く、「〜してはいけない」という文脈で伝えらえることが多い。しかし、子どもたちが知りたいのは「うまく〜する」ための方法である。性教育と聞くと身構えてしまう職員も多いが、心地よい人間関係を築く方法や楽しく生きていくことを伝えるという気持ちをもてば、もっと身近なものになるのではないか。そして、施設で暮らす多くの子どもたちが知りたいのは何か特別な性に関する知識ではなく、多くの人が何気なく身につけた普通の感覚の人間関係のもち方であると思う。

[4] 児童養護施設におけるグループ

被虐待児の入所が増加するなかで、児童養護施設でも治療的な支援が求められるようになった。しかし、施設はあくまで子どもが日常生活を送る場であり、心理職がグループを実施するにはいくつかの工夫が必要となる。まず、子どもたちが主体的に参加できるグループがよいだろう。施設の子どもは多くの支援を受ける中で、いつのまにか受動的になりがちである。オープンルームに参加するかどうかは子どもの主体性に任されており、自分で選んで参加することが、自分の人生を主体的に生きていくことにつながるとも考えられる。また、子どもにとってある程度魅力のあるグループのほうがよいだろう。男子性教育グループもさまざまな工夫を重ねる中で、夏休みが近づくと「今年もアレあるんでしょ？」と楽しみにする子どもも増えてきた。

児童養護施設ではCWもさまざまなグループ活動を実施しており、そのグループと差別化するために、心理職がグループを担当することの意味についてきちんと考えなければならない。そのためにはそれぞれの施設において心理職にどのような

ニーズがあり、どんな役割を求められているのかを理解する必要がある。例えば、CWが実施するグループ活動で、協力することやソーシャルスキルを身につけることに重点が置かれていれば、心理職が実施する集団精神療法ではそのことは扱わなくてもよいかもしれない。児童養護施設と一言で言っても、その形態や環境、歴史や風土、職員の働き方もさまざまである。そのなかで施設へのアセスメントを積み重ね、それぞれの施設に適したグループを展開していくことが大切である。

〈用語解説〉
児童虐待：保護者や周囲の人が子どもに対して不適切な関わりをすること。暴力をふるう身体的虐待、性的行為をしたり見せたりする性的虐待、育児を放棄するネグレクト、言葉による脅しや無視などの心理的虐待の4種類に分類される。
遊戯療法：プレイセラピー。遊びをコミュニケーションや表現の手段として用いる心理療法。言語によって十分に表現できない子どもを対象に、プレイルームと呼ばれる玩具を備えた部屋で行われることが多い。
遊戯療法の基本原理：子ども中心の遊戯療法を開始したアクスラインは、セラピストの指標として、①ラポールの形成、②あるがままの受容、③許容的な雰囲気、④適切な情緒的反射、⑤子どもの主体性の尊重、⑥非指示的態度、⑦ゆっくりとした進行、⑧制限、という8つの基本原理を提案した。
箱庭療法：縦57cm×横72cm×高さ7cmで内側が水色に塗られた砂の入った長方形の箱の中に、セラピストに見守られながら、ミニチュア玩具を自由に並べる心理療法。言葉を用いずに心的世界を表現できることから、子どもの心理療法でも多く使用される。
見捨てられ不安：自分が相手に見捨てられてしまうのではないかという過度な不安。被虐待児の多くは愛着形成も障害されており、些細なことをきっかけにこの不安が高まり暴力行為などの不適切な行動につながることもある。
プライベートゾーン：男女の陰部や女性の胸部など他者に見せたり見られたり、触らせてはいけない体の部位。子どもには「水着で隠れる部分」と説明することも多い。
リービングケア：児童養護施設で行われている支援のうち、子どもの退所に向けての援助のこと。社会生活上の知識や実際的な技能や技術を身につけることなどを目的とする。

〈文献〉
* 1　奥山真紀子 (1997) 被虐待児の治療とケア．臨床精神医学, 26 (1), 19-26.
* 2　Vinogradov, S., & Yalom, I. D. (1989) *Concise Guide to Group Psychotherapy.* Arlingyon:

American Psychiatric Association Publishing. 川室 優訳（1991）グループサイコセラピー―ヤーロムの集団精神療法の手引き―．東京：金剛出版．
*3 Axline, V. M.（1947）*Play Therapy.* Boston：Houghton Mifflin Co. 小林治夫訳（1959）遊戯療法．東京：岩崎書店．
*4 塩谷隼平（2014）児童養護施設における心理職の役割の発展．東洋学園大学紀要，*22*，19-29．
*5 塩谷隼平（2016）児童養護施設における心理支援の実践についての一考察．東洋学園大学紀要，*24*，1-12．
*6 塩谷隼平（2012）児童養護施設におけるオープンルーム・アプローチ―つながりにくい子どもたちをつなぐための心的援助―．下川昭夫編（2012）コミュニティ臨床への招待―つながりの中での心理臨床―．東京：新曜社，131-138．
*7 山本直英・佐藤真紀子（2000）おちんちんの絵本．東京：ポプラ社．
*8 手丸かのこ・金子由美子（2003）マンガおれたちロケット少年（ボーイズ）―知ってる？ おちんちんのフシギ―．東京：子どもの未来社．
*9 手丸かのこ・山本直英（2001）マンガポップコーン天使（エンジェル）―知ってる？ 女の子のカラダ―．東京：子どもの未来社．
*10 国立社会保障・人口問題研究所（2005）第13回出生動向基本調査　結婚と出産に関する全国調査　独身者調査の結果概要．http://www.ipss.go.jp/ps-doukou/j/doukou13_s/Nfs13doukou_s.pdf．
*11 松井 豊（1993）恋ごころの科学．セレクション社会心理学12．東京：サイエンス社．

児童養護施設における
プレイグループアプローチ

徳山美知代

■ グループの目的
相互尊重の対人関係を学ぶことを目的とする。そのことで、児童養護施設が子どもにとって安心感を抱ける環境となることをねらう。

■ グループの構成
- ファシリテーター：心理士・ケアワーカー（以下、CW）
- 参加メンバー

①プレイグループ：A児童養護施設に入所している小学生
②ヒューマニスティックアプローチ・セクシャル・プログラム（以下、HSP）：A児童養護施設に入所している中学生・高校生

■ 期間
毎年、1年間に6回〜12回のセッション（行事等により実施回数に変更あり）。本稿では、(A)プレイグループ：X年とX＋7年、(B) X年のHSPを記述する。

■ 経過の表し方
活動記録と行動観察を用いた。その際に先行研究＊1＊2の一部を再構成して加えた。児童養護施設の取り組みに関する事例として活動方法や留意点を示した。

■ 経過
回数を重ねるうちに、次第に子ども間に肯定的な発言やサポートが見受けられるようになった。否定的な対人関係をとりがちな子どももグループにコミットするようになり、肯定的な対人関係を築けるようになった。

■ 課題
子どもの生活する児童養護施設内では、グループアプローチを生活に活かすことが重要であるため、心理療法と生活治療の中間的な存在になる。そのためCWとの連携が課題となる。また、子どもに適したチャレンジレベルの活動を設定するために、子どもの対人関係形成方法の特徴と、生活での様子を把握した上でグループの活動内容を設定することが望ましい。

[1] はじめに

　児童養護施設には、被虐待を理由として入所する子どもが多い。虐待を受けた子どもは、被虐待のトラウマ体験によるトラウマ症状とともに、本来であれば保護し、安心感を与えてくれるべき養育者から虐待を受けたことで、安定したアタッチメント関係が形成されず、これらに関連する問題行動が多いことが示されている。アタッチメント障害に起因する非社会的行動の中には、かんしゃくを起こしやすい、変化に適応できずパニックを起こしやすい、攻撃性が高い、他人の感情を把握しにくいなどの行動が含まれている。子どもは、アタッチメントに関連する問題を根底に持ちながら、生活の中で否定的な人間関係システムを獲得し、暴力的、否定的な人間関係の方向に向かう傾向が見られる。そういった子どもたちが集まり生活する施設内では、他者への虐待的関わりが継続することになる。家族の価値基準が異なる子どもたちが生活をともにする施設では、さまざまな価値基準が交錯しており、子どもの行動や対人関係を改善することはかなり困難である[*3]。

　こういった現状の中で児童養護施設には、子どものケアが求められるようになった。アタッチメントやトラウマ、子どもの人間関係システムの回復・修正を行うための基盤となるのは、子どもがリラックスしていられる、安心できる環境の提供である[*3]。彼らにとって安心していられる環境とは、肯定的な自己像のみを受け容れてくれる環境ではなく、肯定否定も含めてありのまま受容してくれる環境であり、自己表現ができる環境である。それが西澤[*4]の述べる、施設が子どもを抱えるといったトラウマ治療としての「修正的アプローチ」と重なるものと考えられる。

　また、児童養護施設においては、性的虐待の連鎖も継続している。その要因は、被虐待による不安定なアタッチメントとトラウマの視点からも考えられており[*5]、子どもの生育環境における不当な支配的な対人関係による要因が大きいものと考えられる。

　そのため、目標を、グループという少人数の人間関係を通して子どもたちがこれまでとは異なる相互尊重の関係性を学び、子どもの持つ人間関係システムを修正することとした。この目標は、性的虐待の防止につながるものでもある。そして相互尊重の関係性がグループ内に留まることなく、児童養護施設全体に広まり、彼らにとって安心していられる受容的環境が形成されることがねらいでもある。

そこで、小学生に対してはプレイグループを、中学生・高校生に対してHSPをグループアプローチとして位置づけた。相互尊重という同じコンセプトの基に二つのグループを並行して実施することで、環境全体への働きかけの力を高めるものと考えた。

[2] 介入技法

フルバリューコントラクト、つまり、相互尊重をグループの約束として進行し、「Have fun!」の基に展開する、プロジェクトアドベンチャー(以下、PA)の手法[*6]を応用した。PAの手法は表1に示した。この介入では「慣れている」「既知である」ために安心できる範囲をコンフォートゾーンと呼び、その範囲を越え、未知の経験にチャレンジすることをアドベンチャーと捉えている。主な活動内容は身体活動を伴うグループでの遊び、グループでの課題解決である。このアドベンチャーの概念は、子どもが生育過程で身に着けた対人関係モデルや認知を越えて、新たな対人関係モ

表1　PAの概要

背景	厳しい自然の中における活動を通して、青少年に意思の強さや逆境に対する力を培うために、教育哲学を基盤として開発されたOutward Bound Schoolの活動を、日常の学校においても活動できるようにペイ(Pieh, J.)を中心とするスタッフによって開発された。
概念	精神的に安心できる範囲をコンフォートゾーンと呼び、その範囲を越え、不安を伴う未知の経験にチャレンジすることをアドベンチャーと捉えている。
活動内容	グループでの遊びや課題解決、高所での課題解決のための施設を利用した活動がある。活動内容はそのねらいにより、アイスブレーキング、ディインヒビタイザー、コミュニケーション、トラスト、イニシアティブ(課題解決)などに分類される。
進行方法	フルバリューコントラクト：相互尊重、チャレンジバイチョイス：自己決定を約束し、行動を相互にフィードバックし合い、目標を達成する。課題の説明(Briefing)、実行(Action)、振り返り(Debriefing)を単位として展開される。振り返りでは、課題の実行において得られた気づきが般化され、日常生活に応用できるようにする。
適用	アメリカ合衆国：教科教育、レクリエーション・カウンセリング・心理療法として野外教育、学校教育、地域共同体、更生施設、精神病院などで実施されている。 日本：学校教育、野外教育、生涯教育、心理療法にも適用されている。
効果	自己概念の肯定的変化、自尊感情の高まり、信頼の高まり、これらの肯定的な変化には信頼感が培われるための受容的環境が必要であることが示されている。

デルを構築するために適切であると捉えた。さらに子どもたちがこれまでに身に着けた不安・恐怖を覚える対人関係モデルから、安心できる対人関係モデルに移行するためには、遊びを取り入れ、楽しい、ポジティブな情動交流を他者との間に体験することが有用であると考え、この活動を取り入れた。

[3] グループ活動

(A) プレイグループ

1. X年のグループ

1) グループの構造

A児童養護施設に入所している小学生1年生から4年生の男女12名を対象に、1年間に8回、土曜日の午前10時〜11時に施設内集会室にて実施した。

2) 活動内容と経過

プレイの内容は、表2に示した。CWの多くが替わったためか、子どもが活動に

表2　X年のプレイの活動内容

第1セッション	①オリエンテーション　②しっぽオニ　③ハンカチ落とし
第2セッション	①同じ探し：肌の色など人に共通する点をさがす。②コラージュ　③サッカー遊び
第3セッション	①自分の目標を記述　②自分の行ってみたいところの絵作成　③サッカー遊び
第4セッション	①自分の目標を記述　②グループコラージュ：夢の国を作る
第5セッション	①フルーツバスケット　②三色オニ
第6セッション	①お引越しゲーム：指示によって役割や場所を変える。　②ブラックホール：「ブラックホールが来たぞ」という声で床におかれたいくつかの環の中に入る。③ネコとネズミ
第7セッション	①話し合い：言い争いの解決について　②二人の手遊び　③手つなぎオニ
第8セッション	①あんたがたどこさ：グループでサークルを作り、歌に合わせて、左右に移動する　②魔女と妖精オニごっこ　③宇宙星人：3つの星人に分かれ、他の星人に触られると相手の星人になる。

集中しにくく、落ち着かない状況であった。その状態をCWに伝え、プレイグループの理解を促し、協力を求めたところ、子どもの意欲の高まりが見受けられるようになった。一方で、CWから現在の子どもの状況についての伝達を受けることで、個人の状況に合った課題設定や援助ができるようになった。

また、介入では、毎回、"フルバリュー"、つまり相互尊重の関わりを「自分も人も大切に」として子どもに説明し、具体的な行動目標に即した絵カードを作成し、子どもに明示して実施した。そして、その目標を達成した際にシールを貼るといった行動療法のご褒美を用意したところ、子どもたちは熱心に取り組むようになった。生活においても、女子の生活するグループでは、CWが"フルバリュー"という言語を生活のグループ内でも用いるといった工夫が見られた。こういったグループ内での規範作りと、生活圏へのアプローチの結果、プレイグループでは、トラブルの減少、問題行動への自発的な対処行動といった肯定的な変化が見られるようになった。

一方で、CWとの情報共有をより安定したものとするために、個人の行動観察記録をCWに伝えた。CWからは、この記録があることで、個人の状況が理解でき、日常生活での援助に役立つと報告を受けている[*1]。

2．X+7年のグループ

1）グループの構造

A児童養護施設に入所する小学生：男子6名（平均年齢8.2歳）のグループと、女子11名（平均年齢9.6歳）の2グループを1年間に10回、土曜日の10時～12時に各グループ1時間ずつ、施設内集会室にて行った。

2）活動内容と経過

◇活動内容

①フルバリュー：相互尊重を伝える活動、②呼吸法とストレッチ、③プレイで構成した。プレイでは、ファシリテーターがグループや個人の状況に応じて、鬼ごっこやグループでの協力課題遊びなどの活動を選択した。主な活動内容を表3に示した。

◇経過

①男子グループ
- グループの概要

表3　X＋7年のプレイの活動内容

活動	目的	活動内容
フルバリュー	相互尊重の対人関係の学習	①ビーイング：安心できる環境、それに対して自分ができることなどを絵を用いて記入し、グループで共有する。②紙芝居
呼吸法とストレッチ	自己効力感、リラクセーション、怒りのコントロール	①呼吸法の練習、②ヨガ
課題解決ゲーム・構成的プレイ	協力、支える・支えられる、課題解決スキル、コミュニケーションスキル、共感性の向上	①ネームトス：名前を呼んでフリースボールを相手に投げ、受け取ったら「ありがとう」と言う。②インパルス：手をつなぎ、一方の手を握られたら他方の手で次の人の手を握る。③サークルジャンプ：サークルを作り、声を合わせて皆で左右上下に動く。④フォグコール：2人一組となり、離れて立つ。目をつぶり、相手の名を呼んで近づく。⑤シェルパウィーク：4人程度のグループ。最前列の人以外は目をつぶり、前の人の肩に手を置く。最前列の人のリードで目的地まで歩く。⑥マシュマロリバー：グループに与えられた敷板のみに乗って、川に見立てた向こう岸に全員が移動する。⑦パイプライン：パイプの上にビー玉を乗せて、落とさないように次の人の持つパイプに移動し、グループで協力してビー玉を移動させる。他、鬼ごっこなどの一般的な遊び。

　発達障害のある子どもが複数名参加していたためか、第1セッションでは、勝手な行動やふざける行動や逸脱行動が度々、見受けられた。第3セッションでは、ファシリテーターが子どもと子ども同士の相互作用の特徴をつかみ、遊びを理解しにくい子どもや落ち着きのない子どものサポートを行うことで、自己主張だけでなく他児を思いやる行動も見られるようになった。毎回、子どもの日常生活でのトラブルをめぐる心理的な安定／不安定がグループに反映されていたが、最終セッションのマシュマロリバーの課題解決では、積極的にチャレンジし、相互に意見を受け容れながら協力して課題を達成した。
　・A男の事例
　A男は、第1セッションでは、こだわりが強く、主張が通らないと不機嫌になり、グループから逸脱する行動が度々見られていたが、ファシリテーターがA男の意見を聴き、それを言語化することやグループ内に還元することを繰り返すことで、ファシリテーターや子ども同士でも自分の意見を言えるようになり、イライラが減少した。最終セッションでは、課題解決ゲームに積極的にコミットし、他者の意見を受け容れ、仲間と協調し、協力してグループでの課題解決にいたった。
　②女子グループ

• グループの概要

第1セッションと第2セッションでは、ビーイングの活動を行うことで、フルバリュー、つまり、「自分も人も大切にする」といった相互尊重について子ども自身が考える機会とした。その後も子ども同士の葛藤や対立場面でビーイングに立ち返り、フルバリューの確認を行った。第6セッションまでは、楽しく遊び、活動に積極的にコミットすることでグループ凝集性が高まることをねらい、全員で楽しめる鬼ごっこなどの遊びを用いた。その結果、自分の意見を相互に受け入れる場面も増えた。第7セッションからは少人数の協力を必要とする遊びとして、二人組の手合せ遊び、フォグコール、シェルパウォークなどを取り入れたところ、自分や他者に対する肯定的評価、「ありがとう」といった他者を思いやる言葉がけ、グループに対するポジティブな言葉がけといった肯定的な対人関係へと変化が見られた。

• B子の事例

B子は第6セッションまでは、うまくいかないと暴力・暴言をふるい、素直に自分の意見を言うこともできず、否定的な対人関係を作りがちであった。第7セッションでは二人組での遊びにおいて、わがままを言って、メンバーと二人組を作れずにファシリテーターと組むこととなるが、第9セッションにおいては、プレイにコミットし、メンバーとうまく関われるようになった。他のメンバーからもB子の提案した意見に対して肯定的な評価があり、さらに「B子は強いよ！」と認められた。自信をつけたのか、積極的にメンバーと組みになり、また自分の気持ちも素直に表現できるようになった。第10セッションでは、表情もにこやかでメンバーとともに行動した。

3. プレイグループの特徴、留意点と課題

X年とX＋7年のグループはともに、最初は子どもに対人関係上のトラブルが見られたが、「自分も人も大切にする」といった相互尊重の約束の基に、遊びを用いたグループを楽しく進行し、活動の中でその約束に度々立ち返り、振り返ることを繰り返すことが相互尊重を具体化し、肯定的な対人関係への変容を促すことにつながったものと考えられる。

しかし、それまでネガティブな対人関係を習得してきたことから、子どもたちにとって、新たな関係性を構築することは、アドベンチャーであり、不安や怖れが渦

巻いている。また、アタッチメント関係が安定していないために、1対1の関係を求めている子どももいる。そのために、グループを進行する上で、複数の大人が参加し、個別の関わりの機会を増やすこと、複数の目で多角的に子どもを見ることで子どもの内面を理解し、子どものアタッチメントの発達段階や対人関係の様式をアセスメントして進めることが必要となる。また、子どもとの対人関係を作れない子どもに対して、ファシリテーターが架け橋になり、同年齢との関わりを作ることも必要であろう。

さらに、子どもとグループ内の状態を把握して、子ども、およびグループにとって適切なチャレンジ状態となる活動内容の選択をすることが、ファシリテーターには必要である[*7]。子どもの対人関係上に生じる不安のレベルを低減させるために、初回のセッションからしばらくの間は、鬼ごっこのような個人が他者とともに楽しく遊べる活動を導入し、その後、他者との協力が必要な遊び（構成的プレイ）や他者との折り合いを必要とする課題解決ゲームに進行していく、といった配慮も必要となる。実際にX年のグループでは、子どもの状態を勘案し、他者との協力の必要性が高いプレイは取り入れることなく構成した。

(B) HSPグループ

X年にはプレイグループと並行して、対人関係に焦点をあてたHSPグループを実施した。

1. グループの構造

A児童養護施設に入所している中学生7名、高校生4名、合計11名を対象に、X年に11回、平日の17時30分〜18時30分、もしくは土曜日の11時〜12時に実施した。

2. 経過

活動内容は表4に示した。毎回、フルバリュー（相互尊重の関わり）を確認し、約束してもらうことから活動を始めた。

第1セッションでは、安心できるグループの規範作りを目的とし、特に人の多様

性、および性差についての理解を促すことを行った。昨年度から継続してきた活動であることも影響しているのか、グループ内のコミュニケーションも活発で、リードする子どもや思慮深い発言、自発的な行動も度々、見受けられた。

第2セッションでは、自分の良いと思うところと、悪いと思うところを各自用紙に記入して発表し、その後に相互に肯定的なフィードバックを行った。子どもたちの多くが、「悪いところなら浮かぶけども、良いところは浮かばない」と語った。これまでの活動で安心感のあるグループ環境が形成されていると思われたために、セラピストから「否定的な自分について発表してみよう」と働きかけ、肯定的にフィードバックし合って相互にサポートすることを促した。そうしたところ、おとなしく、控えめなC男が「僕は人と目を合わせるのが得意じゃなくて」と恥ずかしそうに話し、それに対して、お茶目で活発なD子が「えっ、そうだったんだ。そうは思えないよ。うまくやってるじゃん」とフィードバックし、グループメンバーも口々に同様の発言をしたところ、C男は「そうかなあ」と照れるが、C男にとって自己を再考する機会となった。終了後、活動に参加していたCWは「こんな素直に自分や人のことを考え、表現するとは思わなかった」と感想を述べた。

第3セッションでは、協力と目標設定についての理解を促すために行った「グループジャグリング」で、ボールをコミュニケーションに見立てて考えてみようと促したところ、その活動終了後の振り返りでは、大切なこととして、「アイコンタクト」「名前を呼ぶこと」「相手のことを考えて受け取りやすいように渡す」といった発言があった。次に「人を大切にすること」をテーマにしたディスカッションとなったが、まず、言われて嬉しい言葉と嫌な言葉を各自が用紙に記入し、それを発表した後に話し合う方法を取った。その活動では、嬉しい言葉として「ありがとう」、嫌な言葉として「うざい」「死ね」といった言葉が挙げられ、これらの言葉を巡って言葉の使い方のディスカッションとなり、子どもたちは「相手の嫌だと思う言葉は使わない」という結論を導き出した。

第6セッションでは、セクシャルハラスメントと多様性について理解するためにディスカッションを行ったところ、「この頃は逆セク多くない？」といった見解が男女の多くから上がり、議論となる。最終的には、「男女を問わず、相互の価値を認め、尊重することが大切であり、性的なことを理由にして、相手が望まないことをするのがセクハラで、いじめの一つである」と彼らは結論づけた。ジェンダーについ

表4　HSPのグループ活動内容

第1セッション（4月）
◇目的：安心できるグループの規範作りを目的とし、特に人の多様性、および性差についての理解を促す。
◇活動内容：①インパルス：2列になり、向かい合って並んで座り、隣の人と手をつなぐ。目をつぶり、隣の人に手を握られたら、次の人の手を握ることを繰り返し、最後の人が列の間にあるフリースボール（毛糸で作られたふわふわのボール）をつかむ。②ムーンボール：グループ内でビーチボールを落とさずに続けてつく。継続できる回数をグループで目標設定し、終了後に目標設定とのすり合わせを行う。

第2セッション（5月）
◇目的：他者から見られている自己について理解するとともに、否定的に捉えている自己について、仲間から肯定的なフィードバックを受けることによって肯定的な自己イメージを培う。
◇活動内容：自分の良いと思うところと、悪いと思うところを各自用紙に記入して発表し、その後に相互に肯定的なフィードバックを行う。

第3セッション（6月）
◇目的：言語・非言語によるコミュニケーションの方法について考える。
◇活動内容：①グループジャグリング：サークルになって立ち、フリースボールをパスし、全員が必ず1回触れる。落とさずにパスする課題。②「人を大切にすること」をテーマにしたディスカッションを行った。

第4セッション（7月）
◇目的：相互に尊重し合える男女関係について学ぶ。
◇活動内容：自他を大切にすること、生物学的な性差、嫌な時には「ノー」と言うことについて、ファシリテーターが伝え、それぞれについて話し合う。

第5セッション（9月）
◇目的：命のつながりを理解する。相互尊重の具体的な行動について考える。
◇活動内容：①パイプライン：A4のコピー用紙に進化の過程を文字と絵で表し、その用紙をパイプのような形にして、命に見立てたビー玉を各自の持つパイプの上に落とさないようにころがし、ビー玉を受け渡す。②振り返りとディスカッション。

第6セッション（10月）
◇目的：セクシャルハラスメントと多様性について理解する。
◇活動内容：ディスカッション。

第7セッション（11月）
◇目的：これまでの学習、気づいたことについて考える。
◇活動内容：CWが中心となり、これまでのセッションの振り返りを行う。

第8セッション（12月）
◇目的：コミュニケーションと協力について理解する。
◇活動内容：①エッグドロップ：卵を落下させても、割れないようにストローとセロテープで工夫する課題を3人組みにて行う。

第9セッション（1月）
◇目的：能力や障害の有無にかかわらず、すべての人に価値があることといった相互尊重の確認と、他者を尊重して協力し合うことの楽しさを知る。
◇活動内容：①ヘリウム：全員の指がフープから離れないようにして、フープを床に降ろす。②ディスカッション。

第10セッション（2月）
◇目的：コミュニケーションと協力について体験的に理解する。
◇活動内容：①タワー：3人の小グループで新聞紙とセロテープを用いて、より高いタワーを作成する。②ディスカッション。

第11セッション（3月）
◇目的と活動内容：1年間のセッションの振り返りを行い、自己を振り返る。

いて話が展開すると、「女らしさ、男らしさなんてないかも。人によって『らしさ』
がある」という発言があり、そのことから、個人の多様性について考える機会と
なった。「お前病気だ」といっていじめられた経験を話す子どももあり、多様な人を
受け容れることの重要性について考えることとなった。

その後のグループにおいても、協力を必要とする課題ゲームを取り入れること、
課題の中に命のつながりを感じられるような工夫をしながら、適宜、セッションを
通して気づいたことなどの振り返りを行うという構成で進行した。

3. HSPのグループの特徴、留意点と課題

フルバリュー（相互尊重）といったコンセプトをグループ内に強調したことに加え
て、グループ内で協力しなければ達成できない課題ゲームを取り入れて、グループ
活動を行った。そういった活動内容で構成したためか、自由なディスカッションに
おいて、素直に自分自身を振り返り、それを自己開示することや、他者が自己開示
した否定的に捉えている自己を受容し、肯定的なフィードバックをするといった、
否定的な対人関係を身に着けていると考えられている子どもたちにとっては難しい
作業であろうことに取り組めた。

性と生の教育としての効果については実証できないが、子どもたちが相互尊重の
対人関係を学習する機会となり、自己開示といったいわば、カウンセリング・精神
療法的アプローチにつながったものとも考えられる。

CWは、「グループに参加したことから、日常生活におけるコミュニケーションが
円滑になった。性の問題について気楽に話し合える関係になった」と話しており、
グループで形成された肯定的な関係が日常生活へと般化したものと考えられる。

必要な配慮としては、施設入所児童の中には性的虐待を受けて入所した子どもも
いることから、参加する子どもの背景を把握して進行することが挙げられる。

HSPグループはその後、子どもたちの時間調整が難しいために終了し、プレイグ
ループのみを継続してきた。

[4] まとめ

X年のプレイグループでは、CWとの連携を強め、さらに後述するHSPのグルー

プも並行して進行し、複数のグループを"フルバリュー"という同じコンセプトでつなぐことで、施設環境全体への働きかけを強めたが、こういった方法は治療的要素を高めるものと考えられる。その例として、欧米の薬物乱用者などに行われている「治療共同体」が挙げられる[*1]。

施設におけるグループワークでは、子どもの生活における精神的な状態が直接的に現れやすく、また、グループ内での葛藤がその後の日常生活に影響を与えやすい。そのため、日常生活を把握するCWとの連携を行うことが必要となるので、X年のプレイグループでは、日常生活が治療につながる受容的環境の形成を目指した。そういった方法は、半面、プレイグループ自体における治療的なグループアプローチをとりにくくなることでもある。

一方、X＋7年のプレイグループでは、施設全体への働きかけよりも、グループ内での子どもの対人関係のとり方やソーシャルスキルの変容に力点を置いた。心理士2名とグループアプローチに専門性の高いCWの3名が担当することができたために、より治療的な要素を高めることができた。治療につながる受容的環境形成に重きを置くか、グループ内での治療的要素を高めるかといった選択については、担当する職員の専門性の高さと人数の確保、CWの理解と協力の程度、子どもの状態、各施設のニーズによって異なるものであろう。いずれにせよ、子どもに安心感を与えるために、子どもの不安の高さに適した活動内容を用いたグループ構築が重要となる。

〈文献〉

* 1 徳山美知代・森田展彰（2007）児童養護施設における治療的養育の手段としてのグループアプローチ．子どもの虐待とネグレクト, 9(3), 362-372.
* 2 片山知美・徳山美知代・恵勇太（2012）児童養護施設における相互尊重を基盤としたグループワークの実践―グループでの遊びや課題を用いて―．日本子どもの虐待防止学会第18回学術集会高知りょうま大会抄録集, 235.
* 3 森田善治（2006）児童養護施設と被虐待児―施設内心理療法家からの提言―．大阪：創元社.
* 4 西澤哲（2001）子どもの虐待への心理的援助の課題と展開．臨床心理学, 1(6), 738-744.
* 5 浅野恭子・野坂祐子（2016）子どもの性問題行動の理解と支援―アタッチメントとトラウマ

の関連から―. トラウマティック・ストレス, *14*(1), 47-55.
* 6　Schoel, J., Prouty, D., & Radcliffe, P. (1988) *Island of Healing: A Guide to Adventure Based Counseling*. Massachusetts: Project Adventure, Inc.　伊藤 稔監訳(1997)アドベンチャーグループカウンセリングの実践. 横浜：C.S.L.学習評価研究所.
* 7　徳山美知代・田辺 肇(2002)プロジェクトアドベンチャー（PA）を用いたプログラムにおける受容的環境とチャレンジ. 教育相談研究, *40*, 1-12.

第4章
教育領域での展開

第4章 教育領域での展開

小学校でのスクールカウンセリングに生かす集団精神療法的な視点と方法
―学校としての教育相談力が高まる土壌―

梶本浩史

> ■グループの目的
> 小学校児童の保護者にとって、子育ての助けになること
> ■グループの構成
> A小学校の保護者
> スクールカウンセラーへ個別相談中で、グループへの参加も希望された保護者
> ■期間
> X年6月～X＋1年3月
> ■経過
> 同調しやすい話題から入り、徐々に各保護者の子育てにまつわる思いが話され、相互に助言・援助し合えるようになっていった。
> ■課題
> グループという相談方法を活用する学校が増えて、スクールカウンセラーが交代してもグループが継続するように、普及していくことが課題である。その中で、学校のニーズに合った、グループの構造や技法を検討・整理していくことも今後の課題といえる。

[1] はじめに

　個人的なことだが、私は日本集団精神療法学会の年次学術大会に参加する際は、ネームプレートに「スクールカウンセラー」と記すことができていない。集団精神療法学会では、スクールカウンセラーという職種は場違いのように感じてきたからである。
　しかし、学校、福祉、産業、災害支援、そして地域社会において、集団精神療法のもつ可能性を生かしたサービスは広がりつつある。その実践例として、私自身が

学校現場で行っている、集団精神療法的な視点や方法を生かしたスクールカウンセラーの仕事の一端を紹介したい。

本稿では、第一に、私がスクールカウンセラーの仕事に生かしている「集団精神療法的な視点」を、時間軸にそって、(1)着任する前、(2)着任直後、(3)1〜2年目、(4)3年目以降、の4期に分けて説明する。

第二に、スクールカウンセラーが提供できる一つの方法として、「保護者グループの実践事例」を、(1)立ち上げ、(2)構造、(3)ねらい、(4)役割・介入技法、(5)実際の展開、(6)報告・連携方法に分けて紹介する。

第三に、スクールカウンセラーを「校外で支えているグループ」を紹介し、その効用を考える。感情労働を伴う対人支援の場で仕事をする専門職がヒューマンサービスを提供し続けるためには、ケアやサポートが必要である。その方法としてのグループの実例である。

以下、スクールカウンセラーをSCと略記することとする。

[2] SCの仕事に生かしている集団精神療法的な視点

最初に私がSCの仕事に生かしている集団精神療法的な視点を確認しておきたい。
一般に、集団精神療法を実施するときの視点としては、次の3つがある。
①全体としての集団（Group as a Whole）
②集団成員間の相互作用（Interpersonal Relationship）
③個々のメンバーの心的力動（Intrapsychic Dynamics）
この3つの視点は、SCの場合は以下の視点となる。
①クラス、学年、職員室、学校などの全体的な雰囲気や在り方
②クラスの対人関係、職員室の対人関係、学校全体の対人関係、集団内個人の相互関係
③個々の児童、保護者、教職員の心的力動、精神内界

これに加えて、私が学校という場で仕事をする上で重要だと思うのは、事例の対象とされている集団を包含している容器としての上位集団にも目を向けることである。

例えば、あるクラスで、数名の児童が「問題行動」を起こしている時に、その数名

の児童個々の心理、クラスの人間関係、クラスの全体的な雰囲気という3つの視点に加えて、事例の対象とされているこのクラスを包含している学年全体や小学校全体、さらには地域コミュニティを容器としての上位集団と捉え、その文化や力動関係をみることである。

本稿では、上記の集団精神療法的な視点を生かしたSCの仕事とは実際にどのようなものなのか、私自身が心がけていることを含めて述べていくことにする。

1. 着任する前の仕事──事前のチェックポイント

学校はそれ自体、一つのグループである。SCとして着任する前には、その学校がどのような特性をもつグループなのか、できるだけ具体的なイメージをもつようにしている。まずは、その学校を包含している容器としての上位集団、すなわち地域のコミュニティや教育委員会の中で、その学校がどのように位置付けられているのか、全体像を把握するための情報を集めるのである。表1の項目については、着任前にできるだけ確認している。

着任する前には、このような学校の特性を把握したうえでSC設置要綱を頭に入れ、SCが設置された経緯を認識するようにしている。他の自治体の設置要綱と比較できると、その自治体がSC事業をどのように位置付けているのか、SCに何を期待しているのかを理解しやすい。例えば、東京都では教職員のメンタルヘルスはSC

表1　着任前のチェック項目

①	配置校の特性	
	校種	小学校／中学校／高等学校
	在籍生徒数	小規模／中規模／大規模
	地域特性	経済状況、災害被害状況、新しいコミュニティ／古いコミュニティ
	歴史	創立年数、過去の事件や統廃合の歴史
②	SCに関連した状況	
	校内SC配置体制	人数
	雇用形態、勤務時間・日数	常勤／非常勤
	当該自治体のSC配置状況	全校／重点校のみ
	学校としてのSC配置経験	学校と前任SCの関係／配置歴なし

の職務とされていない。

2. 着任直後の仕事——相互査定のチェックポイント

　最初に行うのは、どんな学校なのかの見立て（査定）である。だが、このとき、学校の教職員もSCを査定していることを忘れてはいけない。査定される際のポイントは、「安心」である。まずは、問題を起こす人物ではないと安心してもらえることが必須であり、SCとしての職業的能力についての査定は、その先の話である。

　SCは学校から査定されながら、自ら校内状況を査定していくことになる。校内のキーパーソンとの関係構築に努めながら、校内状況を理解するのを基本にしている。その際、校内でマイノリティの立場にある教職員の存在にも目を配りつつ、一見マジョリティと思える教職員が疎外感や違和感を抱えている可能性にも想像力を巡らせておきたい。誰が何を言ったかということだけにとらわれると、状況を読み間違えてしまう。査定する際のポイントは「しがらみへの想像力」である。例えば、否定的な感情は、その相手がその場にいなくとも、他の教職員を通じて耳に入るリスクが感じられたら（よくあることである）、発言されないことが多い。しかし、大多数が共有している感情であれば、話される。ここでは教職員の例をあげたが、児童や保護者との相互査定も同じことである。

　査定というとやや硬い響きがあるが、学校のことを教えてもらうというスタンスが自然である。話しぶりや態度、視線、声のトーンなどからそこにある感情や思惑を読み取るようにしている。また、口にされない話題や話さない人についても理由を考えるようにしている。

3. 1〜2年目の仕事——開墾作業とシステム整備

　SCとして仕事の成果を上げるためには、教育相談のシステムを整備・充実していくことが必要である。そのためには、校内に教育相談の土壌がどれほど育っているかが重要である。肥沃な土壌になるまでには、地道な開墾作業が必要となる。しかし、SC一人の力では限界がある。教職員集団が開墾作業をどのように捉え、どのような動きが起きてくるかにかかっているので、よく見ている。SCとしては、まず教職員にとって役立つと分かってもらえるようになることである。校内で信頼されている管理職や教育相談主任、学年主任の先生が率先して保護者や生徒のことで

SCに話しかけてきてくれたり、相談につないでくれるようになると、学校全体に及ぼす影響はとても大きい。また、特別支援コーディネーターの先生や保健室（養護）の先生が、SCの活用をためらいがちな先生の背中を押してくれることも、たいへん大きな力になる。こうした動きによって、気軽に相談する土壌が育つなかで、教育相談システムも整備されていくとよい。

　教職員とSCとの情報共有のための会合を定期的に開催する仕組みが大切なのは言うまでもない。さらに、学校として教育相談的な対応を検討する際に必要な情報が効率的に集まるような仕組みを作り、保護者や他機関とも連携していけるとよい。書類の様式を工夫することによっても、「学校としての教育相談力」を高めていける可能性がある。

　私が何よりも大切だと思っているのは、教職員もSCも職員室で自然に事例を共有して、見立てや対応を話し合えることである。それが習慣になっている学校であれば、教育相談上の必要に適切に応じる「学校としての教育相談力」は自ずと高まるであろう[*1]。

4. 着任3年目以降の仕事──「学校としての教育相談力」への貢献

　校内に教育相談のための土壌が育ち、教育相談体制（システム）も整備されてくると、自然と相談やコンサルテーションの件数は増えてくる。ここで、SCとして効果的に職務を遂行していくために、直接相談にあたるだけでなく、「学校としての教育相談力」を活用して、バックアップに重心をシフトしていくようにする。先生や保護者の持ち味が出てくるとよい。

　SCの醍醐味は間接的な仕事にあるのかもしれない。教職員との連携も直接のコンサルテーションばかりでなく、学年主任の先生が学年内の他の先生をサポートするのをバックアップすることもできる。職員室で教育相談的な話題を率直に話せる雰囲気作りも大切である。目立たないけれど、「つなぎ」はSCの醍醐味といえる仕事であろう。

[3] 保護者グループの実践事例

　ここで、A小学校における保護者を対象としたグループの実践事例を紹介する。

A小学校では、主に担任の先生がSCとの相談の新規予約を入れていたが、ほとんどが保護者との相談依頼であり、20～30人の保護者との相談が続く状況になっていた。

　SCとして保護者の相談にのっていると、もし保護者同士が話せる場があれば、悩んでいるのは自分だけではないと実感できたり、そんなに自分を責めなくてもいいと思えて子育ての助けになりそうな人もいるように思われ、保護者グループを企画することにした。

1．保護者グループの立ち上げ

　保護者グループを立ち上げる前に、それが校内で受け入れられるかどうかを見定めることにした。A小学校では、すでにSCの活用が広がっていたこともあり、管理職の先生と校内で教育相談に関して中心的な役割を担っている先生に、「相談にいらしている保護者で希望される方々とグループをやってみたいのですが……」と話したところ、前向きに受け入れてもらうことができた。最終的には管理職の先生の承諾を得て、グループを開始した。

2．グループの構造（時間・場所、メンバー、ルール）

①時間・場所

　月1回（8月はお休み）、80分間（11:00～12:20）、相談室で開催。

②メンバー

　SCに個別相談をしていて、かつ保護者グループへの参加を希望した5名の保護者が最初のメンバーとなった。最終的には、延べ14名の保護者（全員母親）が参加した。

　個別相談をしている人をメンバーとした理由は3つある。1つには、個別相談でSCと顔なじみになっていること。2つ目には、個別相談をしている親同士という関係の方が、そうでないメンバーが混じるよりも話しやすいと思ったこと。3つめは、事前に個別相談の場で、グループが合うかどうかを話し合うことができたためである。

③ルール

　ニュアンスとしては、ルールというよりもお互いのための共通理解のような感じで、「グループで話したことを外で話されてしまうとなると、お互いにグループで話せなくなってしまいますよね。なので、それは無しということをお約束していま

す」と、個別相談でグループについて説明する際に伝えている。

3. グループのねらい

　個別相談でもグループでも、SCとしての基本スタンスは、相談に来る保護者の子育ての助けになりたいということである。味方だと思える「安心感」と、専門的な知識や経験への「信頼感」をもってもらえるよう、いつも意識している。

　グループでは、個別相談と並行して行っていることもあり、専門的な知識や経験が求められることは少ない。保護者同士の相互交流を通して、徐々にゆとりを回復したり、気がついたりするなかで、助言・援助が得られることをグループのねらいとしている。

　地域のしがらみの中では、話しにくいことや分かってもらえないことが、グループで話すことができると他の保護者からのサポートを得られることが多い。

4. グループでの役割・介入技法

　SCとしては、いつもの個別相談と同じように、何よりも自分自身でいようと心掛けている。それが安心のベースになるからである。その上で、参加した保護者がグループの中でその人らしくいられることを目指している。

　グループでのSCの具体的役割は、バウンダリーを守り、集団圧力が高まれば調整することである。共通点ばかり言わなくてはならないような雰囲気になっていたり、良い母親でなくてはならないムードになってきたら、介入して、水を差すようにしている。また、保護者間の触媒（つなぎ）になれそうであれば、ごく簡単に感じたことも話している。

　語られる言葉だけでなく、動作や表情といった非言語コミュニケーションや声のトーン、間合いなどから、それぞれの情緒、SCを含めた相互作用、全体の雰囲気を感じとるようにしている。沈黙している人や話されない話題についても、複数の仮説をたてて考えるよう心掛けている。

5. グループの実際の展開

　以下、個人が特定されないよう、メンバーはアルファベットで記号化している。

1）参加メンバー

参加者は延べ14名、毎回の参加人数は2〜5名、平均4.1人であった。各回の参加状況は下の表2のとおりである。

ほぼ毎回新規参加メンバーが入る展開であったが、徐々に、A、F、Hの3人が中心メンバーとなり、相互に助言・援助しあえるグループになっていった。個別相談が終結した時点で、グループへの参加も終結したメンバーが4名（C、E、G、K）いたほか、グループに複数回参加した後に個別相談だけを選択したメンバーが2名（D、I）、仕事が忙しい、子どもの状態が改善傾向にある、相談にもともと消極的であったなどの理由から、グループにも個別相談にも来室しなくなったメンバーが3名（B、J、L）いた。

2）グループで語られること

毎回のグループでは、始まりを告げ、簡単なオリエンテーションをした後は、司会者のような仕切る役割はなるべくとらない。少し間ができ、「リードしてくれないの？」という空気になるが、SCが少し我慢できれば、自ずとグループは動き出す。

最初は、SCに個別相談している自分の子どもに関することを、各メンバーが自己紹介のような雰囲気で話す展開になることが多かった。この時点では、どの子にもありそうな、同調しやすいことが話題に上りがちである。例えば、「集中力が本当にない」「何回言っても忘れ物ばかりする」「家のルールを守れない」といったことである。

その後、徐々に個々の反省的な思いが語られるようになった。例えば、「怒鳴り散らして、泣かせて育ててきた」、「悩みをもっと早く打ち明けてくればよかった」「子どもからすれば、やりたくてもできないのに、お母さんに怒られるという感じだったかも」「自分が理想とするお母さん像にはなれていない」などと話すメンバーがいた。

こうした時も、参加メンバーがその人らしく無理せず話をしていると感じ

表2　各回の参加状況

回	実施月	参加メンバー	備考
1	6月	A、B、C、D、E	
2	7月	A、B、D、F、G	2名新規参加
3	9月	C、D、F、H	1名新規参加
4	10月	H、I	1名新規参加
5	11月	H、I、J、K、L	3名新規参加
6	12月	A、C、F、H	
7	1月	A、F、H、M	1名新規参加
8	2月	A、F、H、M	
9	3月	A、F、H、N	1名新規参加

られる場合は、基本的に口を挟まないようにしている。ただし、強烈な感情表出でグループが戸惑っているような時には、例えば、「ちょっと何と言ってよいかわからない感じですけど、その当時、ものすごく大変だったんだなと思いました」といったふうに、率直に感じたことを伝えている。

グループ最終回の終了後には、「励まされて、なんとかやっとお母さんをやれていた」「次のSCともこうやって話せたらいい」「自分を認められるようになった」という声が聞かれた。

保護者同士が話せるグループを継続してきたことで、子育ての励みとなっていたり、助けになっていたことが分かると何よりも嬉しいし、グループの成果とも感じられる。

6. グループの報告・連携の方法

東京都では、SCは学校に相談状況を報告することが定められており、SCの守秘義務は学校全体での管理が基本となっている。したがって、グループも個別相談も、連携・報告はSCにとって通例の仕事の一部である。担任の先生とは、グループのことも個別事例の連携のなかで話している。管理職の先生には、定められている報告に加えて、グループでの話題や雰囲気を具体的に伝えている。管理職の先生からは、「保護者も担任の先生も、一人で抱え込まずに話せるといいよね、完璧な人なんていないのだから」と言われたことがある。まさに、A小学校の風通しのよさを支えている発想だと思う。

[4] SCを校外で支えているグループ

東京で、SCを校外で支えているグループといって、すぐ頭に浮かぶのは地域会である。これは、東京臨床心理士会の中にある東京学校臨床心理研究会が設けた、東京都に採用されているSCを中心として構成された相互支援の集まりである。私は、この地域会で他のSCがそれぞれの視点や方法を語るのを聞くなかで、自分が集団精神療法的な視点や方法を生かしてSCの仕事をしていることに気づいたのである。

また、東京には、東京集団精神療法研究所もあり、継続的にグループが行われている。他のところにも、SCを支えている事例検討会はいくつもある。自分自身を検

討できるグループをもてるとよい。

　例えば、学校で行っているグループのことを事例検討で話し、初めて自分がグループ運営に不安を感じていることがわかったりする。校外のグループで気づくことができるのは、そこで素の自分になれるからであろう。校内では意識することもなく担ってしまう役割があるものだが、校外のグループでは、ふだんの校内での役割から離れ、かつ、ふだんの校内の自分を感じる機会になる。気がついたからといって、直ちに何かが変わるわけではないが、グループで状況や心境をわかってもらえることが支えになるし、自分の状態に気がつくことで、仕事の仕方を工夫していくこともできる。

　このように自分らしくいられる校外のグループをもつことは、感情労働を伴うヒューマンサービスの場で仕事をするSCにとって不可欠であり、そこで自分自身をケア&サポートすることで、本来の仕事を継続していけるのである。

[5] おわりに

　本稿では、集団精神療法的な視点や方法を生かしたSCの仕事の一端を紹介してきた。

　中でも重要なのは、「学校としての教育相談力」を向上させることである。「学校としての教育相談力」とは、児童生徒の教育相談上の必要に応じて、校内で情報を共有しつつ、保護者や関連機関職員とも連携し、児童生徒を支援する力であり、ここで述べた教育相談のための土壌が何よりも大切になる。肥沃な土壌の上にこそ本当に機能する教育相談体制ができるからである。

　A小学校の管理職の先生が語ったような、「保護者も担任の先生も、一人で抱え込まずに話せるといいよね。完璧な人なんていないのだから」という発想が共有されれば、気軽に、率直に、見立てや手立てを話し合えるようになり、おのずと個々の先生が児童生徒の変化に気づく観察眼は育ち、児童生徒との間には相談しやすい雰囲気もできてくるであろう。

　今後も、SCとして、教職員、関係機関職員やSSW（スクールソーシャルワーカー）と多角的な視点で検討し合いながら、「集団精神療法的な視点や方法」を生かした実践を追究していきたい。

第 4 章　教育領域での展開

〈用語解説〉
感情労働：明るく親切でしかも安全な場所でお世話されていると他者に感じてもらえるような外見を保つために、感情を出したり、抑えたりすること。

〈文献〉
＊1　髙林健示（2008）巻頭言　雨後の筍―グループが生まれる土壌―．集団精神療法, *23*(2), 166-169.

小学生・中学生のグループ

西村 馨

■グループの目的
身体を使って楽しむ体験を得ること（特に小学生）、言語的・非言語的な情緒表現の向上、自己理解・他者理解の発展、問題行動の改善（小学生・中学生とも）
■グループの構成
男女別、各4～10名程度
■期間
小・中それぞれ在学期間中は在籍可。1年を2～3期に分け、各期終了時に成果と継続の意思確認・目標設定を行う。
■経過
グループの許容的な風土の中で自由に遊んで、独特な形で徐々に自分を表現し始め、出しにくかった自分・情緒を出せるようになり、自己理解や相互の結びつきが深まっていく。
■課題
心理力動論や発達論をふまえながらも、子どもの発達環境に欠落しているものを提供する視点の構築。メンバーの心的過程が安全に表れる活動の継続的開発と、それを運営できるスタッフの育成。他治療システムとの連携の充実。男女混合グループの可能性。

[1] はじめに

　小学生、中学生を対象とした心理的援助の手法としては、現在、スクールカウンセリングや各種機関でのプレイセラピーが普及してきていることに加え、通級指導学級、教育相談センター、適応指導教室、情短施設など多層的になっている。子どもたちは不安ながらも人間関係に飢えており、建設的な仲間関係は心理的成長に向けた強力な推進力となる。その意味で、集団精神療法は大変ユニークな機会を提供

する。

　スラブソン(Slavson, S. R.)[*1]が児童を対象とした**活動集団療法**を開始したとき以来、許容的雰囲気が不可欠の要因とみなされている。また、言語交流が主体の成人のグループと異なり、のびのびと自分を表現し心理的交流が生じるように活動を媒介とする点が特徴的である。それによる対人関係の変化が治療的成果になる。グリュンバウムとソロモン(Grunebaum, H., & Solomon, L.)[*2]は集団精神療法の理論と実践の基盤として乳児期から成人期までの仲間関係の発達を概観し、その段階を治療モデルとして提供した。それを踏まえて、シープカーとカンダラス(Siepker, B. B., & Kandaras, C. S.)[*3]は児童・思春期のための**関係志向的集団療法**を提唱した。近年では、シェクトマン(Shechtman, Z.)[*4]が、さまざまな理論を統合し、治療的な活動を用いて自己表現と仲間関係の発展を促進する**表現−支持的集団療法**を唱えている。

　筆者が提示する小学生のグループは、もともと大学院生たちが活動集団療法の形式で地域の子どもたちの成長促進に貢献しようとしたボランティア活動に端を発している。大学の教室で勉強し、園庭で力いっぱい身体を動かす活動は、子どもたちを非常に元気にし、不適応傾向の改善をもたらした。大学院生が子ども一人ひとりの声を聞き届けつつ思い切り遊ぶのを保証して作りだしたものは、スラブソンが強調した許容的雰囲気に他ならない。グループはいつしか地域での評判を呼び、適応良好だがもっとのびのびしたい子ども、発達障害、身体障害の子どもが集まった。それに伴ってセラピーとしての形態を整備してきたが、力いっぱい仲間と遊ぶことを重視している。この点は本グループの特徴を物語っている。遊びは心的活動の象徴的表現として意味づけられることが多いが、自発的に、全身で、夢中になって、仲間と情緒を共有することには独特の価値がある。神経科学者パンクセップ(Panksepp, J.)[*5]は、子どもから自然のなかでの遊びが失われたことが注意欠如・多動症(ADHD)の大量発生とつながっていると主張し、遊び(むちゃくちゃな遊びでも)とその楽しみの感覚の重要性を論じている。この考えはわれわれの臨床感覚と一致する。加えて言えば、これはADHDに限らず、現代児童全体に当てはまることである。そして、そのように夢中になって人とともに何かをする体験から、真に「自分の」言葉が生まれてくるのであろう。

　一方、中学生グループの方は、小学生グループの成果を踏まえ、大学心理相談室で行う研究プロジェクトとして立ち上げた。不登校を含む学校不適応生徒を対象と

し、対人関係の向上と自己理解の発展を目的として地域の公立中学校、とりわけ特別支援学級と連携して運営している。小学生のグループの形式、つまり身体を使って楽しめる活動を基盤としつつ、より言語的な相互作用、自己理解の促進のための活動を組み込んだ。そうしてセラピーとしての実質を保ちながら、グループの紹介として「土曜の午後、仲間とのんびり、楽しく過ごす」ことをうたった。教員の方々の協力を得て、また保護者会で紹介するなどしてメンバーを募集したところ、集まったメンバーはほぼ全員が発達障害を抱えていた。彼らの人との心理的触れ合いへの渇望は非常に強いが、容易に心を開きたくないという思いも強く、それらがグループのプロセスのなかでさまざまな形をとって現れた。

本章では、小・中各グループから1名の展開過程を提示し、グループの意義、方法への示唆を記す。

[2] 事例

1. 小学生グループの構造

地域の子ども。対人関係の困難を抱え、心理・教育、医療の専門的ケアが必要なレベルの子ども、カウンセリングに行くほどではないが「元気になりたい」「気になる」子どもの混合。男女各6～8名（年齢が開きすぎないよう、特定学年に偏らないようバランスが重要）。

スタッフは大学院生（臨床心理士）、心理相談室研修生、学部生各3～4名。教員（筆者）は各グループのスーパービジョンをし、親御さんの相談を受けたり、ときに子どものセッションに関わる。参加費は無料（各学期に保険料を含む活動への寄付をいただいている）。

1年を3期に分け、新メンバーは各期の始めから受け入れる。電話での申し込みに教員が対応し、親子との面接を行い、グループの趣旨や本人の希望などを共有して導入する。数回の「お試し期間」を設けることもある。学期の終わりにはスタッフが一人ひとりにメッセージを寄せ書きしたかわいらしいカードを贈っている。親子ごとの面接も行う。

2. 小学生グループのセッション構成

　セッションは週1回2時間。勉強（各自が宿題や自宅学習教材を持って来る）30分、身体運動40分、自己表現系活動40分、その他始まりと終わりの話し合いからなっている。活動はスタッフが下準備をしておくが、子どもの要望があれば柔軟に変更する。表1に本グループでよく行われる身体運動とその特徴をまとめた。個人のペースで全身を用いるものは身体の基礎を鍛えるには有効で、グループがばらばらであってもかまわない。一方高学年になってくると野球など組織的なゲームをやりたがる。技能が必要なため、低学年児がやるには工夫が必要となる。どれかに偏らず、グループのプロセスやメンバーのニードに応じて適宜導入するのがよい。

　自己表現系活動は大きく分けて、楽しみながら自分を表現して互いを知る機会を提供するもの、造形を通して自分を表現するものがある。前者には、「サイコロトーク」（話すことをサイコロの目ごとに決めておき、順番に話す）や「すごろくクトーク」（同様のことをすごろくで行う）がある。後者には、絵や人形で自分を作ったり、自分の部屋、家、街を作ったりする活動がある。造形物には自分の現実、理想が表れるだけでなく、グループの一体感が表現されることもある。また、ハロウィンでは仮装の衣装を作ったり、父の日や母の日にメッセージを作成したりもする。うまく表現できるこ

表1　身体運動の分類と特徴（主に小学生向け）

分類	遊びの種類	特徴
シンプルな身体運動	木登り、そりすべり	個々人のペースでできる。全身のバランスと筋力が必要。
集団遊び	大縄跳び	組織性がある程度必要。ジャンプ力を含む全身の感覚が必要。
	鬼ごっこ、かくれんぼ、缶けり	ルールに基づく遊び。全身運動は必要ない。勝負は個人レベル。
集団スポーツ	野球、サッカー、ドッヂボール	ルールに基づく競技。特定技能が必要で個人の優劣が出やすい。勝負はチームレベル。
	アヒルホッケー*	ルールに基づく遊び。特定技能はさほど必要ない。大人と子どもが一緒にできる。

＊アヒルホッケーは、アヒルの形をしたウレタン製のスティックと軽いボールで行うミニホッケー。親子合同プログラムでしばしば行われる。

とも大事だが、「お父さんに言うことはない！」と言う子とその話をすることも意義深い。なお活動を行う教室の黒板には必ず落書きがされる。案外重要なメッセージが込められている場合があり（特に、活動から離れて執拗に続けられるときなど）、軽視できない。

3. 女子グループメンバーの経過例[*6]

　ヒカリは小学校2年生時から参加した。学業優秀で行動上の問題はなかったが、母親が知り合いに紹介されて、本人も喜んで申し込んできた。

　ヒカリは、「一緒に遊んで元気になろう」を目標として参加し始めた。ヒカリはきゃしゃな体つきで、運動が優れているタイプとは言えなかったが、活動には積極的に参加して自分を積極的にアピールし、仲間をリードして、いつも存分に楽しもうとしていた。また、特徴的だったのは、スタッフに英会話や計算問題を挑んだりしていた一方、突然「水が飲みたい」と要求したり、すごく小さなケガで「痛い」とスタッフを呼びつけたりしていた点である。ややオーバーと思えるそれらの訴えに、スタッフは普段とのギャップに戸惑いながら面倒をみていた。あとで母親からの情報でわかったのは、彼女の中学生の兄が進路を巡って父親と対立し、家族の雰囲気が険悪だったことである。それらの行動は、ヒカリがこれまで我慢していた情緒や求めの表現だと理解されるようになった。そこで、スタッフはヒカリからの接近を積極的に受け入れた。そして、グループでのさまざまなヒカリに「おもしろいヒカリ」「くやしがるヒカリ」などとネーミングした。これまで横並びになりにくかったヒカリだったが、他のメンバーもそのような彼女に興味と近しさを覚え、ヒカリもそれを喜ぶようになっていった。その後、ヒカリの挑戦的な姿勢は薄らぎ、さまざまな場面でふざけることを楽しみ始めた。

　3年生春学期のある回で、絵の具で絵を描く活動のとき、突然ふざけて色を塗りつぶして、「わけわかんない！」と笑い始めた。スタッフたちが「わけわかんない！」と応え、他のメンバーも加わってしばらく言い合ううちに、「だって、変なことして面白いって言ってくれるのここだけなんだも〜ん」と言って、満足した様子を見せた。強がって、できる自分を顕示するあの仮面を脱いで、「自分でいる」ことを学んだのである。

　5年生春学期のある回で、「人形で自分を作る」活動をしたとき、ヒカリは紙で形

を切り取り、表には憧れのハワイに住む自由でおおらかな女の子を描き、裏にはどこかふざけた感じの女の子を描いた。そのギャップを「面白いでしょう。私ってこんな感じなのよ〜」と、けれん味なく喜んでいた。そしてやはり、「こういうのを出せるのはここだけなんだ〜」とスタッフに訴えていた。

ヒカリの母親は、参加当初、親同士のグループ会合でヒカリの兄との関係の難しさを戸惑いながら語り、涙ぐむことがあった。グループへの参加は、ヒカリと自分の緊急避難の意味合いがあったとのことである。だが、時間がたつにつれて少しずつ落ち着いていった。親子合同プログラムで、のびのびと遊び、ときにダダをこねるヒカリを程よい距離で見守り、自身も楽しむようになった。ヒカリが4年生のときから、父親も親子合同プログラムに参加して、ユーモラスな発言で場を和ませてくれたりもした。

ヒカリが5年生を終える頃、兄が第一志望の大学に合格した。家族が喜びに包まれる中、入れ替わるように、ヒカリが中学受験の準備のために退会を決めた。「小学校の間はのんびりしていていいと思うのですが」と言う母親の方がもっとグループを続けたそうだった。その後、ヒカリは無事に中学受験に成功したとのことである。

4. 中学生グループの構造

メンバーは、発達障害、うつ、不登校、学校不適応などの問題を持つ中学生各4〜6名。

スタッフは、男子グループには教員(筆者)、大学院訓練生(臨床心理士)、それに中学校教師が研修生として加わっている。女子グループには、大学院訓練生(臨床心理士)と修士課程修了後の心理相談室研修生である。参加費は、研究プロジェクトのため無料である。

1年を2期に分け、新メンバーは各期の始めから参加する。申し込みを受けて教員が対応し、親子と面接を行い、グループの趣旨、研究の目的、本人の主訴や希望、親からの情報などを共有して導入する。学期の終わりに、それぞれの成果と次期の目標を共有する。

5. 中学生グループのセッション構成

セッションは週1回2時間、大学の心理相談室において行われる。セッションは、

男子は始めと終わりの話し合いの間に身体運動系活動30〜40分、自己表現系活動と話し合い40〜50分で構成されている。女子は、運動を好まないメンバーがそろったこともあり、話し合い40分の後に工芸や自己表現系活動40〜50分という構成になっている。男子の運動系活動は、小学生と異なり、より構造化されたスポーツ（卓球、バドミントン、サッカーなど）が好まれるが、カードゲーム（ウノ、トランプなど）が行われることもある。一方、自己表現系活動は、言語的相互作用を活性化するためのさまざまな種類がある。表2に示したとおり、活動には、知的な素材、比較的表面的・日常的な素材、より深く、葛藤に近い素材などのそれぞれ心的水準が異なるとともに、個人に向き合うもの、相互作用を促進するもの、アクションで表現するものなどエネルギーの方向性も異なる。メンバーからの要望も踏まえ、適宜導入していく。

表2　自己表現系活動の種類と特徴（主に中学生向け）

活動	内容・特徴
サイコロトーク、アンゲーム*	一人ずつ質問に答えながら、楽しみながら自分を語り、相手のことを知る。聞くことの練習にもなる。
議論	「生物の進化の意味は？」「人間の幸福とは？」など、実存的な問いを知的に議論する。内面の言語的表現を促進する。
手芸、料理、工芸、コラージュ	侵入される不安なく、一緒にいる場を提供する。協同作業、個別作業のどちらもありうる。作品を作りながら雑談をすることにも意味がある。
絵しりとり、連想ゲーム	考え、感情というよりも、個人の独自の発想が浮き彫りになり、グループがそれを拾ってつなげていく連帯感がある。
物語作り	始めの人が「問題」の状況を設定し、順番に一人ずつ物語を展開していく。波乱の後によい結末をグループ全体で作ることを空想で楽しみ、最初の人も安堵を体験できる。
ロールプレイ	現実または架空の問題状況を誰かが提示し、即興で演じながら言いたいことを言いきる、やりたいことをやりきる練習になる。
集団箱庭	箱庭に、玩具を順番に置いていく。個々人の無意識的側面やグループ全体の無意識的相互作用が表れやすいが、解釈せず、感想や連想を言い合う。無意識的な素材に親しむ練習。
ドリームテリング	最近見た夢、以前気になった夢を順に語り、他の人は感想や連想を言う。箱庭同様、感情が語りにくい／受け取りにくいメンバーがそれに近づいていく練習。

＊アンゲームは自分を語るための市販のカードゲームで、さまざまな質問が記されているカードを順番にめくって答える。子ども用、ティーン用、全年齢用がある。

6. 男子グループメンバーの経過例[*7]

　タケシは、このグループの立ち上げのとき、中2の秋から参加した。筆者がある中学校の通級学級の保護者向け講演をしたのがきっかけだった。母親によれば、タケシは乳児期に共同注意がなく、小5のときに乱暴を働いて不登校になり、大病院で自閉スペクトラム症と反抗挑戦症の診断を受け、治験プログラムに参加した後、定期的に通院していた。なお、両親はタケシの幼少時に離婚し、現在は母と息子の二人暮らしだった。

　インテーク面接で実際にタケシに会ってみると、こざっぱりした身なりで、しっかりした受け答えができ、乱暴な様子もなかった。中学校入学時に現住所に転居したが、すぐに不登校になって以来通級学級に通っていた。参加動機は「平日は退屈で、土曜日にはなおさらすることがなく、友だちを広げたいから参加したい」だった。

　タケシはグループにすぐに馴染み、ふざけ、すぐれた運動能力で遊びを積極的にリードし、気づけばいつもグループの部屋の一番大きな椅子に赤いクッションを敷いて「王様のように」座っていた。集団箱庭を何度か行ったが、タケシはいつも箱庭の中央にピラミッドなどの大きな玩具を逆さまに置いていた。同じ通級学級から参加している友人ハヤトが緊張しやすいのを気遣っていたが、タケシ自身にも気分の波があり、うずくまって動けなることもしばしばあった。メンバーは、タケシがふざけていると思い、落ち込みがあることにすぐには気づかなかった。タケシはグループに強い愛着を示し、ほぼ毎回最初に現れていた。メンバーが事情でグループを離れるたびに、動揺を示していた。

　冬のある回にドリームテリングを行った際、タケシは幼時に見た「保育園で母の迎えを待って、最後の一人になったときにお気に入りの怪獣が現れる」夢と、「夜目が覚めると一人で、玄関から友だちのお父さんらしい人が出て行こうとしている。行かないでと言いかけて目が覚める」夢を嬉しそうに語った。その表情と内容のギャップに驚かされた。

　中3春学期に、中1のケイスケが初参加した。彼が特撮ファンだったことをきっかけに、タケシ、ハヤトともどもマニアックな話に興じた。彼らのオタク的世界が大人の目を憚らずに展開した。一方で、タケシは真面目な議論もリードし、セッションはしばしば白熱した。夏には、小学生グループおよび外部の子どもとも合同

で行う野外キャンプにタケシも参加し、存分に活躍した。「すごく楽しかった。来年もボランティアで来たい」と言った。秋には高校見学などの話題も出てくる一方、グループにトレーディングカードを持ちこみ、ハヤトと二人で開始前や休み時間に熱中していた。セッションではしばしばキレそうになったり、落ち込みそうになったりしたが、なんとか収めようとしているようだった。年内最後の回では、「新しい人も来て、ゲームの友人ができたのは嬉しい。去った人もいるが、友人がいるのは嬉しい」としんみり言った。

年明けのセッションで、タケシは、アンゲームでの問いに答えて、小5の頃にあるゲームにのめり込んで不登校になった経緯を笑って語った。それは望ましくない経験に違いないだろうが、笑いながら過去の孤独を語る彼が、孤独を抱えたままグループで一緒にいられる貴重な瞬間に思われた。受験も近づいた頃のある回で、自分の好きな歌の歌詞を紹介する活動を行った。タケシは先陣を切ってお気に入りのアニメ主題歌を紹介した。大人になることへの嫌悪感や不安、汚れること、夢の喪失、現実に流されることの怖れを描いた歌詞を、彼は熱っぽく語った。そして、「だから俺は2次元(注：アニメ、漫画、ゲームなど)に行く！」と吠えた。だが、それを語っているのはまぎれもない「生の」人間関係のなかであり、どうしようもない孤独感がそのまま共有される瞬間だった。

何とか受験を乗り越えた最後から2番目の回で、仲間に感謝の言葉を伝える活動を行った。ハヤトがタケシに向かって、「今では親友だと思っている。タケシのおかげで人生が変わった。感謝している。これからも友だちとして遊んだりしたい」と言うと、タケシも「ここまで仲良くなると思わなかった。こちらもすごく嬉しい」と応えた。最終回、タケシは合格の報を淡々と伝え、グループの成果として「友だちができたこと、キャンプに行っていい体験ができたこと」を挙げた。ハヤトが、グループを離れることを「悲しい」と語ったとき、タケシは頷きながら神妙に聞いていた。

[3] 考察

1. グループのプロセス

小学生グループでは、適応のよい児童でも治療的活動に意味があることが示され

た。ヒカリは活動を楽しみ、仲間関係を適切に持ちながら、満たされていない甘え をスタッフに関係のなかで求めてきた。挑戦的に「私はこんなにできる！」をアピー ルしつつ、「もっとかまってほしい」というメッセージを送ってきた。スタッフはそ のようなヒカリの欲求を受け入れ、理解しつつ、充足していった。しかしただ充足 するのではなく、それを名づけ、他のメンバーにもつなぎ、情緒的つながりを深め る関係性の展開が生じた。ヒカリの、これまで人前で出せなかった情緒を他の児童 は受け入れた。ヒカリはさらに、その広がった自己像を絵画などの活動のなかでの 表現へと発展させた。5年生時の自己像はある種の仕上げと言える。この間、ヒカ リが苦しんでいる事柄には一切触れていないことは特徴的である。

　一方、このグループに付随する親グループ、親御さんとの関わりは、子どもを理 解する手掛かりを得る機会であるだけでなく、親自身の葛藤を語れる場として、ま た親が子どもを少し離れて見たり、自分自身が楽しみを見つける場としても有意義 である。

　中学生グループでは、不登校によって所属集団を喪失した体験を持ったメンバー の変化過程が示された。タケシは、以前から自分にはどうしようもない孤独感を抱 え、情動の調整が困難であった。そのような情緒を言葉で表現することは極めて難 しかったものの、断片的に箱庭のなかで表現されたり、グループでの行動によって 伝えられたり、夢の内容に表れたりしていた。それらは解釈されるべきではなく、 仲間関係のなかで共有され、温められ、個人を理解する素材となっていくことが望 ましい。そして彼らが得意とする素材を用いることが最もよくタケシの孤独を伝え るものになったのは興味深い。セラピストは彼を救いたいという思いに駆られた が、むしろ、その孤独をどうしようもないものとして受けとめ、理解することに意 味があったようである。タケシも、後に「子どもたち同士でやっていくのを見守っ てくれた」と感謝していた。

　事例が示すとおり、子どもたちはグループを楽しみ、活動を思い切りやりながら、 個人に特有のテーマをセラピストやメンバーとの関係のなかで、また活動で表現さ れたことのなかに表し始める。それらを解釈し洞察に結びつけようとするよりは、 理解を立体化させつつ次の活動を用意して、表現を待つ。そして、仲間関係のなか での成長を目指すのである。

2. グループの枠組みとセラピストの姿勢について

なお、日常をともにするメンバーが同じグループにいることは望ましくないとされるが、日常生活に友人の乏しい彼らには、「現実の」友人関係が重要な意味を持つ点を考慮し、導入した。また、自分のゲームを持ちこむことは通常禁止されるが、それを通して交流が深まることが期待されたため許可した。どちらも問題は生じなかった。どのようなグループでもそうすべきだと言っているのではなく、児童・思春期のグループで仲間関係を育むため、遊びと楽しみを提供するために柔軟な姿勢が求められるのだと言っておきたい。

その土台として、セラピストには、子ども好きであること、能動的で、情緒的にオープンな姿勢と、適度なユーモアが必要である。愛情関係が希薄、あるいは混乱したメンバーに対しては逆転移に留意しつつ、親身でストレートな愛情が求められる。そしてグループの課題を理解した上で展開を促すと思われる活動を開発し、導入していくクリエイティビティが求められる。

3. おわりに

セラピストが上述のような臨床的基盤を持ちながらも柔軟でいること、自分の感情をモニターしながらグループを理解していくには当然訓練が求められる。だがこの小学生グループの初期に大学院生が活躍したように、安全な空間を作って子どもと真摯に関わるマインドが最も重要だろう。近年、子どもの育ちの土台が貧弱化しているのと同じように、セラピストが狭い意味での治療にこだわりすぎ、育ちの環境を見落とす危険もある。子どもの成長のためにできることを広い視野で考えるとき、グループならではの可能性が大いにある。

〈用語解説〉
活動集団療法：児童期から前思春期あたりの情緒的障害を持つ子どもを対象として、スポーツ、工芸などのさまざまな活動を行うグループ。セラピストはほとんど介入せず、解釈もしない。メンバー間の自発的な関係の構築・再構築によって変化がもたらされる。
関係志向的集団療法：理論的立場を超えて、グループメンバーが自己表現を通して健康的・建設的な関係を発展させ、発達課題への取り組みを支援することを目指した児童・思春期の治療グ

第4章　教育領域での展開

ループの総称。セラピストは活動を導入しつつ、積極的に言語的介入を行う。
表現-支持的集団療法：理論統合的な視点から、精神療法・カウンセリングの根本的な推進要因を自己表現と情緒的支持にあるとし、積極的に治療的活動を導入するほか、現実の場でのアクションの支援も視野に入れて構成されたグループ。

〈文献〉

* 1　Slavson, S. R. (1943) *An Introduction to Group Therapy*. New York: International Universities Press.
* 2　Grunebaum, H., & Solomon, L. (1980) Toward a peer theory of group psychotherapy, I: On the developmental significance of peers and play. *International Journal of Group Psychotherapy*, *30*(1), 23-49.
* 3　Siepker, B. B., & Kandras, C. S. (1985) *Group Therapy with Children and Adolescents: A Treatment Manual*. New York: Human Sciences Press, Inc.
* 4　Shechtman, Z. (2007) *Group Counseling and Psychotherapy with Children and Adolescents: Theory, Research, and Practice*. New York: Routledge.
* 5　Panksepp, J. (2007) Can play diminish ADHD and facilitate the construction of the social brain? *Journal of the Canadian Academy of Child and Adolescent Psychiatry*, *16*(2), 57-66.
* 6　西村馨・木村能成・那須里絵・加本有希・関戸直子・天笠ジェイムスジョンソン・塚瀬将之(2015)児童活動集団療法の一手法―関係性の視点からの考察と可能性―．心理臨床学研究, *33*(3), 309-314.
* 7　西村馨　喪失からの再出発：発達障害を抱えたある不登校生徒のグループセラピー事例 *International Journal of Counseling and Psychotherapy*, *12・13* [combined] (印刷中)

大学保健センターでのグループ
コミュニケーショングループ
―学生生活に困難を持つ学生の支援―

関 百合

■グループの目的
コミュニケーションに関わる問題を持つ学生の支援
■期間
年間計20回（前期および後期各10回）とフォローアップ1回
■グループの構成
大学の学生（学部生、大学院生、および留年・休学中の学生）
■経過
学生のコミュニケーションの問題を主として扱う中で、孤立感や学業の困難、家族、進路についてなどを共有し、互いに助言しあうという関係性を築くことができた。メンバー間のつながりが密になり、卒業したメンバーが自助グループを作り運営するようになっていった。
■課題
昭和大学発達障害医療研究所による発達障害専門プログラム[*1]を軸にグループを行ったが、その過程の中で対話を中心にした自然発生的なグループプロセスが観察された。その一方で、グループという場の持つ特性や意欲の喪失からドロップアウトしたメンバーもあった。今後どのようにこのようなドロップアウトメンバーに対処すべきかが課題と言えよう。また、このプログラムを終了し対話を中心にしたグループに続く段階をどのように提供できるかも今後の課題と考える。

[1] はじめに──グループ設立の背景

　現在大学に在学中の学生はさまざまな課題に直面している。高校までは、大学進学というはっきりとした目標があり、それに向けてのカリキュラムは比較的固定化され、偏差値という結果が明確に提示される。学生同士の関係も、クラスという固

定した環境で共有する時間が長いために友人関係を作ることが比較的容易にできる。しかし、大学に入学すると、それが一変する。授業は自分で選択しなければならず、明快な答えが出しにくいテストやレポートという課題が課される。人間関係も複雑になる。部活、サークルなどに入り、その中で人間関係を築ける学生は良いが、それ以外の学生は、選択する科目が多岐にわたるためになかなか友人を作ることが難しくなる。友人ができず孤立すると、どのような科目を取ると単位が得やすいか、テストやレポートには過去どのような問題が出たか、という情報が入らなくなり、それが単位取得のハードルになり、勉学意欲の減退にもつながる。将来の目標も必ずしも単純ではない。ようやく大学受験という大きな課題を乗り越えたばかりの学生にとっては、将来どうしたいかという希望もなかなか定めにくい。

　このような、自由度の多い曖昧な学生生活に馴染めず、孤立した学生の問題が顕在化する例にはいくつかのパターンがある。例えば友人関係や部活のトラブルなどで授業に出席できなかったり、期末試験等のレポートが書けないといった理由で、ある一定の年限までに単位が取れず留年または休学する。留年や休学がかさみ、余儀なく退学せざるを得なくなる。卒論や修論が書けず、卒業できない。あるいはゼミに入るときの面接にすべて落ちてしまい、行き場所がなくなりそうになり、就活に失敗し、そこで初めて問題に気づくといったものである。

　このような問題は以前から存在していたと思われる。だがここ数年、学生本人やその家族、あるいは教員や学生支援課から、学内の保健センターや学生相談室に相談が持ち込まれる件数が目立って多くなり始めた。そしてセンターの精神科医師がその対応に着手したところ、個々の学生が抱える困難の背景に自閉スペクトラム症（ASD）、注意欠如・多動症（ADHD）を含む発達障害が存在することが見えてきた。これらの学生は言語や認知発達に遅れが見えず、知的にも高いこともあり、高校までは問題が表面化せずに来たものと思われた[*2]。これが、上記のような大学の曖昧かつ複雑な課題や対人関係のなかで急に問題として浮上してきたのである。

　この経過の中で、まず学生の子を持つ母親の相談があったことから、医師と障害学生支援員および筆者で家族の会を立ち上げ、同時に学生の当事者会も立ち上げた。この当事者会は月1回昼休みの時間帯に行い、悩みや問題を共有するフリーディスカッション形式とした。家族の会は継続したが、当事者会はなかなか人が集まらず3名がようやく参加するのみとなった。2名の学生が卒業したため、当事者会

はいったんクローズすることとした。

　その翌年、きちんとした枠組みと目的のはっきりしたグループの方が学生は利用しやすいのではないかということから、昭和大学発達障害医療研究所による発達障害専門プログラムを中心にした「コミュニケーショングループ」を新たに立ち上げることとなった。このプログラムはタイトルの通り本来発達障害と診断されたメンバーに向けて構成されている。このグループのメンバー選考に当たっては、診断を受けた発達障害の学生だけでなく、きちんと診断されてはいないが、何らかのコミュニケーションの問題を持つグレイゾーンの学生も対象とすることにした。その中には授業に出席できず留年を繰り返す学生や、在籍年限の上限を超えて退学になって再入学を予定する学生も含むこととした。またクローズドグループではなく途中参加も可能とした。

　このコミュニケーショングループはSSTや認知行動療法を取り入れた構造化されたグループとして開始された。昭和大学烏山病院と晴和病院ではすでに発達障害のショートケアで成人の発達障害者を対象にこの発達障害専門プログラムを施行しており、大学生も対象にしたプログラムもその後立ち上がっている。その中で大学の中で施行されるグループはまだ新しい試みと言える。本稿では大学生という同質集団を対象にこのプログラムを施行した場合、どのような利点あるいは問題があるのかを検討したいと思う。また、構造化されたプログラムに従って施行されるグループを、どのようにメンバーが活用し発展させていったのかも検討したい。

[2] コミュニケーショングループ

1. グループの構造

　グループを運営したのはリーダーの筆者、2名のコ・リーダー（精神科医師と学生相談室のカウンセラー）の計3人である。メンバーは学内で公募はせず、全員学内の保健センターか学生相談室で、医師かカウンセラーと個人面接を定期的に行っている学生の中から選び本人に勧め、興味を示したメンバーに筆者とコ・リーダーのカウンセラーが事前面接を行った。グループの時間に授業が重なっているメンバーには授業を優先するように話し、基本的に授業による遅刻・早退は許可した。

　登録メンバーは前期後期ともに13人で、平均参加者数は前期6.3人、後期7.6人

だった。3人のメンバーが皆勤だった一方、登録しただけで1回も出ないメンバーが2名いた。

発達障害専門プログラムは前期後期で10回ずつ、計20回の設定になっている[*1]。プログラムの構成は、表1のとおりである。

このプログラムでは、まず始まりの会で順番に1週間にあったことを話す1分間スピーチがある。その後アイスブレーキングのための簡単なゲームを行い、休憩の後にテーマに沿ったワークに入る。最後に帰りの会で一人ひとりその日の感想を述べ、次週の宿題をリーダーが告げる。始まりの会と帰りの会の司会と書記はメンバーが務めることになっており、帰りの会で次週の司会と書記を選んで終了となる。ただ、本グループは1名遅刻が前提となるメンバーがいたので、先にアイスブレーキングを行い、その後全員そろってから始まりの会をおこなった。

部屋は校内のはずれにある集会場を使用した。室内はホワイトボードを囲むように椅子を並べ、ホワイトボードの両脇にスタッフが座った。

表1　発達障害専門プログラムの構成

	前期		後期
1	自己紹介・オリエンテーション	11	頼む・断る
2	コミュニケーションとは？	12	社会資源
3	あいさつ・会話を始めるとは	13	相手への気遣い
4	障害理解・発達障害とは	14	アサーション（非難・苦情への対応）
5	会話を続ける	15	ストレスについて
6	会話を終える	16	ピアサポート②
7	ピアサポート	17	自分の特徴を伝える①
8	表情訓練・相手の気持ちを読む	18	自分の特徴を伝える②
9	感情のコントロール①（不安）	19	感謝する/ほめる
10	感情のコントロール②（怒り）	20	卒業式/振り返り

2. 経過

以下では個人が特定されないように、経過に影響しない範囲で表現に変更を加えた。

🔷 第1回〜第3回 「グループへ初めて参加する」

　第1回は9人と最も人数が多く、それぞれのメンバーが緊張した面持ちで集まった。ワークブックを手渡し、名札には本名ではなく自分の好きな名前を書いて良いことを指示した。まずリーダーとコ・リーダーが改めて自己紹介をした後、導入とルールの確認を行った。そして授業の都合で一人遅刻者がいることを話した。その後アイスブレーキングの椅子取りゲーム（フルーツバスケット）を行った。子どもっぽいゲームに乗らないのではないかと案じていたが、みな真剣に面白がって参加していた。全員参加したところで始まりの会となった。1分間スピーチで砂時計を見ながら自己紹介を行い、皆、話をルールどおり時間内で終わらせようと努力していた。ワークを始める前にリーダーは改めてプログラムの目的である「思いや悩みの共有・新しいスキルの習得・自己理解を深める・自分に合った処世術を身につける」を提示した。そして①積極的な発言、②グループ内の話を外でしないこと、③席を立つときは一声かける、④相手の意見を否定しない、⑤相手の話が終わってから自分の話をする、という5つのルールを説明した。特に、②のグループ内の話を外でしないという項目については、同じ大学ということもあるので、人に話さないだけでなくインターネット媒体には決して書き込まないよう注意した。また、日ごろ友人のいないメンバーが仲間を得たことで発生するグループ外での問題を未然に防ぐというスタッフ側の意図から、このプログラムが終了するまでは連絡先の交換や個人的な付き合いはしないように伝えた（このグループ外での交際の禁止は、後で見直しが必要となった）。これらのルールに抵触するような行動はまったく見られなかったこともあり、ルール確認はこの初回のみで終わった。

　第2回に始まりの会の司会をしていたメンバーの発案で、1分間スピーチの後に1分間質問コーナーを作ることになった。スピーチの内容は音楽や地元の野球チーム、美術館に行った話などで、メンバー同士での質問や同じ地域出身ということを発見して話が盛り上がる場面も見られた。

　第3回の「話の始め方」では参加者が状況を読めないことを前提にした、「どのように相手に配慮しながら必要な話を切り出すか」を学ぶはずだった。だが参加者に困った体験を聞くと、状況を読みすぎてしまうために必要なことが言えなくなる状況が多いことがわかった。そこで急きょ「今日質問しないといけないのに、指導教官が機嫌が悪いときにどうするか？」というワークに切り替えたところ、「メールで

問い合わせる」「メモに用件をまとめて手短に話す」などの現実に即したアイデアが交わされた。筆者は発達障害の中核群を対象にしたプログラム内容より高度なコミュニケーションスキルをこのグループは求めていると感じ始めていた。

🐟 第4回～第6回 「コアメンバーの確立」

出席していたメンバーが徐々に少なくなり、5人ほどのコアメンバーが形成されていく時期であった。この時期ドロップアウトしたメンバーの一人は、他のメンバーに好意を抱き、苦しくなったので今回は見合わせると担当のカウンセラーに伝えてきた。また、授業が忙しくて出席できないというメンバーもあった。

この時期から始まりの会が少しずつ長くなり、互いに質問や感想、自分の意見の交換の場になっていった。第4回の「障害理解」は、このグループには発達障害を持つメンバーだけでなくグレイゾーンのメンバーも存在することから、医師であるコ・リーダーがASDを含む自閉スペクトラムの一般的知識のレクチャーを行った。あるメンバーは自分が発達障害と診断された経過と服薬について話した。他のメンバーは発達障害と診断されたきょうだいがいることを語り、レクチャーを聞いて理解が進んだ、と話した。また自分の問題について親と話すことができないというメンバーもいた。まだグループ初期段階での障害についてのストレートな自己開示にスタッフ側は内心不安を感じていたが、メンバーは自然に受け入れているように見えた。第6回の会話を終えるというワークは、本来3人1組でSSTを使うことになっていたが、人数が少なかったためにディスカッション形式を取った。これがむしろ本グループには合っていたらしく、会話を途中で切る際のさまざまな経験が話され活発な議論になった。これ以後SSTは行わず、ディスカッション形式をとった。

🐟 第7回～第8回 「悩みを共有してみる・深刻な悩みはまだ扱えない」

第7回のピアサポートでは、自分の悩みを出し合い、互いに助言するというワークを行った。ちょうど中間テストの時期で、複数のテストやレポートをどう乗り切るか、ということからマルチタスクができないことや優先順位がつけられないという悩みが複数のメンバーから出された。また生活のリズムや感覚過敏のためにイライラが昂じ、衝動的に叫んだり自傷したりするという行動面についての悩みや、うまく意志表明できずストーカーに悩まされているという深刻な悩みの相談もあった。筆者はリーダーとして、このような相談を扱うにはまだグループが成熟していないと考え、学生生活の悩みを優先して話し合った。マルチタスクや優先順位をつ

けるという悩みは、それでも皆が共有できる主題だったので、さまざまなアイデアが共有された。最後の振り返りでは、いつも困っていたことが自分だけの悩みではなかったという共有感を持つことができて安心したという意見が多くみられた。第8回の「表情を豊かにする」というワークでは、笑顔を作るということの大切さについて知ったという意見と同時に、無理に笑顔を作ると結局は見せかけだけになってしまうのではという反対意見も表明された。

第9回～第10回 「グループは小さくなるが、安心感が増し凝集性は高くなる」

この2回分は夏休み前で試験も目前となり、疲れも出てきたのか人数が少なかった。だが第9回で「怒り」、第10回で「不安」といった感情を扱う主題では、むしろ少人数であることが自己開示する際の安心感を作り凝集性が増した。怒りについて過去にどのような経験をしたか、という話し合いのなかで、メンバーの一人がおずおずと「うちの壁を蹴って穴をあけたことがある」と言うと、あとの二人の男性メンバーが次々と「僕もある」「私もあります」とうなずきながら告げた。グループは「壁に穴をあけるくらい普通なのかもしれないね」と笑いながら言い合った。このとき、男性メンバーたちは自分の攻撃的な行為が実は自分だけのものではなかったと初めて気づいたようで、ほっとした表情を浮かべていた。

第10回で前期が終わり、夏休みに入った。この間に筆者とコ・セラピストがフォローアップとしてメンバーに個別に感想を聞いたところ、始まりの会でいろいろなことを話し合えるのが何よりもよかった、という感想の一方でワークもきちんとやりたい、と話すメンバーもいた。

第11回～第13回 「新たなメンバーの参加によって話題に多様性が出てくる」

夏休み後、ドロップアウトしたメンバーの代わりに新たに6人のメンバーが参加を始めた。これらのメンバーの中には就活に失敗して改めて自分のコミュニケーションについて考え直そうとしている男性や、大学院の最後の年度で卒業するために生活のリズムを立て直そうとしている女性など、モチベーションが高いメンバーがグループの議論を活発にしていった。また内向的で孤立した留学生のメンバーも参加を始め、文化的にも多様性が出てきた。出席率も前期よりも高く、常時7人から8人のメンバーが参加していたので、話題に広がりができ、凝集性も高くなった。後期のセッションでは、始まりの会にセッションのほぼ半分を費やすようになり、

ワークの時間が短くなる傾向があったので、50分の枠を作ることとなった。

　第11回から第13回で目立ったのは、前期から参加していたコアメンバーがより積極的に自分の話をするようになったことだった。前期にはいつも下をむいて小声で話していたメンバーが少しずつ顔を上げ、はっきりと話すようになった。グループの中で筆者が「顔が見えるようになったね」と言うと、「自分は目を合わせるのが苦手なので、サングラスをかけるようにしただけ」と答えたが、グループ内では親しみを感じさせる表情をするようになり、休み時間には他のメンバーと談笑する姿も見えるようになった。だがその一方で、第12回の始まりの会で自分と母親の関係について詳細に話したメンバーはその後ドロップアウトした。筆者は急激な自己開示後の心理的反応に注意が必要と改めて認識した。

　第13回の「どのように気遣いをするか」についてのワークでは、気遣いをするかどうかと同時に「気遣いをしすぎて苦しくなる」ということも共有されていった。メンバーの一人は「自分は人生で気遣うことだけでなんとか人間関係を良くしようとしてきた」と告白した。留学生メンバーによる「気遣いというものは日本の文化・社会的な特徴でもあるのではないか」という意見も出た。

🖎 第14回〜第16回　「卒業／終了の準備・深刻な悩みを共有できるようになる」

　この時期には、始まりの会でもワークの中でも、グループの終了と同時に卒業や卒業後の就職について語られるようになっていった。その中で、アサーションやストレス・コーピングについてのワークでは、就活や卒業論文・修士／博士論文を終わらせるという現実の課題に直面したメンバーたちが、これらの課題にいかに取り組むかについて真剣に話し合うことになった。第16回の「ピアサポート」では前期の同じワークで扱うことができなかった「異性の友人の振る舞いがストーカー的に感じられて困っている」というメンバーの話題をリーダーが思い出して取り上げ、グループでついに話し合うことができた。今回は同じような体験をしたことのある別のメンバーが自分の経験を話し、時にははっきりと断ることも必要ではないかと言った。すると別のメンバーが、危険のない範囲で断ることや、他の人に相談することも必要だと助言した。このワークの後、相談したメンバーは意見をもらえてよかったと言い、同じ立場で助言したメンバーは「自分がアドヴァイスをすることで学べることもあることがわかった」と語った。

🔖 第17回～19回 「自分自身を見つめなおす」

　この3回分のワークは自分の特徴を伝えることと感謝／ほめるという課題を通して、自分を最後に見つめなおす作業をグループで行った。この中で印象的だったのは、短所を長所に言い換えるというリフレーミングをグループで話し合ったことだった。自己評価が低いグループの中で、互いにリフレーミングし合うことで、一人ではなかなか気が付かない長所を認め合うという対話を通じ、「自分にこういう長所もあるということを知った」「工夫すれば自己評価が変わることもあるということを知った」と口々に話した。また「自分のことになるとやはりどうしても否定的に考えてしまう」と反対意見をきちんと言語化できたメンバーも存在し、単純に一つの方向性に流されないグループの層の厚さを感じた。

　この時期に、あるメンバーが卒業論文で困っている部分についてグループの空き時間に大学院生に相談したところ、グループ後に助言を得て大変助かった、という発言があった。最初のルールではグループ外の接触を禁じていたのだが、皆の意見を聞いた上で容認することになった。

🔖 第20回 「終わりと始まり」

　最後のワークでは、これまでのワークを振り返るセッションとなった。あるメンバーは「自分がどうにも動けずにいた状態から動くきっかけになったグループ。外では話せない自分の欠点やネガティブなことも話せる場所だった」と話した。「自分の欠点がようやくわかってきた」と話すメンバーや「今まで気づかなかった、怒りっぽかったり、ストレスをため込んでしまう自分を発見した」と話すメンバーもいた。このセッションは年度末前に終了なので、互いに話し合ってきた卒論や修論・就職などの転機も互いに知りたいということから、2ヵ月後にフォローアップグループを行うことになった。

🔖 フォローアップとその後

　フォローアップセッションは8名が集まり、グループのその後の生活や近況について話す「始まりの会」の拡大版となった。論文を無事に書き上げたことを報告するメンバーや、就職が決まり引っ越すことになったと話すメンバーもいた。翌年も大学に在学するメンバーは今後の抱負について語った。親からの自立について語るメンバーも多く、「親からどうやって離れるか考えてる」とあるメンバーが言うと「うちも」「僕のところも」とそれぞれ体験を語った。また、これまでの人間関係では得

られなかったグループだったと語り、卒業した後もしばらくの間はこの関係を続けていきたいと希望するメンバーが何人もいた。話し合いの結果、卒業メンバーで自主的にフォローアップの会を立ち上げることとなった。

3. 考察

　このグループの経過のなかで発見したことを以下に述べたい。
　第一点は、大学の中でのグループを運営するなかで、構造化したプログラムを軸にしたことが有効に働いたということである。このように毎回テーマとワークが決まっているプログラムは、大学生・大学院生には親和性の高いものであり、不安を感じずに集団の中に溶け込むことができる。そして1年間を通して段階的にコミュニケーションの基礎から自己認識に至るまでを学ぶことができた。さらにこのグループを通じて、主題のないグループへの良い導入役にもなることがわかった。始まりの会の1分間スピーチに質問コーナーを導入するという発案は、グループの場に不慣れだったメンバーの集団での対話へのハードルを下げていった。またワークの中でのピアグループというワークの中で悩みを話し、共有し互いにサポートする経験にまでつながっていった。
　第二点は、グループのメンバー構成についてである。このプログラム自体は発達障害用に構成されているが、メンバー選出に当たっては発達障害中核群のみではなく、コミュニケーションの問題があると考えられるグレーゾーンの学生も含むことにしたことは前述した。そのため、発達障害的な「気持ちを汲み取れない」「社会性が乏しい」という特徴を持った学生のみではなく、「気遣いはでき」「より社会性はあるが」それゆえに生きにくさを感じている学生も参加することになった。そのため、メンバーに多様性が生まれ、さまざまな立場での見方が語られるようになった。この一見バラバラになりそうな多様性を底支えしていたのは同じ大学に属する大学生・大学院生という共通項の多さであろう。ただ、この共通項の多さは大学院から入学した学生のようなメンバーにとっては、過去のグループでの失敗体験を想起させる原因となる可能性があるだろう。
　ではこの間にリーダーたちはどのように動いたのだろうか？　このプログラムはまだ新しく、リーダーたちも試行錯誤でワークに取り組んでいた。バウンダリーの枠やルールも何か問題があるたびにメンバーと話し合いながら変更を加えていっ

た。またワークブックに教条的に従うわけではなく、メンバーの批判的な態度も受け入れ、彼らが新たなアイデアや否定的な意見を出したときは、グループにどう思うか返すように努めた。このグループのなかで最も治療的であったと筆者が思う点は、3人のリーダーたちが始まりの会やワークの中で、あえて自分自身の問題や経験を話し、共に考えたことであろう。これは社会経験の少ない学生メンバーに、ストレートな発言や失敗体験の表現の仕方などを提示するモデリングの対象を提供したと考える。このようなグループの中では、分析的な集団精神療法のコンダクターのように距離を置き中立であろうと努めるより、学生の立場に寄り添い、共に考え悩むというあり方もできるということであろう。

以上、大学でのグループについて経過と考察を述べた。変わりつつある現代の大学でのグループでは、孤立した学生に居場所を提供し、安心できる集団の中で排除されることなく自分を表現するということが重要課題のように思われる。そしてそのグループに所属する体験をもとに、新たなステップを踏み出すこと、あるいはその準備ができるということが大切なのではないかと考える。

最後にこのグループを企画し立ち上げられた一橋大学教授丸田伯子先生、共にグループを運営した白梅女子大学冨澤和歌子さん、そして出席された学生の方々に深く感謝いたします。

〈文献〉
* 1 昭和大学発達障害医療研究所・昭和大学附属烏山病院編(2014)発達障害専門プログラム・マニュアル―コミュニケーションの基礎編―.東京：昭和大学発達障害医療研究所・昭和大学附属烏山病院.
* 2 五十嵐美紀・横井英樹・井手孝樹・湯川慶典・加藤進昌(2010)アスペルガー障害に対するデイケア.精神科, 16(1), 20-26.

第5章
精神科医療での展開

第5章　精神科医療での展開

入院患者の
コミュニティミーティング

岩﨑壮登

> ■ グループの目的
> 集団精神療法を通じて、自律性を向上させ自分らしく生き生きとした感覚を失わずに生活していくことを目的とする。
> ■ グループの構成
> メンバー：病棟に携わるスタッフ（医師・看護師・准看護師・精神保健福祉士・心理士・栄養士・作業療法士）と入院患者
> 年齢：20歳代～80歳代と幅広い
> ■ 期間
> 病棟のコミュニティミーティングの歴史は長く、相田信男先生が当院で集団精神療法を実践し始めたことに起因する。2010年よりコンダクターが交代。2015年8月より私がコンダクターとなった。
> 毎週木曜日に60分間のセッションという枠組みの変更はない。
> ■ 経過
> P病棟はもともと慢性期の長期在院患者が多く療養していたが、最近の病棟は急性期症状を脱した患者の転入を受け、長期在院患者と亜急性期の患者が混在する形となっている。これまでのコミュニティミーティングとは違い、構成メンバーに変化が生じグループへ映し出される話題も大きく変化している。
> ■ 課題
> グループメンバーの構造変化があっても、病棟で起こっている現象がグループというキャンバスへ映し出されることに変わりはない。参加するスタッフのモラールを低下させずに、どのように看護実践へつなげていくか考えていく必要がある。

[1] はじめに

　私がグループという言葉に出会い、興味関心を抱いたのは大学院に入学してからのことである。グループって何人からグループになるのだろうかと当時の恩師である武井麻子先生に尋ねた。そこで、「なんらかのつながりをもって活動する3人以上からなる集団」と教えられた。周囲を見渡すと私の周りにはグループがいくつも転がっていた。家族、友人、職場などグループは身近に存在し、人は何かしらのグループに属している。そんなグループの持つ力やダイナミクスを大学院の講義や体験グループを通して学び、奥深さに触れていった。

　大学院修了後、就職先には集団精神療法を取り入れている病院を選び、現在はコミュニティミーティングのコンダクター（以下、Co）を担っている。入院患者は病棟で治療を受け、生活している。そして、その生活の場には共に生活を共有する人たちが存在し、日々さまざまなやりとりが繰り広げられ、一つの小社会となっている。コミュニティミーティングでは多くの話題が飛び交い、話し合いが行われるが、グループであるからこそ見えてくる患者の力がある。コミュニティミーティングの構造、そして実際のグループ場面を紹介しながら、その魅力について話していきたい。

[2] コミュニティミーティングの構造

1. コミュニティミーティングの紹介

　もともとは「懇談会」と呼ばれていたが、ある日を境に「コミュニティミーティング」と呼ばれるようになった。当時の病棟医であった相田信男先生が、「コミュニティというのは共同生活を送っている社会、ムラ（村）のことです。病棟にはまるでムラのように共同生活をしている面があると考え、そこで、こうして集まってみんなで話し合う機会をコミュニティミーティングと呼びます」[*1]と宣言したことがきっかけであった。そして、コミュニティミーティングは決して、何かを決めるものではない。提案された話題や問題の背後に隠れた気持ちを取り扱っていくのである。人間が最も多くのことを学ぶのはその日常経験であり、毎日の生活で遭遇する具体的な出来事を通じて、自分の行動と感じ方、それに対する他人の反応についてより多く学び、社会で許されること、許されないことは何かを学んでいくことがで

きる[*2]とクラーク (Clark, D. H.) は言う。つまり、治療環境を通常の社会に近づけ、生活を自発的に能動的に営めるようにすること、そして、その中で自分の対人関係上のパターンに気づき、苦手な対人関係への適切な対処法を学習することがコミュニティミーティングの中核にある。

2. コミュニティミーティングのメンバー構成

P病棟に入院している患者全員と医師、当日勤務する看護師、精神保健福祉士、作業療法士、薬剤師、管理栄養士が参加する。実習期間であるときには看護学生も参加し、時に見学者が訪れる。平均して40〜50名が参加している。

3. コミュニティミーティングの方法

週1回（木曜日）、14：45〜15：45の60分間、食堂ホールのテーブルを片付け、椅子を大きな円状に並べて行っている。Coは私が行い、コ・コンダクターは定めず、参加するすべてのスタッフがコ・コンダクターという位置づけで行っている。

テーマは特に定めず、Coの、「時間になりましたので始めます。誰でもどんなことでもどうぞ」といった合図で開始される。冒頭に、その1週間の間に病棟で起こった患者の入退院や転棟、スタッフの異動や退職などの出入りがCoから伝えられる。続いて病棟生活のなかで起こるいろいろな問題が患者から出され、話し合っていく。そして、時間になったら話の途中であっても、「時間になったので、終わります」とCoが声をかけて終了となる。無制限に時間を延長したりはしない。

また、毎回セッション終了後、15：45〜16：15までの30分間、レビューミーティングをスタッフだけで行っている。レビューミーティングでも、「では、誰でもどんなことでもどうぞ」というCoからの一言で振り返りが始まる。参加したスタッフは印象に残る言葉、メンバーの動き、患者のこのような態度が気になったなど、その時に感じた雰囲気、感覚、感情を中心にお互いが口にしていく。その中では、同じ仕草から自分では感じられなかった解釈に触れたり、無意識のうちに残っていた場面や表情、態度などにも気づくことがある。自分の視点が広がっていくだけでなく、スタッフ同士のつながりも深まっていく。

[3] 実際のコミュニティミーティング場面

1. Aさん、60代男性の例

　Aさんは頭にはベッタリとポマードを塗り、「ノーベル賞を貰った」「俺はね、ミュータントというオスパー（Aさん独特の世界観のなかで表現される超能力者を指す）なんだよ、超能力者。世界で5人しかいないんだよ」と常に妄想的な世界のなかに身を置いている。けれどもグループには必ず参加し、いつも私の右隣に座る。「支える歯が1本しかないから痛くなるんだよ」と入れ歯を出したり入れたりしながら話をする。そんな姿は非常におかしくもあるのだが、グループの終了時間が近づいてくると、「時間だよ」「あと3分だよ」と私に耳打ちしてくる。時間が来て終了を告げると、「よく言った」と私を労ってくれる。Coとして不慣れな私をサポートし、教えてくれているかのようである。Aさんは若くして入院し、人生の大半を精神科病院で過ごしている。ある日、病棟で一番信頼を寄せるスタッフXの異動が決まった。彼は、次のようなことを言った。

> Aさん「Xさんがいなくなる。寂しいんだよ」
> 私「僕も寂しいよ。Aさんはオスパーなんでしょ。超能力者なんだから、超能力でなんとかしてよ」
> Aさん「だめだ。人事異動だけは俺の力をもってしても、どうにもならないんだよ。寂しいよ」

　いつもは病的世界のなかに身を置き、こちらが理解に苦しむ表現をする彼が、非常に現実的に重要な他者との別れで生じる悲しみを口にしたのである。Aさんは自身のことを、「大鵬だ」とか「俺が舟木一夫なんだ」と話し、一見、荒唐無稽にも見えるのであるが、決して病院構造だけは侵さないのである。Aさんはずっとこのグループを支えてきた大切な一人で、現実と妄想世界を併存し、こちらを巻き込んでくることはない。そんなAさんはこちらを守り、対等に尊重してくれているという意味で非常に頼りになる存在である。

　その後、いくつかの話題を挟んだ後、Aさんはこう続けた。

> Aさん「65歳になって死ぬ。死んだ後に世の中は変わるのか」

数名の患者から、「Aさん、死ぬんかい」「かわんねぇよ」と声が上がった。Aさんはヘラヘラしていたが、私はなんだか悲しくなって、「変わるよ。寂しくなる」と答えた。彼が信頼を寄せるスタッフの異動が、"死"を連想させたのだろう。彼は家族からの要望で実母の死を知らされずにいるが、母宛のはがきを定期的に綴り、母の身の上を案じている。

　若くして入院した患者は、今後の生活や家族のことをずっと胸に秘めながら生活している。グループのなかではふとした一言で、彼らのこれまで生きてきた背景や生活史を考えさせられる。またそれが、非常に心に突き刺さる一言であることも多い。武井は、「慢性期患者にとって必要なのは、自分の不安や欲求不満にうまく対処する術を身に着けることだ。対人関係のスキルは、長期の入院生活でどんどん退化していく。それを防ぐためにも社会の縮図といわれるグループで対人関係を学ぶことが必要なのである」[*3]と述べている。1対1で話しているとイライラすることも、グループのなかではスッと聞ける不思議な感覚、患者たちがグループのなかでのびのびと語り、お互いを助け合っている様子、Coとして自信のない不慣れな私を"具合の悪い"患者が助けてくれていると知ること。グループでなければ気づけない、見えてこない患者の力は多くあり、そこでの体験を日々の看護実践へつなげていけたらと考えている。コミュニティミーティングで長期在院患者の生き生きとした感覚を目の当たりにし、入院期間の短縮化が叫ばれている今、グループという方法が一層求められているのではないだろうか。

2. 病棟を取り巻く状況を描き出す患者

　精神科医療において、病床数の削減、地域移行への推進が叫ばれているのはここ最近始まったことではない。しかし、臨床ではその流れが一気に加速の時期を迎えていると感じている。コミュニティミーティングは、病院、病棟の変化を正直に映し出してくれる。精神科救急の開始で、本格的に急性期中心の治療の色が濃くなり、私が勤務する病院でも長期在院患者と亜急性期の患者が混在する形となっている。隔離や拘束、電気痙攣療法の実施と、現在の病棟は今までの比較的ゆったりとした療養型病棟のあり方とは大きく様変わりしている。今まであった病棟プログラムの見直しも行われたが、唯一変わらないものとしてコミュニティミーティングがあり、そこでは今までコミュニティミーティングを支えてきた長期在院患者の存在が

必要不可欠となっている。その一場面を紹介しよう。

> Bさん「できない人は何をやってもダメなんだよ。半ズボンも無くなったし、シャツもない。電気ショックが嫌なんだ。殺す病院なんだよ！」
> Cさん「電気がなんだ！　電気が受けれなくてどうするんだ！」
> Bさん「電気ショック受けてみればいいよ」
> Cさん「この病院は電気はしないよ」
> Bさん「嫌なんだよ。電気。殺す気なんだよ」
> Dさん「殺す病院じゃね、安心できない」
> ここでいったん違う話題になったが、再度。
> Bさん「嫌なんだ。殺す病院。半ズボンも盗られた」
> Eさん「しょうがないよ。戻ってこないんだもん。盗んだ人は賢いから足が付かないように、誰かにくれちゃうんだよ」
> 私「盗られてしまった。どうしたらいいんだろう」
> Cさん「鍵のかかるところに」
> Dさん「ロッカーに」
> Bさん「半ズボンは盗まれたんだ。Yさんに……。Yさんが盗んだんだ！」

　長期入院患者の多くは、ここで自分なりの安定した生活を築き、暮らしてきた人たちである。彼らが最近の病棟の動きからその生活を脅かされる不安と恐怖を感じ、病院やスタッフから見捨てられるのではないかという強烈な不安と不信感を抱いていることが、電気ショックや泥棒の話題の背後に見え隠れする。それでもCさんは、何とかここが安心なところだと思おうとしているのである。

3.　お別れ会

　病棟で長く勤務し、Coも務めていたベテラン看護師Zが配置転換で異動となることが決定し、コミュニティミーティングでそのことを伝えた。黙ってうつむく患者、ジッとZさんを見つめる患者、先ほどまで寝ていたのに、急に顔を上げる患者とさまざまな反応を見せたが、言葉にならないということなのだろうか、誰も言葉を発せず、静かな時間が流れた。ドキドキするような沈黙、寂しさがグッとこみ上

第5章　精神科医療での展開

げてくるような感覚のなか、患者の一人Eさん（50歳代男性）が、「お別れ会をしよう！」といった。「お別れ会？　何するの？」「コーラで乾杯」「いや、みんなで温泉旅行だろ」とEさんの一言で、数名の患者たちが話し始め、具体的なお別れ会の内容が話し合われた。お別れ会の実施は、翌週も話し合われ、参加したスタッフもその患者の意見に賛同、協力しようとする動きが活発となった。それは、コミュニティミーティング外でも自然発生的にグループができ始め、送り出すはずのZにも相談したりしていた。長期入院の患者たちが多い病棟で、患者が積極的に何か成し遂げようとする動きに、私は驚かされた。

そして、ZがCoとしても参加者としても最後となるコミュニティミーティングでは、話し出すと思考が混乱してまとまらなくなってしまうFさん（50歳代）が司会をしてお別れ会を開催した。「Zさん、ありがとう」という大きな文字が真ん中にあり、患者すべての寄せ書きが並ぶ色紙をプレゼント。常に病的世界の中に身を置き、現実的な会話もままならないGさん（60歳代）は、尾崎紀世彦の「また逢う日まで」を熱唱し、非常に感動的なお別れ会であった。

多くの患者は長い入院生活のなかで、多くの出会いと別れを体験してきたに違いない。でもそれは非常に苦しい出来事であったのだと推測する。病棟で起こる出来事をそのまま伝えることは、患者に現実を伝える作業となる。その作業は、とまっていたその人の時間の流れを取り戻すことにつながっているのではないだろうか[*4]。患者たちが率先してZとのお別れ会を取り仕切ったことは、コミュニティミーティングを継続してきた成果であるといえる。

4. 無器用だが思いやる患者たち

コミュニティミーティングでは、「トイレが足りない」「食事がおいしかった」「今月のレクリエーションはなにやるの」といつも決まった話題が出ることが多い。数名が一度に話し始め、話題が一つにならないこと、誰も話さず静かに沈黙が流れることもある。

ある日のセッションのことである。グループは一度に何人もの人が話をし、騒然となっていた。そんななか、ある20歳代の若い女性Hさんが、夜間自分の部屋のベッドで眠れずに共用テラスのソファで寝ている理由について話し始めた。グループでの発言のタイミングがうまく測れず、Hさんは爪で左腕を引っ掻いていた。よ

うやく話し始めた時には、腕から血が出ていた。

　Hさんのそんな姿に何名かの患者も気がついていたが、特に何も言うことはなくグループは進んでいった。思い思いに話す患者たち。まるでHさんが話そうとするのを邪魔するかのようにも見えて、私は胸が苦しくなった。するとその時、騒然とする雰囲気を断ち切るかのように40歳代の男性患者Iさんが大きな声を出して、「聞いてあげなよ！」と高揚した気分で話す数名の多弁な患者に対して注意し始めたのである。そして、落ち着かない様子のHさんに対して、「血が出てるじゃん。大丈夫？」と声をかけた。Iさんは今しがた自分が話していた内容を、「なんだっけ？」と忘れてしまうような人であるが、グループのなかでは非常に共感的な反応を見せる人である。そんなIさんの反応には、驚かされた。

　グループはIさんの言葉にも耳を貸さずに、落ち着かず、静かにはならなかったが、Iさんの一言で、ずっとそわそわしながら腕を引っ掻いていたHさんは引っ掻くのをやめて顔をあげた。「みんな、聴いて！」というHさんの高い声で、グループは水を打ったように静まった。

　それからHさんは、「あの〜……夜、部屋に戻ると落ち着かなくって。でもソファにいると良く眠れるんです。私がいると困る人もいるからよく思わない人もいるだろうけど、今はソファで寝かせて下さい」とゆっくりと静かな口調で言った。すると、長期入院している60歳代のJさんが、「ダメに決まってるだろ！　あそこにいられると困るんだよ！　みんなの場所だろ！　ベッドで寝ろ！」と大きな声で猛烈に反対した。それを機に、数名の患者が、「もっとたくさんの人がそういった理由を言った時には許可するんですか」「迷惑だよね」「でも、眠れないから仕方ないんじゃないの」など、ソファで休むことを巡ってあちこちで声が漏れ始めた。

　最初に反対の声をあげたJさんは、反対意見を曲げることなく、「ダメなものはダメなんだよ！　自分の部屋があるだろ。みんなの場所なんだ！」と続けた。そこで、私は、なぜそれほどまでに怒って反対するのかと聞いてみた。すると、Jさんは、「だって、なんだか乞食みたいだし。可哀想だろ。体も壊すから。良く休めないだろ」と言ったのである。

　Jさんの猛烈な反対は、Hさんの体を気遣ってのことだったのである。そんなJさんの態度は、まるで娘を思いやる父親のようであった。グループはその後、お菓子を良く食べている患者に対して、その患者の体調を心配して声かけしたりと、誰か

が誰かを思いやるグループの様相へと変わっていった。

　同じ病棟の中で、亜急性期の患者と長期在院の患者が混在することは大変なことであるが、グループのなかでは亜急性期の患者をグループに慣れた長期在院の患者が支えるようにして受け入れる事態が起こっている。このようにグループに参加していると、ハッとさせられるつきつけを患者同士で行うことも多い。グループでは、患者が持っている"見えない力"の発見にびっくりさせられる。参加するスタッフはグループに提示される話を聴き、結論は急がずにグループに委ねていく。長く入院生活を送っていると、何も考えず何も感じず生活を送り、病棟の中に埋もれていくような患者も多くなってしまいがちだが、10年、20年と入院しているような患者が活発に意見を出し合い、言語的なやりとりのなかで、また、何も語らない沈黙という非言語的なやりとりも通して、生き生きとした感覚を取り戻していくことにつながっている。そして、このことは病棟内に広がり、グループのなかだけでなく、日々の生活のなかにも根付いていく源になっている気がする。

　コミュニティミーティングでは感じたこと、思ったことをまずは口にすることが重要とされている。参加する患者、スタッフすべてが思考だけでなく身体感覚からも何かを感じ、言葉にしていく。それは決して簡単なことではない。市橋は、「入院治療では鍵がかかっているということや拘束がないという物理的なことではなく、そこで働くスタッフの心が開かれていて、患者とスタッフが、人間として対等な人としてふれあえる場が重要なのである」[*5]と述べている。コミュニティミーティングでの実践の積み重ねは、患者との関係性をオープンなものとし、患者、スタッフ双方の心が開かれていくきっかけとなっているといえる。

　治療共同体では患者とスタッフが協力して治療と組織運営にあたるとされている。病棟は一つのコミュニティとみなされ、コミュニティに起こるすべての問題は個人の問題ではなく、コミュニティが生み出したものと考えられ、すべての人々が対等な立場で話し合って解決しようとするのである。生活を通して学習し、成長することを目指すのである[*6]。

　患者でも看護師でもなく、同等の立場の生活者として気持ちを語り合うこと。患者は病院にいれば患者であるが、社会のなかでは同じ生活者である。生活者としての視点を持ち、対等な立場に身を置き、その空間と時間を共有することで、"その人らしさ"の発見につながり、関わりの新たな糸口も見えてくるのだ。

[4] おわりに

　人にはそれぞれ心地よく感じられるグループのサイズがある。患者たちは、そのグループを使い分けながら他者との距離感やここでの生活をどう送っていくのかを考えているのである。今後、精神科医療は国の政策によって病院のあり方を考えさせられ、地域との連携も強化していく必要がある。現状の変化にスタッフも、患者とともに不安と恐怖感を抱える状況となっていくだろう。多職種が連携して、風通し良い療養環境の提供に向けて、グループの活用がその選択肢の一つとなっていけるのではないだろうか。グループによって患者だけでなくスタッフも成長を促されていることに感謝しつつ、言葉の奥にある気持ちに耳を傾けられるような取り組みをしていきたい。思っていること、考えていることなど、なんでもいいから吐き出せる工夫をし、言いたいことを言ってもここでの関係は崩れないという体験を患者スタッフともに積み重ねていけたらと思っている。患者が誰かを助けあったり、思いやったり、時には周囲の状況をグループのなかに描き出して、スタッフを支えたりする"見えない力"は、コミュニティミーティングを通じて花開き、育てられていく。グループでの体験を通して、人を信頼できるようになり、「私にはあのグループがある」と思える人が多くなったら、置かれている立場は関係なく、それぞれが抱える孤独や不安は少し軽くなると考えている。

〈文献〉

* 1 　相田信男（2009）精神科臨床グループ—コミュニティミーティングの紹介—．臨床心理学，9（6），740-745．
* 2 　Clark, D. H. (1974) *Social Therapy in Psychiatry*. London:Churchill Livingstore, 69．秋元波留夫・北垣日出子訳（1982）精神医学と社会療法．東京：医学書院．
* 3 　武井麻子（2002）「グループ」という方法．東京：医学書院，105．
* 4 　相田信男（2008）精神科リハビリテーションと集団的アプローチ．精神療法，*34*（4），438-444．
* 5 　市橋秀夫（1981）精神科・治療と看護のエッセンス．東京：星和書店，101-102．
* 6 　武井麻子（2005）精神看護学ノート　第二版．東京：医学書院，149．

精神科デイケアにおける
集団精神療法の実践

髙橋 馨

> ■ **グループの目的**
> デイケアXそのものが集団精神療法的な機能を持つこと
> ■ **グループの構成**
> 実施日に参加しているデイケアXの全メンバー、スタッフ
> ■ **期間**
> 期間設定なし
> ■ **経過**
> Xそのものに関することやスタッフとの関係など、日常ではあまり話されない話題を繰り返した。
> ■ **課題**
> ミーティングでの出来事ややりとりを、ミーティングの外側との関係から眺めることが重要と思えた。

[1] はじめに

　私はこれまで自分がリーダーを務めるデイケアを一つのグループと見立て、デイケアが集団精神療法的な機能を持つためにはどうしたら良いかを考えてきた。集団精神療法的な機能とはメンバー同士の交流が豊かに起こり、デイケアに関わることをみんなで考えまた率直に話し合う場所と雰囲気が担保され、それぞれが成長できる場となることを指している。今回提示する実践は、治療共同体で言うところのコミュニティミーティングに相当する「Xミーティング」という全体ミーティングのことを中心にしている。しかし全体ミーティングをやればただちにデイケアが集団精神療法的に機能するかと言ったら、必ずしもそうではないだろう。本章では私自身

が関わった数年間の中で上記の設問に答えるために、何を考えどのように工夫し、どのようなことに注意を払ってきたか具体的に述べつつ紹介するものである。

[2] 集団精神療法との出会い

　私は大学卒業と同時に精神保健福祉士の資格を取得し、実習に入らせてもらった精神科診療所に就職した。デイケア実習で集団の持つ魅惑のとりこになった私は、学会や研修会に足繁く通うようになった。同時に文献などの基礎的な学習の他に体験グループに参加し、職場での体験や出来事の理解を深めていった。何より、社会人として一応の機能は保っているものの一体自分とは何者なのか、自分がどうしてこんな風なのか、集団精神療法を学ぶことで教えられ気づかされることが多くて、当初は驚きの連続であった。月例の体験グループに参加していて、「この人(コンダクター)は何故、私のことをこんなにもわかるのだろう」と不思議であった。がむしゃらに身にまとったり、何とか取り繕ったりした借り物の自分ではない自分がどこかにあって、それは当の私でさえよくわからないものなのに、それとして受け入れてくれているような得難い感覚があった。デイケアに通うメンバーにも、そのような体験が提供できたらどんなに素晴らしいだろうと思った。「病気である」こととか「家族の中の困った人」とかではない、彼らが彼らとして居られる場所にデイケアがなれたら素敵だろうと考えるようになった。

　当時学ぶことができたのは、主に精神科病棟でのコミュニティミーティングという方法であった。どうやら椅子を輪っかに並べてやるらしい、コンダクターと呼ばれる司会者が「どうぞ」と言って始めるらしい、といったあやふやなイメージであったがとにかく自分なりに考えて現場で工夫して実践してみようと思った。どこかよそで完成されたプログラムを持ち込んで実践しても仕方がない。そこで大切にしたことは、①今ある構造の中で何ができるかを優先に考えること、②現場に即した方法を考えること、③日常的な言葉で考えることの3点であった。

[3] 施設概要

　Xは、東京東部の下町で「錦糸町モデル」と呼ばれる精神科地域ケアを実践する、

第5章 精神科医療での展開

多機能型精神科診療所のデイケアである。当医療法人には二つの診療所、訪問看護ステーション、相談支援センター、就労支援センターがある。スタッフは相互乗り入れを基本にしており、部門ごとに核となるスタッフを配置してはいるものの多くのスタッフが曜日ごとに違う場所に勤務することで、情報共有がしやすいように工夫されている。駅に程近いZクリニックでは大規模デイケア2単位を実施し、核となるX、Yの他に、発達障害、パソコン学習、リワークなど目的や課題に応じて小グループを実施している。Xは当院の窓口的な役割を果たすデイケアで、参加人数35名前後でプログラム数も多く、地域のスポーツ大会に参加するなど活発な雰囲気である。同時間帯に並行してプログラムを行い、メンバーが選んで参加できるように工夫されている。メンバーの参加目的は多様で、統合失調症の方の日中の居場所的な意味合いから気分障害の方の職場復帰への一環としての利用などがある。アルバイトや仕事をしながら利用している方も多い。スタッフ構成は当院デイケア全体で施設基準を満たし、Xには4名が配置されている。常勤スタッフの他、非常勤スタッフも多く毎日日替わりのスタッフ体制である。

組織風土は「全体で話し合う」ということを基本にして運営されている。全スタッフを対象にした全体ミーティングや部門ごとのミーティング、毎日の全体レビューなど話し合いは日常的に行われている。

[4] 背景

1.「Xミーティング」立ち上げまでのこと

X年に私はXのリーダーとなった。それまでは別部門に勤務していたので、先輩を差し置いてリーダーとなることに、私自身は葛藤を抱えていた。この葛藤はさまざまに影響を及ぼしたが、概して私自身が役割を自分のものとして獲得していく過程であったろう。

当初のXではすでに「帰りの会」と称した全体ミーティングを毎日行っていた。恐らく話し合いを大事にする風土から生まれたものと思われたが、私にはこのミーティングが機能しているようには思えなかった。その日の感想を一人ずつ喋ることがルールとなっていて、メンバーは淡々と与えられたルールに則って振る舞っていた。時に意外な発言がある場合もあったが、大体はありふれた感想で毎回判を押し

たように「特にありません」を繰り返すメンバーが多かったと記憶している。司会はスタッフの持ち回り制となっていて、責任の所在は曖昧で時間枠の決まりもなかった。私はもう少しこの会を活用できないかと考え、「帰りの会」の構造を見直すことから始めることにした。スタッフと相談し私が司会をやり、「何でも話して良い」ことを告げて開始するという方法を採用した。曖昧だった時間も15分間と定め、必ず時間になったら始め時間になったら終わることにした。

当初は慣れない構造に私を含めてスタッフもメンバーも戸惑ったものの、毎日続けることでとにかく「帰りの会」は「何でも話して良い」との認識は全体に定着していくことになった。他のスタッフと「帰りの会」の治療的な意義について学会発表をする機会を得られたことは[*1]、その後のX運営に大きな影響を与えることになった。

2.「Xミーティング」の立ち上げ

「帰りの会」は定着し、それなりに機能してはいたものの、私には物足りない感じがずっと続いていた。会が15分という短い時間であること、その目的もあくまでデイケアの一日の振り返りをする場であることが原因であった。一方、Xでは何かの決め事やメンバー同士のトラブルなど、緊急事態に応じてその都度全体ミーティングを行うことは慣例となっていた。クライシスグループを積極的に行っていたと言えるだろう[*2]。危機的状況が起こるのを待つのではなく、それを防ぐ意味でも定期的に自由に話し合える場があった方が良いと考えた。私はXの次の課題を、日中にテーマを決めない話し合いを定期的に行うこととした。

X+2年に当院は移転することになった。Xへの移転の影響は大きく動揺もあった。スタッフの間では移転後のデイケアのあり方について検討する「移転ミーティング」が開催されるようになり、私はそのミーティングの中心的な役割を担うようにもなっていた。そして移転したその月から、月2回、日中にテーマを決めない話し合いの場を持つことにした。詳細は「集団精神療法」誌で報告した[*3]。

[5] ミーティングの構造

メンバーへのオリエンテーションは①Xに関わることをみんなで話し合うため、

②自分の考えや気持ちを言葉にして他人の考えや気持ちを聞くため、とした。日常的な言葉を基本とし、「集団精神療法」などの専門用語はメンバーに対してもスタッフの間でも使用していない。

時間は定例の昼のミーティングを行う時間である13:15から40分間とした。実施日は多くのスタッフが参加できるように第2水曜日と第4木曜日とした。日常的に行っているミーティングと同様に、机を囲んで椅子を配置して行った。これまで私が教わってきた中では曜日を固定しなかったり、椅子を輪っかに並べたりしない方法は異例ではあったけれど、現場に即した方法を採用した。司会は私が行い、他のスタッフがデイケアノートに逐語にて話された内容を簡潔に記載した。その他にICレコーダーで録音を行った。デイケア終了後にスタッフでレビューを行い、ミーティング記録用紙に記載した。

[6] ミーティング経過

ミーティング（以下、Mtg）立ち上げから私がリーダーを交代するまでの約5年間を、1年ごとにごく簡単にまとめて特徴的な話題を列挙した。

第Ⅰ期 (#1～#23)

Mtgの立ち上げ当初は、場を独占するかのように話し続ける人が、全体から攻撃を向けられることが続いた。概してスタッフへの要求的な事柄が多く、移転して慣れない場所での不安やMtgへの戸惑いが背景にあるようだった。何か、もしくは誰かしらに怒りが向けられることが続いた。

この期の話題は、クリニックの移転、デイケアに参加しなくなった人のこと、東日本大震災、麦茶の作り方、Mtgでのスタッフのあり方、Mtgの意味、司会者の座る位置、メンバー同士の揉め事、スタッフとの関係などであった。

第Ⅱ期 (#24～#47)

この頃はデイケアの算定要件として、活動時間のルールが厳しくなった時期であった。また人事異動によりスタッフ配置が変更され、Mtgの曜日を変更した。デイケアとMtgの構造に変化が重なる時期であった。全体的にMtgに慣れてきてやや停滞した感じが続いた。構造の変化に対する影響として、施設基準やスタッフ配置といった権威的なものへの「諦め」に似た感じが漂っていたかもしれない。

話題は文化祭、飼い犬、時間のルール、ブログ、自分勝手な言動をする人、休日の過ごし方、「マックでお茶プログラム」の意味、首都直下型地震、Mtgを話しやすくする工夫、Mtgで寝ること、プログラムで役割を引き受けること、ICレコーダーなどであった。

第Ⅲ期 (#48〜#68)

デイケアやMtgの構造が変わったことに慣れてきた頃からか、全体の怒りが再燃したようであった。時間にルーズな人を排除しようとする言動があり、「盗聴されている」などMtgで疑心暗鬼な発言が頻出した。

話題は震災の不安、Mtgの沈黙の意味、スタッフを頼りにしてしまうこと、都営住宅の寂しさ、参加時間のルール、院長、震災当日の様子、デイケアに通う意味、新しいプログラム、Mtgのテーマがないこと、デイケアの規律、Mtgの録音、司会者の発言の影響力、プログラムの運営方法、デイケア外でのメンバー同士のトラブルなどであった。

第Ⅳ期 (#69〜#90)

デイケアで中心的な役割を担っているAさんの存在感が高まっていた時期であった。Mtgでの発言の様子や、周囲の反応から全体がAさんを頼りにしているようであった。メンバー同士でやり取りをすることが増えてきた時期でもあった。

話題は過去のデイケア内のトラブル、忘年会、一人暮らし、デイケアのマンネリ化、朝の掃除、共有PCの使い方、司会者の結婚、参加しなくなった人、プログラム構成、Mtgの意味、昼休みの過ごし方、メンバー間の売買行為、精神障害者が起こした事件などであった。

第Ⅴ期 (#91〜#112)

法人内で就労支援センターが開所し、通所先をデイケアから就労支援センターへ移す人が幾人か出始めた。Aさんが別のデイケアへ移るタイミングと私の異動によるリーダーの交代が重なった。別れの作業を、Mtgをはじめとして「帰りの会」でも度々行っていた。Mtg自体も100回の節目を迎え、続けてきてどうだったのか全体で確認作業を行った。

話題としては、亡くなった人、「マックでお茶プログラム」の意味、司会者の発言の影響、100回の節目、成長、Mtgを継続して、スタッフの発言、「帰りの会」、デイケアの経費、メンバーの自傷行為、トイレの詰まり、仕事、スタッフへの不満、

スタッフが気持ちを問うこと、Mtgの書記、掃除、中心的なメンバーが去ること、リーダー交代、であった。

[7] ミーティングの特徴

　Mtgで話される内容はさまざまであるが、特徴的な話題としては以下4つに分類することが可能だろう。一つに、デイケアそのものに関することである。デイケア内の決まり事や、プログラムについてなどといった構造的な問題から、メンバー同士のトラブルや参加しなくなったメンバーのことなど対人関係的な問題まで含まれる。二つに、スタッフとの関係についてである。特にMtgの司会者でリーダーである私を通じて、自身の「権威」や「父的なもの」との関係のあり方について、また「スタッフに頼りたい」とスタッフという母性的な存在への依存欲求について繰り返し話題になった。3つ目には、Mtgそのものについてが挙げられる。Mtgをやる意味や録音のこと、テーマがないことなど構造的な問題から、沈黙の時どうしたら良いか、寝ている人がいること、やってきてどうだったかなどMtgの中身について直接話されることが含まれている。最後に、上記以外の話題がある。自分の飼っている犬の話といった日常的なことから、震災の経験といった不安に感じていることまで多様である。

　話題の他に特徴的なことは、スタッフから話題にする訳ではないものの、Mtgのあった日はデイケアの「帰りの会」で、Mtgの振り返りを全体で行うといった雰囲気になりやすかったことが挙げられる。意図しないことではあったが、「実はMtgではこんなことを考えていた」「違う言い方があったかもしれない」などみんなでレビューするようになっていった。

[8] ミーティングの意義

　私はMtgを継続する意義について、起こる出来事や答えのない問いに応じるのではなく抱え続けることと、「スタッフ」「メンバー」といったカッコつきの自分でない本来的な個人としての自分自身の気持ちを感じ言葉にすることが重要だと報告した[*3]。

デイケアのルールや規律をどう考えるか、メンバー同士のトラブルがあった時はどうするかといった話題に、明確な答えや対応策は存在しない。それらを話題にし、各人がどんなことを考えるのか共有する。MtgではしばしばXに参加しなくなった人のことが話題になった。そのような時はプライベートで事情を知っているメンバーが事情を説明してくれたり、あるいは「○○さんのせいだ」と他のメンバーを糾弾したりするといったことが起きた。

　気持ちを言葉にすることについてはさまざまな意義が挙げられる[*4]。自分の気持ちを言葉にすることで、私自身が体験したような、自分自身としてグループに受け入れられるという得難い感覚がもたらされるのではないかと考えている。都営住宅に住む寂しさが語られたりスタッフが気持ちを問うことについて話題になったりし、気持ちを言葉にすることについては度々やりとりを持った。Mtgにおいて「メンバー」でも「統合失調症」でもない、彼ら自身としていられる時間が少しでも訪れるのであれば、そこには恐らく精神療法的な関与としての治療効果があると言えるのではないだろうか。

　また特徴で列挙したMtgの話題からは、以下のことが考えられる。デイケアそのものやMtgそのものに関する話題については、デイケアで起きていることを全体で共有することに役立つ。麦茶の作り方や共有PCの使い方の話題が相当するだろう。特にXは日替わりで多くの人が出入りしているため、曜日によって場の雰囲気が異なる。そのような中での定期的なMtgは、今Xでどんなことが起きているのか、皆が何に関心を寄せているのかが共有される場として機能している。そこから他のメンバーやスタッフがどんな人で何を考えているのか、デイケアへの距離感や立ち位置はどうなのかが理解される。

　スタッフを頼りにしてしまうことや、スタッフへの不満などスタッフとの関係についての話題は、人間的な交流が起こるきっかけとなるだろう。デイケアのヒエラルキーにおいて「スタッフ」が上位にあることは確かで、それをなくすことは不可能だが、民主的な運営と自由な話し合いを尊重するためにできうる限りその関係について話題にしたい。お互いの関係について振り返ることは、精神療法の基礎的な要素である。スポーツや手芸など他のプログラムでは得られない理解を得ることにつながる。

[9] ミーティングを行う際の注意点と課題

　最後にMtgを行う際、私自身が気をつけてきた点について、もしくは課題としてきた点について述べたい。

　1つ目は、周りのスタッフの理解を得ることである。院長の後押しはあったものの、当初は同僚スタッフは必ずしも集団精神療法への造詣が深いわけではなかった。Mtgやレビューを通じて意見を言い合いながら、スタッフ間の関係を深め互いを理解する過程があったろう。スタッフの関係が率直でなかったり、陰性感情ばかりを向けあったりする中では、メンバーの成長は望めない。

　2つ目は構造を守ることである。構造とは、時間や場所、スタッフといったMtgの枠組みのことである。Mtgという器を安全なものとして保ち機能させるには、構造が一定であることが前提である。いつ行われるのかや、何時に終わるのかといった枠組みがはっきりしない中では率直なやりとりは成立しにくい。「帰りの会」を見直して構造に手を入れたことも、同様の視点からである。この辺りは相田の『実践・精神分析的精神療法』[*5]や髙林の「節目としてのグループ」の論[*6]が参考になる。

　3つ目は私自身が自分の気持ちを簡潔に言葉にすること、である。述べたように気持ちを言葉にすることは、言語を媒介としたプログラムの基本であり意義深いものである。私自身がそう振る舞えていたかは疑問であるが、自身の課題とするところとして挙げた。反省として私は、目の前のメンバーや「リーダーであること」に臆することなく自身の意見を率直に言うことも必要だったろう。不平不満を聞くことだけが、「スタッフ」の役割ではないはずである。「メンバー」への不満も当然あったが、そのことを口にする場面は少なかったかもしれない。

　4つ目に、あまり追い詰めないことをあげたい。デイケアは医療保険における通所サービスであり、葛藤を回避する方法としてデイケアに参加しないという選択をする場合があり得る。トラブルや自傷行為などについて話題になった際には、問題を話し合うことがMtgの目的となる。責任追及や善悪の判断をすることはその使命ではない。多数決や白黒を明確にすることは一見容易だが、それでは物事の本質は解決されない。追い詰めることで当事者がMtgに参加しなくなれば、本末転倒だろう。問題が起きた場合について述べたが、「気持ちを言葉にする」という場合についても同様のことが言える。自分自身について語るには勇気が必要で、ややもすれば

後悔や痛みを伴う場合がある。気持ちを話すように追い詰めるのではなく、自然に語られるのをじっと待つくらいが丁度良いのではないかと考えている。これは窪田の『精神科デイケアの始め方・進め方』を参考にしている[*7]。同様に私はMtgの中で自分自身に浮かんだ想像や解釈についても、あまり口にしない方法を採用している。気持ちを言い当てたり、的を射た解釈を施したりすることは当事者を追い詰めることになりやすい[*8]。スタッフの自己愛や万能感を満たすことにメンバーを利用する、という事態にもなりかねない。注意が必要である。

最後に、何事も全体との関係で物事を見ることを挙げたい。力動的な理解をすること、と言うことが可能だろう。例えばMtgで起こる出来事や発言をそれ単体として理解するのではなく、日頃の活動の様子や周囲との関係性の中から理解することである。ある人が何かを言った時に、発言の裏に隠された意図や表出されない気持ちが何かを想像することである。これらはMtgで起こることそのものへの理解だが、Mtgという構造自体への力動的な理解がより重要であると梶本が指摘している[*9]。例えばMtgの掲示用ポスターを作ってくれたのは、メンバーであった。他のスタッフがMtg中はX以外の人の出入りが少ないようにと、通常なら喫煙所となっている場所の出入りを禁止してくれていた。Mtgは私の発案で始めたことではあったけれど、見渡せばそれを維持するのは私だけの役目ではなくなっていた。自分と周囲との関係が見えているか、Mtgに対する周囲の人たちの動きや気持ちをどのように理解するかでMtgの質は異なるだろうと考えている。「帰りの会」での意図しないMtgのレビューについても、同様の視点で理解することができる。

[10] おわりに

精神科デイケアにおける集団精神療法の実際について、全体ミーティングという方法を中心に述べた。触れたようにMtgを立ち上げ維持するのは、自身の力だけでなく周囲の協力と理解があってのことであった。スタッフ間での私自身の立場や役割の変化も影響していたろう。

はじめに触れたように、私自身が目指していたのはデイケアそのものが一つのグループとして機能することにあった。リワークプログラムや就労支援など目指されるものがあらかじめ設定されていたり、メンバーに課題を課していたりするデイケ

第5章　精神科医療での展開

アが増える昨今に、紹介した実践がどれだけ参考になるかは心許ない。しかし私としてはさまざまな先達の実践を見聞きして、現場に取り入れられるものは取り入れ、工夫が必要なものは施しながら、継承されるべきは継承されるように続けてきたつもりである。大切なのは、どのような理論を参照してどのような方法を採用するにしても、目の前にいる人達の役に立つことは何か、自分のいる場所がより良い場所になるのにはどうしたら良いかを、自分の持ち分で自分なりに考えることだろうと思っている。そう考えることが、デイケアにおける集団精神療法の第一歩となるのではないだろうか。

〈用語解説〉
治療共同体：民主的な組織運営を基本とし、そこで起こる全てのことについて全体で共有する文化。
コミュニティミーティング：定期的に行われるテーマのない自由な話し合い。場に関わる者全員が参加することとされる。
多機能型精神科診療所：同一法人内で外来診療や通所サービス以外に、アウトリーチや障害福祉サービスなどさまざまな事業を持つ診療所。
クライシスグループ：何か問題が起こった際に緊急で話し合うこと。

〈文献〉
*1　髙橋馨・髙見真理子・善積知子・窪田彰（2012）「帰りの会」の治療的意義を考える．デイケア実践研究, 16(1), 3-7.
*2　髙橋馨（2011）安心・安全なデイケアであるために．精神科臨床サービス, 11(3).
*3　髙橋馨（2013）こもれびミーティングがもたらしたもの―ワタシにカッコをつけないで―．集団精神療法, 29(2), 190-194.
*4　鈴木純一（1999）集団精神療法の実践．近藤喬一・鈴木純一編，集団精神療法ハンドブック．東京：金剛出版, 143-160.
*5　相田信男（2006）実践・精神分析的精神療法―個人療法そして集団療法―．東京：金剛出版．
*6　髙林健示（2005）デイケアにおけるグループ―利点と注意点―．精神療法, 31(4), 37-43.
*7　窪田彰（2004）精神科デイケアの始め方・進め方．東京：金剛出版, 193-202.
*8　髙林健示（2012）精神科病院男子閉鎖病棟でのコミュニティーミーティング―シナリオで示す集団精神療法の実際―．集団精神療法, 28(1), 48-55.

＊9　梶本浩史（2013）グループに求めるもの．集団精神療法, *29*(2), 251-256.

スモールグループ
―グループは自分を見つける場所―

神宮京子・野村静香

■ グループの目的
他者と関係性を築きにくく、自分の思いをうまく表せずに退院しそこねている人たちが退院していけるよう、サポートをしていくこと。

■ グループの構成
急性期病棟から慢性期病棟に移り、退院プランが立ちにくい、入院1年以内の人。
疾患：特に問わない
年齢：20～50代（つまり、思春期・高齢者は除く）
スタッフ：多職種による

■ 期間
毎週1回、期限なし継続、スロー・オープン。

■ 経過
慢性期病棟では目立った問題がないため埋もれがちな人たちが、気持ちを語り合うことで退院への意欲を維持でき、スタッフは本人の思いに添った支援をしやすくなった。「退院」という共通テーマのもと、その人らしい生き方を問う側面も重要になる。

■ 課題
スムーズにいかないケースが多いので、コンダクターらは強い気持ちを持ち続けることが重要である。グループの中で表されるその人の思いを退院への具体的支援に活かしていくために、病棟や他のスタッフとの連携が必要である。

[1] はじめに

　ある青年Aのことが気になった。急性期病棟から慢性期病棟に転棟し、1～2ヵ月が過ぎ、新しい病棟生活に慣れてきているようだった。病棟に馴染み、それでどうなるのだろうとの思いがよぎり、声をかけてみた。「ここで何をしているのか……、

これからどうなるのか……、このままでもいいのか……」と、不安とあきらめの言葉が返ってきた。急性期病棟に初めて入院した20代前半のAは、ひきこもりの末に入院となり、統合失調症と診断された。病棟でも引きこもっていたが、コミュニティミーティングや作業療法グループに出てくるようになり、人との関わりに何かを感じるようだった。退院後の方針が定まらず、開放病棟での治療を継続することになったが、転棟後には再びひきこもり状態になっていた。

　当時のその病棟は長期在院者で構成され、作業療法やイベント、外出外泊などがゆるやかに実施されていた。長い時をかけて育まれた患者とスタッフの関係性は、安心と豊かさという治療的意義を生み出していたようであった。しかしAに対しては〈まだよく知らないから〉と、スタッフは見守っているらしかった。

　長期入院患者が多い日本の精神科医療が少しずつ変わり始め、早期退院・地域移行支援が促進される現状にある。精神科病院では長期在院者を減らし、急性期治療が重要視されてきている。しかしながら、こうした社会的な動きの中でも、急性期病棟から退院できず、より長期の入院治療を余儀なくされる、あるいは入退院を繰り返す患者が現実には少なからず存在する。

　退院に至らないケースにはさまざまな要素が複雑に絡み合っていることが多い。一つの要因は、Aがそうであったように、患者個人が他者との関係性を築きにくく、自分の思いを伝えられず、支援者たちをうまく使えないという特徴にあると言える[*1]。Aの場合はゆっくりとだがケースワークが進み、1年半ほどをかけて退院していった。この間、揺れ動くAの気持ちを分かち合う仲間は、あまりいなかったように思われた。退院後、再び孤立した生活に戻ってしまうのではないかと心配がよぎった。

　慢性期病棟に新しい患者が増えていく中、Aとの関わりを通して感じたジレンマを共有するスタッフの間で、「新しい患者のグループ」をできないものだろうかという話が出始めた。グループを立ち上げ、実施してきた経緯、そこから学んできていることを紹介したい。

[2] グループの立ち上げ

1. グループが始まるまで

　新しい患者が増え始めている慢性期病棟担当のスタッフで、グループ運営が可能な多職種の数名を中心に、グループの趣旨について話し合うことから始めた。「入院継続により退院への気持ちを萎えさせたくない」との思いが共有された。参加メンバーにとってグループの目的が明確であることがグループへの意欲を維持し、グループを効果的に活用するであろうと言われている[*2]。そこで、下記のとおり目的を明確にした。

- 退院や自分について考え、気持ちを語り合う
- 情報交換
- 人と、そして次の環境へとつながっていく

　特に最後の項目は、退院が治療の最終地点ではなく、その後の生活へとつなげるための大事な通過地点であるという視点である[*1]。グループを通して人や環境とつながる体験を育むことで、退院してグループを去った後にも、別の他者やグループと再び関係を築きやすくなるであろうと期待するものである。

　グループを実施するスタッフは作業療法士をコンダクター（以下、Co）とすることで、他のグループワークやプログラムとも連携しやすいと考えた。コ・コンダクター（以下、CCo）は、ソーシャルワーカー、看護、心理など多職種が交替して担うことで、メンバーの気持ちや行動に多面的に関われるであろうと思われた。

　メンバー選択は、看護が手を差し伸べにくい、作業療法に関心を示さない、退院先のめどが立たない人などを対象にしようと考え、厳密ではないが下記の基準が共有された。

- 入院後1年以内で、急性期病棟から慢性期病棟に転棟してきた人
- 自己表現の乏しい人
- 家族のサポート力が弱く、ケースワークに苦労しそうな人

　年齢的、病状的に、ある程度の自立的な生活が期待できそうかどうかも重要である。

　病棟の協力は不可欠なので、スタッフ・ミーティングでグループの目的とメンバー候補について説明し、同意を得ていった。その上で、「退院とこれからの生活に

向けて、さまざまなことを少ない人数のグループで話していきましょう」と、メンバー候補たちに声をかけてみると、「参加してみたいです」とあっさり応じるメンバーは少なくなかった。彼・彼女らが病院の中で拠り所なく、すがる何かを求めているように感じられた。

2. グループの構造

グループの構造はグループに携わるコアスタッフによって定められ、維持される(表1)。参加メンバーは退院によって終結し、転棟によって随時加入するので、人数は変動する。「退院について……」と目的を定めながら、「何でも自由に」と広げている。単なる情報交換やhow toにとどまらず、情緒的交流やさまざまな連想を大切にしている。

参加スタッフは、セッション前にメンバーの動向について情報共有するプレ・ミーティングを行い、終了後にはグループで何が起きていたかをレビューする。スタッフの気持ちも率直に語り合いたい。個人とグループの記録は主にCoが担う。

表1　グループの構造

グループ名	スプリング
目的	退院についての思いを語り合うこと
スタッフ	Co固定 CCo複数・入れ替わり
メンバー	5〜10名(慢性期病棟、男女、20〜50代、入院1年以内)
日時	週に1度、1時間
開催場所	開放病棟内多目的ルーム
形式	スロー・オープン(退院により終結、新メンバー随時加入)
内容	自由に思ったことを話す、聞いているだけでも良い

[3] ある2年間の経過

1. グループの表し方

各セッションのグループと個人の文字記録の内容から、グループの経過の中で特徴的な側面と、印象的な個人の経過について紹介する。個人やグループや施設が特

第5章　精神科医療での展開

定されないよう、経過に影響しない範囲で、表現を変えている。便宜上、Coらの発言は〈　〉、メンバーの発言は「　」、特出したい言葉は『　』を用いている。メンバーはすべて仮名である。

2．経過

　グループが発動してから、病棟やメンバーのニーズの変化とともにグループも変容してきている。このスモールグループ『スプリング』に特徴的なグループや個人の動きを浮かび上がらせるために、ある2年間を半年ごと4期に分けてたどってみたい。

✍ Ⅰ期：X年～X年＋0.5年

　それぞれのメンバーには退院できない理由があった。「妻が家を出ていった。息子は自分を恨んでいるから家には帰れない」という村井の話は率直すぎて触れ難かったが、「親が死んだので、一人でいると幻聴がひどくて、とても帰れない」と自分の苦悩を語り出す川島がいた。すると、村井は「電気ショックを受けたらしいけど、覚えていない」と振り返った。生々しい話題に、細井は「病院は三食昼寝で良いけど、怖いところでもある」と続けた。語られている内容は異なるが、不思議と、情緒の次元では繋がっていくように感じられた。『家で迎えられないさみしさ』や『病気や入院生活の怖さ』は、すぐには語り出さない他のメンバーにも伝わっているようだった。目を閉じて黙っている古矢は、時に目を開けて話しているメンバーに視線を送るので、〈何か思っているの？〉と尋ねてみると、「本当は家に帰りたい。無理とわかっているけど……」と話す。

　グループの中では、退院をあきらめない気持ちを自らに言い聞かせるように語り出すメンバーたちと、実際に退院していく段階に入ったメンバーたちのその後の生活プランが話題になっていった。退院後の生活に希望をもって「アルバイトをする」と若い下山が語ると、中年の川島が「本当は学校の先生になりたかった」と語った。Coらは希望に胸膨らます下山が心配で、現実検討を促したくなる一方で、夢をあきらめざるを得なかった川島らの心の痛みに、〈無念……〉と気持ちを伝えた。

　実際に、生活訓練施設への訓練外泊を始めるメンバーが出てきて、グループは少しずつ情報交換の場になっていった。痛みへの防衛なのか、現実的な対処なのかとCoらは思いを巡らし、グループは続いていった。

🔸 Ⅱ期：Ｘ年＋0.5年〜Ｘ年＋1年

　「そう簡単にはいかない」と野田が語れば、訓練外泊の様子を「言えない」と口をつぐむ橋本がいた。1泊の訓練外泊の次に2泊が決まっていたにもかかわらず1泊に減らされ、「悔しい、後戻り……」と語る崎山に、「その気持ち、わかる」と橋本は共感した。グループには重く沈んだ雰囲気が続いた。「仲間って何？」という問いは、『グループをしてどうにかなるのか？』という疑問のように感じられた。それでも、どこか鼻で笑うような尊大な態度だった崎山が、少しずつ柔和な笑顔を見せるようになり、『気持ちをわかってもらう』体験をしていたからではないだろうかとレビューされた。

　自ら口を開いたことのなかった古矢が唐突に「ゲームはどこで買えますか？」とCoに尋ねた。驚いているCoらを尻目に、情報通の吉永がそれに答える。「ありがとうございます」と応じた古矢は、数セッション後に、「ゲームが買えました」と報告した。普段は自分を閉ざしているように見える古矢の一連の動きに、Coらは目を見張った。グループは、訓練外泊、病状、家族の問題に関してアドバイスを与え合い、共感し合っていった。野田は「壁……」の高さに圧倒されるが、「身の丈に合った幸せ」を求める吉永の悲痛な声に救われた。「滅入ってもいい」──そんな風にグループは支え合おうとしていた。少しずつ言葉を交わすようになってきた古矢は、「妄想が出ちゃうと辛い、だから人を避けてるんです」と明かした。退院していく〈志を貫く厳しさ〉がグループを支配していた。「スプリングは春ですか？　バネですか？」という問いに、Coらは返す言葉に詰まっていた。「現実は厳しい」とグループは言葉をフェイドアウトさせていった。

　〈重苦しい〉〈発狂しそうな感じ〉と、この時期のレビューでスタッフは口をそろえた。「春ですか、バネですか」と投げかけられ、『いや、冬です』と応えたい思いを味わっていた。古矢の妄想の辛さを初めて聞いて、〈古矢さん、かわいそうだったんだね〉と、しみじみ口にしたCCoの言葉が余韻となった。

🔸 Ⅲ期：Ｘ年＋1年〜Ｘ年＋1.5年

　何人かが退院していき、何人かがドロップアウトして、グループは様変わりしていく。「小さな成功」を喜ぶ野田や吉永がいて、焦らず、満足する雰囲気の中、「1年が経ちました」と古矢は自分のグループ体験を振り返った。〈どうですか？〉と聞かれて、「これからも続くんですよね」と確かめた。退院を前に、崎山はグループを

「解決しないけど心の整理をする場所」と表現した。取り残される不安からか、「普通の人に比べてぬるま湯」と吉永が自責的に言うと、「変わりたいけれど……（変われるものではない）」とあきらめ口調の野田。どことなくふわふわしていて、Coらはその心情をつかみがたく感じていた。

　そんな空気に耐えがたいように、森はあるセッションで、「もう、ここには来ないと思います」と宣言した。断続的に参加していた森は、どこか拒絶的であった。どのような思いでそう宣言するに至ったのか、Coが尋ねると、「悪口を言いたくないけど、ここは意味がないと思う」と静かに、少し遠慮気味に話した。関口は「まぁ、森君はまだ若いから……」と優しくおさめようとしたが、「自分の問題から逃げて、他人のせいにしている」と森は突き放した。〈あなたの問題は？〉と投げかけられ、悲惨な家族状況を吐き出すように語り、「だから自分で乗り越えようと思う」と言い切った。グループはあいまいに「隠さざるを得ないことってある」「悪口は幻聴になる」と応じていた。

　グループは病気と向き合う意味について、またピアサポーターについて、話題にすることが増えていった。退院していく関口は、「愚痴ばかりでなくグループホームの見学や、外部から人を呼んではどうでしょう？　自分も愚痴ばっかりでしたけどね」と、グループへの提言とともに、自らを振り返った。〈これからはどうなりそう？〉と聞かれ、「扉は開いた、その先の景色は見えません」と語った。「何とかなるよ」とグループから言われ、「ええ」とうなずいていた。「病気で喪ったもの」が話題になり、運転免許や人間関係、人づきあいの難しさ恋しさが語り合われるが、どこか温かい雰囲気になっていった。

🖎 Ⅳ期：X年＋1.5年～X年＋2年

　統合失調症ではないメンバーが増え、2～3ヵ月で退院するメンバーもいるなど、グループ内の変化は著しい。「姉に連絡すると怒られるから」と渡辺が泣くと、「母はいつもいなかった」と寂しい思い出を語る日野。具体的に『退院』への道が開けるわけではないからか、新しいメンバーの日野は「グループはどんな場所？」と投げかけた。明快な答えはなかなか出ず、グループはある種の闇に落ち込み、もろさが露呈していった。話のかみ合わなさやストレスから、「グループで話すのが怖い」とはじき出されるように去っていくメンバーもいた。長い沈黙が続いた時には、いきなり「爆発～！」と叫ぶ酒井がいた。内側にたまったエネルギーを感覚的にそう放出す

るしかない、言葉で考えられない次元にグループは陥っていたように感じられていた。

「今も孤独」——そんな新井のつぶやきが、もう一度グループの結びつきを生み出していったように思われた。「はっきりしない医者はちょっと……。ちゃんと引っ張ってくれる人が欲しい」と語る倉田に対し、「頼る必要がある時に頼ること」と語る日野は自立を示唆していたように聞こえた。家族に拒絶され、さまざまなものを喪い、そこから自立へと向かおうとする中、「一人で安眠できるようになったら自立」と、新井は自分なりの指標を見出していたようだが、実際にはなかなかそこに至っていないようだった。『求めれば求めるほど満たされない』感じが、この頃のグループのテーマになっていた。『孤独かもしれないが孤立はさせない』とCoらは強い気持ちを抱きながら、グループの言葉を聞いていた。

自分のことに関しては「だめ……、眠れない……、疲れて何もできない……」とぐずぐずしている新井は、それでも「姉がまったく私の話を信じてくれない」と涙する渡辺に対して、「信じてもらえないのって辛いよね。渡辺さん、それなのに良くやっているよ」と優しい言葉をかけている。自分に関しては投げやりな新井だが、グループの中で見せる他者へのサポーティブな振る舞いに、〈少したくましくなったように思う〉と伝えた。

3. グループがあるから起こること

初回セッション後のレビューで、〈みんな、ちゃんとしている！〉とCoは第一声を放った。1対1で話す時とはずいぶん異なる顔を見せるメンバーたちは、当初、スタッフに聞いてみたい、話してみたいという思いのままに、語りだしていたようだった。グループは、そうして良いという『許可』を与えられた『証』のようなものだったろうか。Coらにとっては、メンバーの知られざる一面を発見することに驚きと喜びがあり、グループは彼らに近づくことを許される『許可証』のように感じられた。直接には関わりの少ない、他病棟や多職種のスタッフが参加しているのも良い影響を与えているようである。

I期ではほとんど閉ざされていた古矢の眼や口は、その心の動きの激しさを物語っていたように思われた。もともと彼は何のプログラムにも参加せず、自分の世界に閉じこもっていたからこそグループに誘われた。人を避けながら生活している

彼は、グループの中でもひっそりしていたが、それは刺激を避けるためであることがⅡ期で語られるようになり、自らの思いを伝えてくれるようになっていった。グループの刺激を受けながらも圧倒されるだけでなく、自分の中に取り込んでいく過程で、グループホームという選択肢を受け入れ、Ⅲ期では退院へと繋がっていった。
　崎山もまた日頃から口数少なく、時折見せる「ちっ」と吐き捨てるような笑いは居心地の悪い感じを他者に与えていたが、本人の自覚は乏しいようだった。ルーティン化している作業には淡々と取り組んでいたが、気持ちはなかなか言葉にならず、混沌としているようであった。どこかふてぶてしい彼には衝動性も見受けられ、退院は不安視されていた。それでもⅡ～Ⅲ期にかけて、グループの中で気持ちをわかってもらう体験や、一歩ずつ進んでいく過程を共にたどる仲間ができることで、素直に嘆く柔らかさが見られるようになっていった。退院が決まる頃には、後進のために生活訓練施設の様子を教えてくれていた。
　一人の孤独に耐え切れず、苦しんできている新井は常に情動的に不安定で、何度か入退院を繰り返していた。今回は少し長めの入院で、そのことに戸惑っているようだった。他の何ができなくてもグループには続けて参加できていた。当初は不安を訴えるばかりであったが、さまざまな気持ちを語るようになり、他のメンバーに対して共感的な態度を見せるなど、Ⅳ期では中心メンバーになるほどたくましくなっていった。その変化を少しは実感しながら、アパートへと退院していった。
　グループを通して人と関わることを求めるようになったメンバーの多くは、退院後の環境で新たなグループを自ら求めるようになり、人の中で暮らしていっているようである。

4. コンダクターらの役割、連携

　普段の病院生活では近寄りがたい雰囲気を漂わせている彼・彼女らであるが、グループの中で共に座っていると、とても近くに感じられる。お互いの皮膚と皮膚との間は、日常の機能的な空間とは異なる次元で、彼・彼女らにとっても非常に近く感じられるのではないだろうか。そのことで生じるこころの動きの激しさは、言葉で語られている以上のものがあろうと想像される。それは〈ひりひりする感じ〉や〈痛み〉としてCoらに伝わり、彼・彼女らの生きてきた過程での人との出会いそのものの痛みを表しているように思われた。鍛冶がグループにおける非言語的な次元

のコミュニケーションの相互的な意味を説いているように[*3]、このグループの語り合いが本当の意味を成すためには、Coらは自らの振る舞いやまなざしや声も含めて応答していく必要があることに気づかされる。

　ぽつ、ぽつ、と語られる言葉に孕まれるさまざまな感情に思いをはせながら、Coらはメンバー間の「橋渡し（bridging）」[*4]を丁寧にしていくことが重要であると思う。お互いの気持ちがつながっていくことで、メンバー同士がお互いに橋渡し機能を果たすようになる。そうして育まれた力が、やがてグループを取り巻く病棟や、他の人たちに対しても、自らつながろうとする動きになっていったように思われる。

　『スプリング』では異なる職種が交替でグループに加わり、それぞれの特徴を生かし合っている。看護師が参加しているセッションでは服薬や症状のモニタリング、金銭管理などの日常生活のあり方が話題になりやすい。ソーシャルワーカーがいれば家族調整や福祉サービスなどの質問会になりやすく、心理士がいれば情緒的な面がより扱われやすいだろう。意図的にプログラム化をしていないが、メンバーらは自由に各職種の持ち味を使っているようであった。一本一本の細い糸が、それぞれのメンバーの中で紡がれていき、しっかりとした綱となって彼・彼女らが手繰ることができるようになった時、その先へと自らを導いていく姿が見受けられた。

　グループの中でしか見せなかった変化は、ゆっくりと他の場面でも表されるようになる。主治医に言えなかったことを言えるようになる、担当スタッフに希望を伝えるようになるなど、グループに関わらないスタッフにも知られるところとなる。グループを通して知ったあるメンバーの変化を、病棟の中でのそのメンバーの中に見つけようと、スタッフがより積極的な眼を向けるようになることもあろう。いずれにしても、鈴木が指摘するように、グループは「治療の一部にすぎない」[*5]という自覚をもち、グループと全体の治療環境をつなげていく作業があってこそ、グループは生かされるのだと思う。

[4] グループはどんな場所？

　なかなか答えを見いだせずにいた「グループはどんな場所？」という問いかけに対して、後に「グループは自分を見つける場所」という理解にたどり着いた。病棟で実施されているコミュニティミーティングと比較して、「大勢の前ではなかなか『自

分のこと』は話せない。先生もいるし、みんないるし……。でもここなら話せる」という主旨の意見はよく出る。マニング（Manning, N.）による英国の治療共同体についての比較調査研究(50年代と70年代)では、コミュニティミーティングに比べて患者はスモールグループを好む結果が出ており、後者において力のある治療者に治療されることを望む傾向が指摘されている[*6]。時代や文化が異なるが、果たして『スプリング』においてもそうなのだろうか。印象では、大きな網目からは零れ落ちてしまいそうな人たちが、小さな網目にすくわれるようなイメージが浮かぶ。少なくとも、慢性期病棟には少し異質な新しい患者らにとって、スモールグループは帰属しやすい場となり、また病棟にとっても異質な患者を受け入れていくために、必要なステップを提供してくれるものと思われる。

「スプリングは春ですか？　バネですか？」というメンバーの問いかけは、このグループの本質を問うものである。確かに、寒い冬のような入院生活から希望の春へと退院していく、そのためにグループをバネのように使って飛び立ってもらいたい、そんな思いは込められている。それなのに、グループは、冷たく凍り付くような孤独感、行き場のない憤り、熱く焦がれる思い、重い闇の中に沈むような苦しさを、避けては通れないでいる。そんなグループの冬を、沈殿を、Coらは「強い気持ち(passion)」[*7]で生き抜く覚悟をすることである。春になるためには寒い冬を越さなければならないし、高く飛べるようになるためには深く沈まなければならないのであるから。

スモールグループでは、それぞれのメンバーが自分のペースで心の窓を少しずつ開き、グループという外の景色を眺め、聞こえる音（声）を聴き、何かを取り込み、自らの心の内にあるものを少しずつ外に表す。自分の内と外が共鳴し合い、二つの世界の空気が馴染でいくのを体験する。そこで繰り返される自己と他者との対話の積み重ねを通して、「自分を見つける」のだと思う。そうした実感をもってグループを去り、退院していくメンバーの多くは、ひと回り大きく感じられる。グループの向こうに広がる世界へと続く「扉」を開いていくその手は、何かを摑む力強さとしなやかさを備えているようである。

こんなことがあった。退院後半年ほど経った古矢に外来でたまたま会った時、唐突に、「あのお店に行ってきました」と報告された。グループの中で彼が「行ってみたいけど行けない。道がわからなくて……」と言っていた店のことであった。そん

な風に，自らの足で『道』を開拓しながら歩んでいる新しい生活が想像された．道はつながっている……そう信じたい．

〈文献〉

* 1　安西信雄（2009）長期在院患者はどのような人たちか，集中的リハビリテーションは退院促進にどう役立つか―退院促進研究班の経験から明らかになったこと―．精神科臨床サービス，9（3），340-343．
* 2　The American Group Psychotherapy Association（2007）*Clinical Practice Guidelines for Group Psychotherapy.* New York: The American Group Psychotherapy Association. 日本集団精神療法学会監訳（2014）AGPA集団精神療法実践ガイドライン．大阪：創元社．
* 3　鍛冶美幸（2016）身体としての集団・集団における身体―集団精神療法としてのダンス／ムーブメントセラピー―．集団精神療法，32（1），31-37．
* 4　Ormont, L. R.（1992）*The Group Therapy Experience: From Theory to Practice.* New York: St. Martin's Press.
* 5　鈴木純一（1999）集団精神療法の実践．近藤喬一・鈴木純一編，集団精神療法ハンドブック．東京：金剛出版．
* 6　Manning, N.（1989）*The Therapeutic Community Movement: Charisma and Routinization.* New York: Routledge.
* 7　Billow, R. M.（2003）*Relational Group Psychotherapy: From Basic Assumption to Passion.* London: Jessica Kingsley Publishers.

第5章　精神科医療での展開

10年を経て継続している青年期ひきこもりのグループ事例

落合尚美

■グループの目的
背景：デイケアなどを持たない無床の総合病院（以下A）において、医師・コメディカル合同で数種の外来小集団精神療法を行っている。
目的：ひきこもりがちで自宅を中心とした生活・就労など社会的活動をしていない青年期患者が対話できる場所として開始。ひきこもりメンバーが、家族以外の他者に触れられる場、同世代で気持ちを語り合える場として機能している。
■グループの構成
対象：A総合病院を利用し、青年期で、広い意味でのひきこもりの心性を持つメンバーとし、言語的な交流ができれば、疾患や精神科通院の有無は問わない。
年齢：20代～40代
スタッフ：コンダクター、コ・コンダクターの2名（女性）
■期間
月2回（8月のみ休会）、第2・4水曜日の15時から60分間開催。グループはX–15年に開始し（筆者はX–6年から参加）、1クール10回と区切りをつけていた時期もあったが、現在はクール制ではなく継続する形をとっている。
■経過
開始当時は、グループの中でもひきこもりが見られていたメンバーであったが、その後長い年月をかけて、グループを開始したソーシャルワーカー（以下B：女性）のもとに集い、自身や家族関係などについて語り合う場となってきた。Bの退職にあたり、グループが大きく揺れた時期もあったが、地域に共通の話題などからメンバー同士の対話が再開し、新メンバーも参加し継続している。
■課題
メンバーは対人恐怖などの重い病理を持ち、長い経過を経ても、深いレベルでの情動交流は難しい面がある。また、社会性に大きな進歩は見られていない。

[1] はじめに

　グループを始めるモチベーションは、スタッフやメンバーが属している環境によりさまざまである。筆者は、病棟コミュニティミーティングや家族教室をはじめ、主として病院臨床の枠組みでグループ療法を行ってきたが、現場のニーズに沿ってグループの目的が生まれ、それに準じてグループの構造も形成された。本稿で紹介する〈水曜グループ〉は、総合病院で、ひきこもり患者の「他人と話せる場が欲しい」という希望に応えて始めた力動的な枠組みのグループであり、長い期間をかけて、自身や家族関係について語る場として機能するようになったものである。この事例集では、こうした筆者の臨床経験を、具体的に記すことが役立つのではないかと考えている。事例提示に先立ち、グループを始める際の準備や留意点に関して、少し触れる。

　グループとは、まず集い、語る、ということが基本であることは言うまでもないが、2014年に翻訳された『AGPA集団精神療実践ガイドライン』[*1]には、グループに参加するメンバーにとって、グループとは未知の世界であり、初期には強い不安と緊張、戸惑いの気持ちが高まることが多いと指摘されている。筆者の臨床でも、これらが治療抵抗やドロップアウトにつながることを経験した。グループで生じる問題については、グループの中で取り扱ってゆくことが原則であるが、ガイドラインでは、グループ開始前に、メンバーに対して、グループ治療とはどういうものかという理解を促し、目的（目標）の共有を行うなど、事前準備の有効性についても、グループプロセスとしてきめ細かく記されている。筆者も、グループの中でメンバーの初期不安や違和感を取り上げてゆくことと併せて、グループを開始する際や新メンバー参加にあたっては、できるだけ準備面接を行う。こうした工夫が、メンバーをスムーズにグループに導入し、治療同盟の第一歩となるとも思う。忙しい臨床の中でこうした準備を行うことには限界があるが、グループの滑り出しのコツの一つと思われるので、触れておいた。

[2] 〈ひきこもり〉とグループについて

　本グループは、A総合病院の精神科外来で行っている、力動的な小集団精神療法

第5章　精神科医療での展開

表1　グループのメンバー

メンバー（診断）	プロフィール	家族との問題
D　○（30代） 神経症 軽度精神遅滞	小学校時より不登校。母親と二人暮らしで、自宅では母、グループではBに強い依存を向ける。情動不安定で身体化症状が頻発する。	姉妹葛藤が強く、姉の結婚、出産で不安定になる。
E　○（30代） 統合失調症	思春期に発症し、家族の視線も怖がるほど視線恐怖が強く、単独外出はほとんどできない。	依存対象の母親が脳疾患で倒れ介護。
F　○（40代） ASD、てんかん	コミュニケーション障害が目立ち、被害・加害妄想も見られる。身体疾患の再燃もあり。	社会人の兄弟に劣等感がある。
G　○（20代） 神経症	小学校時より不登校。自宅では不安定で解離性幻聴や被害妄想も見られるが、グループでは明るく振る舞い、中心的な存在。	精神病の母親が脳疾患で倒れ、姉もうつ病で介護を担う。
H　○（20代） 神経症	思春期より醜形恐怖症で美容整形を繰り返す。	父のDV、両親離婚
I（40代）統合失調症	思春期に発症し自宅閉居、Bの退職時に退会	同胞への劣等感
J（30代）統合失調症	思春期発症、外出すると醜形を噂される幻。	父がアルコール依存症

＊○印がついているのが現在のメンバー

である。メンバーは現在、女性5名で（プロフィールは表1）、スタッフ2名（医師：筆者／ソーシャルワーカー）も女性である。メンバーは、思春期から続くひきこもりで、長年、ベテランのソーシャルワーカーBにグループ内外でのサポートを受け、自宅では母親、グループではBへの強い依存が見られていた。また、家族もBに支えられている部分が大きかった。筆者の参加はX–6年であるが、グループはX–15年に、Bがコンダクター（以下、Co）として開始し、筆者は、数年後のBの定年退職を見据えて、グループを引き継いでゆく要請を受けて参加した。筆者は、ひきこもりとグループ、という組み合わせを聞いた時には、少し違和感を覚えたが、その後現在まで、スタッフやメンバーと語り合う中で理解を深めてきたつもりである。ひきこもりの精神医学的な把握に際して、狩野[*2]は、思春期心性との関連、病気（精神病圏）か非精神病圏か、家族や社会との関連性、内的「ひきこもり」と外的「ひきこもり」、という視点が必要だと述べている。内的「ひきこもり」については、摂食障害やパーソナリティ障害などの、一見対人関係に関わっているように見える行動が、内的ひきこもりに対する防衛の表現となっている場合もあること、治療者がこうした点に配慮する感性を養うためには、治療者–患者関係における治療者自身の内面の洞察が必要

であると述べている。本グループで冒頭の〈対象〉に示したひきこもり患者は、狩野の指摘するそれぞれの軸において問題を抱えており、多面的な理解と支援が必要であると感じている。メンバーの疾患は、神経症、統合失調症、発達障害と多様で、グループが心的問題に直面すると、疾患特有の病理や防衛反応が見られる。また、メンバーは共通して対人緊張が強く、対人恐怖、視線恐怖に悩む者も多い。心的発達の面では、思春期を脱していない未熟な側面があるが、その中に純粋さや、傷つきやすい自己愛も感じられる。こうしたメンバーが投げかけてくる依存と、治療者の母性的な抱え込みという転移関係が、本グループの受動性という防衛機制となっているとも感じている。また、彼らを取り巻く原家族の変化も、グループに影響を及ぼしている。本稿では、こうした課題を抱えているグループの治療経過について、2期に分けて報告する。

[Ⅰ期] X−6年〜X−3年 (筆者の初回参加からBの退職まで)

筆者が青年期ひきこもりグループの文化に触れて感じたこと、Coとなり見えてきたことを中心として、ひきこもりのグループ病理の理解と、治療の転機などをまとめた。また、筆者は幾つかの事例において、発達障害を抱えるグループ環境について報告してきたが、本グループでもASD[1]メンバーとの関わりについて触れる。

グループは、職員食堂奥のひっそりとした場所で行われており、慌ただしい総合病院の中で、時が止まった別世界のような空間であった。筆者の参加は、数年後のBの定年を見据えてのものだが、そのことはメンバーには伝えられていなかった。筆者がコ・コンダクター (以下、CCo) として参加時、長年メンバーの出入りはなく、年齢も30代中心であった。メンバーは、疾患 (表1) は異なるが、各々病理が重く、互いの会話は乏しく、Bに向かって語るメンバーが多かった。グループの話題は、テレビのニュースやスポーツなど表層的なものが多く、統合失調症のIが淡々と出す話題に、神経症のDらメンバーがポツリポツリと語り、ASDのFは自分の関心のある話を続けた。メンバーは、時事問題を通して社会を怖々と見ていて、現実感がなく、統合失調症のEが、時折家族の深刻な話をすると、皆黙ってしまった。筆者は、このような長く続くグループに途中から加わったのは初めてで、メンバーが筆者に対して、スタッフというより新メンバーを迎えたかのようであったことにも戸惑ったが、不思議な穏やかさのあるグループは居心地よいものであった。ひきこもり患者の日常の孤立の中で、長い歴史を持つグループが、メンバーの大切な場と

なっていた。

　しかし翌年、Bの退職を控えてCoを担当した筆者は、メンバーのコミュニケーションの乏しさや、背景の家庭環境の変化も垣間見て、グループを引き継ぐことに不安を覚えた。CCoからCoに役割が変わると、グループの見え方が大きく異なることは興味深かったが、特に難しさを感じたのは、ASDのFへの対応であった。

　Fは、母親のサポートで高校まで卒業、その後は作業所に週1回通うだけの社会生活である。グループでも、駅名や地図など、自身の固着的興味を語り始めると、他のメンバーが話題を移しても、かまわず話を続ける。また、独特の行動パターンを変えられず、毎回のように遅刻をした。筆者は元来、メンバーの遅刻についてはグループの中で扱ってきたので、CoとしてFの遅刻を毎回指摘することになり、ストレスを感じたが、Fはキョトンとしてその時々の理由を述べるだけであった。このような中、グループのある場面で、いつものようにFの独り語りが続いて、Coが介入しようとした時、Fが「大丈夫、皆の声は聞こえているから。聞こえているから」と言ったことに筆者は虚を衝かれた。場の雰囲気を読めないと思っていたFが、自身のこだわりが止まらないことを自覚しつつ、何とか周囲の声を聞こうとしているのだった。その後のグループでも、Fが独語しながらも皆の話に耳を傾けているという、やや奇妙な場面があったが、その際には、Fの独語が落ち着くのを待つと、皆の話題に追いついてくることがわかった。このエピソードを経て、筆者は、自身の働きかけが、FにCoのルールを強いていたのではないかと気づき、それについて他のメンバーの気持ちを尋ねた。メンバーは、Fの遅刻は、頑張っているけど変えられない、と受けとめており、知的障害があるDや統合失調症のEは、Fのこだわりを奇異とは感じておらず、Fの知識量に対し素直な尊敬の念を述べた。こうした気づきを経て、筆者は、Fの遅刻にも、Fなりの努力を認める声かけをするようにした。すると、Fは子どものように得意げに振る舞い、それを他のメンバーが笑いながら指摘することもあり、次第にFの遅刻は減った。

　こうしたFとのエピソードをはじめとして、新Coとなった筆者は戸惑いの連続であったが、次第にグループの理解が深まり、メンバーとの関係も安定した。前述のFの行動変容も、グループとCoの関係の変化の中で生じたものと思われ、筆者は、Bのように頼られる存在ではないが、メンバーと同じ目線でグループを進めている、という感覚を得た。その後も、BをCCoとしてグループは続いたが、Bが退

職する時期が近づいても、メンバーの否認は強く、Bの退職を話題にすることはほとんどできなかった。しかし、Bの退職の1年程前から、メンバーを取り巻く家族の状況に変化（親の病気、同胞の結婚・出産など）があり、その不安や不満が多く語られる展開があった。筆者は、そこに、メンバーの、Bや筆者にぶつけられない気持ちが表現されているように感じた。そして、Bの最後の出席の日、送別に際し、メンバーからBへ、古い友人を労うように言葉をかけるのが印象的であった。

[Ⅱ期] X－3年～現在（Bの退職から現在まで）

Ⅱ期では、Bの退職で大きな喪失を体験したひきこもりグループが、その後どう変化してきたかをテーマにまとめる。この時期については、集団精神療法学会の事例検討[*3][*4]やスーパービジョンでも示唆を得たので、浮かび上がった課題も含めて報告する。

Bの退職に際して、メンバーにはさまざまな反応が見られた。小児科時代からBに依存してきたDは、病院から去ったBを「よく見かける」と、願望のような空想を口にした。発達障害のFは、「自分は罪を犯してしまい刑務所に入ることになる」という加害妄想が数年ぶりに再燃した。また、統合失調症のメンバーは、唐突に「仕事に就く」とグループを離れたり（I）、グループを続けたいという気持ちを表現しつつも参加間隔を延ばしたり（E）、「ここに来ても治らない」とグループを脱価値化し離脱したり（J）、それぞれにグループから距離を置く反応となった。Coは、このようなメンバーの動きに戸惑いつつ、メンバーがBへの気持ちを語る場面を大事に取り上げることを心がけた。Coのグループ理解の不足もあったが、統合失調症のメンバーは、長く安定しているように見えても、ストレスに脆いという難しさも感じた。

その後、グループには、いくつかの小さな変化が見られた。その一つは、話題の共有と広がりである。メンバーの多くは、病院近隣の各々風情のある下町に住んでいたが、かつてグループで地域の話題が弾むことはなく、筆者は、地域性豊かな他県でのグループと比べて、本グループは都市型の特性があると報告したことがある。しかし、Bの退職後、「小さい頃に子ども神輿に参加した」という話から、互いのつながりを模索するかのように、地域の「祭り」の話が広がり、そこから、幼少時に同胞と交わった「遊び」をテーマとした話題が続いた。ひきこもりで社会性に乏しいメンバーに、生き生きと語る幼少期があったことに、筆者は驚いた。こうしたコミュニケーションの広がりを見守りつつも、メンバーが必死でつながろうとしてい

る痛々しさも感じ、グループがどうなるか、筆者の不安も大きかった。このことを先輩のグループセラピストに相談したところ、メンバーの晴々しい様子に〈強い依存対象を失うことは、その支配から解放される喜びもあるかもしれない〉という指摘を受け、メンバーの両価感情やたくましさに気づくとともに、ひきこもりの彼らのことを、守るべき弱い存在、と捉えていたCoの逆転移にも気づかされた。また、X-2年、現在のCCoの30代ソーシャルワーカーC (女性) が加わったが、初めての同年代のスタッフであるCに対し、メンバーは「Cさん、きれい！」などと反応したのみで緊張感が高まり、距離が取れず戸惑っていた。その後も、メンバーは、Cの様子を怖々と窺い、あるいはCがいないかのように振る舞う様子が見られたが、ここでもまた、下町の「祭り」をめぐる話題のなかで、Cが「自分も子ども神輿が大好きだった」と言うと、Dをはじめとしたメンバーが、「Cは別世界の人みたいで近づけなかった」とCへの羨望を言語化することができ、グループにCを受容する雰囲気が生まれた。その後Cも、これまでのCCoとは異なる存在感で、メンバーたちとの交流が続いている。

　また、以前には、甥や姪の誕生に際し、戸惑いや嫉妬ばかりを語っていたメンバーたちに、次第に甥や姪の成長を見守る姿勢が生じ、それに並行して、新メンバーに対して気遣い、声をかけるなど、愛他性が見られるようになった。次第にメンバーの不安定な反応は落ち着き、時にはしみじみとBの不在の寂しさが語られた。この2年に、3名の女性メンバーが加わり、その一人であるGは、Bが去り「グループが消失してしまうのでは？」と戻ってきたメンバーである。Gは幼少時からのひきこもりであるが、グループでは饒舌で明るく振る舞う解離傾向を持っている。女性だけとなったグループは、華やかなGを中心に、互いの服装を褒め合うなど女性性を意識した話題が続き、「女子会だね！」と確認する場面も何度かあった。メンバーからの大切なキーワードとなった「女子会」は、会話内容は思春期のような幼さであるが、仲間意識や、女性性の萌芽の表現であろう。しかし、神経症のメンバーを中心に躁的に盛り上がる場面では、グループ存続への不安や、自身の将来の生活の不安が否認されているように感じられる。筆者は、こうした感情をグループで共有し、言語化するように心がけながらグループを進めている。

　日本集団精神療法学会大会の事例検討では、このグループについて、スーパーバイザーから、「Eの母親介護のように、インパクトのある重い話題が出ると、メン

バーは受け止めきれず知的に防衛したり、別のマニックな話題に転換してしまうところがある」との指摘があり、会の参加者からも、メンバーの情緒的交流の乏しさが議論された。その要因の一つとしてメンバーの病態の重さが想定され、事例検討に参加していたBからの「Coを通さずに対話がされていることに驚いている。初期には、本当に気持ちが出しにくいグループだった」という言葉で、参加者にグループの歴史の長さが改めて認識されたようだった。本グループにとって情緒的交流を促進することは重要な課題であるが、メンバーは〈語りたさ〉と〈閉じたさ〉の両価的な感情を持ちつつ、グループ全体は重いひきこもりの心性を持ち、微妙なバランスを保ちながらゆっくり成長している、という理解が深まった。両価性について、筆者は本グループのキーワードであると考えており、メンバーは「母親の庇護を求める弱々しさ⇔家族の介護を担う強さ」「社会性の乏しさ⇔グループで見せる愛他性」「対人過敏⇔つながることへの希求」などを併せ持つ存在である。

グループの課題と今後

　Bの退職による喪失を越えて、新たな活力を得て凝集性が高まったグループであったが、その後もさまざまな課題に直面している。その一つは、長年中心メンバーであったFの休会である。ASDのFは、以前のゆったりとした「ひきこもりグループ」の文化から、現在の早い話題展開やペアリングなどの力動が現れるようになったグループでは、孤立する場面もあり、筆者らは、Fが他のメンバーとつながるように留意していた。その後、Fは、身体疾患の再発や、その影響でけいれん発作が頻発し、グループ中にも生じて休会に至った。このことはメンバーに、不安や罪悪感をもたらし、それまでの躁的な雰囲気はなくなった。また、EやGのように原家族の病気や高齢化など、メンバーの家庭環境の変化も、年を追って厳しく、グループ参加にも影響することがある。最近では、依存していた母親が介護の対象に変わりつつある不安や、ひきこもっている家庭での負担が増えるのに自身は心理的なサポートを得られない不満などを、メンバー共通の話題として、しみじみと語ることもある。こうした変化について、スタッフや同僚グループセラピストと振り返ったところ、II期の「祭り」をテーマにメンバーがつながり、盛り上がった時期を経て、現在は「祭りのあと」のような、抑うつと感傷が生まれているのではないかという指摘があった。筆者も合点が行き、感傷とともにメンバーの成長を期待しつつグループを維持する必要を感じた。

家族外の対象関係の広がりに乏しいメンバーは、グループでも家族関係の再演が見られる。それに際して、Coの役割やCCoとの布置も重要な軸になることは、これまでも指摘されてきた。相田[*5]は、Coが果たす役割を、「伝える、つなぐ」機能であると述べ、Coは、グループという機能やその過程がグループの中で起こす相互現象を知っており、それを信じ、またその効果に期待し、その中でグループが機能するように働きかける存在としている。本グループでは、Coは、メンバーの発言を伝える、つなぐ、という立ち位置よりも、メンバーの受動性に呼応して、母親との依存関係を再演している場面もある。一方で、グループが、「女子会」として能動性が高まった時期には、メンバー同士だけでなく、同性の対象としてのCo、CCoに、羨望や嫉妬が向けられた。前Coに対する強い依存があったメンバーたちに、このようなチャレンジができることに筆者らは目を見張った。

[3] おわりに

今回、青年期ひきこもりのグループ経過を振り返り、グループ療法のさまざまな要素を紹介した。グループ療法は、メンバー各人の病理にも目を配る必要があり、不確定な要素が多くて難しい、と言われる。そのとおりではあるが、メンバー同士がつながりグループの機能が高まると、治療的な体験が得られる場として、さまざまなことがメンバーにもCoにも還元される治療であることを、このグループから筆者は学んでいる。

〈注〉
1) ASDはDSM-5の分類による自閉スペクトラム症（Autism Spectrum Disorder）

〈文献〉
* 1　The American Group Psychotherapy Association (2007) *Clinical Practice Guidelines for Group Psychotherapy.* New York: The American Group Association. 日本集団精神療法学会監訳 (2014) AGPA集団精神療法実践ガイドライン．大阪：創元社．
* 2　狩野力八郎・近藤直司 (2000) 青年のひきこもり―心理社会的背景・病理・治療援助―．東

京：岩崎学術出版社．
* 3 　落合尚美（2011）10年来行われている青年期グループの検討．集団精神療法, *27*(2), 245-250.
* 4 　落合尚美・石附牧子（2015）再出発した青年期ひきこもりグループの経過を振り返って．集団精神療法, *31*(2), 187-192.
* 5 　相田信男（2006）実践・精神分析的精神療法―個人療法そして集団療法―．東京：金剛出版．

アルコール依存症者の入院小グループ

大越拓郎

> ■グループの目的
> アルコール依存症者が同じ問題を抱えた仲間と話し合い、自分や他者と向き合いながら退院後の生活に向けて気持ちを整理していくこと。
> ■グループの構成
> 入院後1ヵ月を経過した患者が参加。人数は変動するが10人前後になることが多い。
> ■期間
> 退院までの1〜2ヵ月。毎週木曜日、午後3時30分〜4時30分まで。グループ終了後にスタッフによるレビューを約30分間実施している。
> ■経過
> 平成24年にグループが開始され、現在も継続している（平成28年現在）。
> ■課題
> 「今、ここで」の気持ちを率直に語れるようなグループを継続していくことが課題。そのためには断酒が強要されず、グループの内に表現されたその人の人となりや対人関係パターンが各メンバーやスタッフによって尊重されるような雰囲気が重要である。

[1] はじめに

　アルコール依存症は飲酒をコントロールできない慢性疾患であり、飲酒が生活の中心となることが特徴である[*1]。その入院治療においては多くの医療機関が「断酒」を目標としているが、退院後の患者が再飲酒（いわゆるスリップ）して再入院することは決して珍しいことではなく、むしろ再飲酒は症状の一つとして捉えられる。アルコール依存症が慢性疾患であり、再飲酒が症状の一つであるならば、彼らが酒を手

放して「断酒」を継続していくことは非常に大きな困難を伴う道のりとなるだろう。さらに、これまで生活の中心にあって何よりも優先されてきた酒を手放すとなると、生き方そのものを新たに組み立て直さなければならない。それゆえにアルコール依存症の回復においては、単に酒を手放すだけでなく、その人の変化や成長を促すような心理療法的アプローチが必要とされているのである[*2]。

　アルコール依存症の回復過程において、集団を活用することの利点は広く認められている[*3]。なかでも、当事者が主体となって各地で展開されている**アルコホーリクス・アノニマス**(以下、AA)や**断酒会**などの自助グループへの参加を継続することは「断酒のための3本柱」(自助グループ参加、抗酒剤服用、通院治療)の一つとして重要視されている[*4]。また近年では全国各地の医療機関においてもアルコール依存症をはじめとする嗜癖／アディクションの集団精神療法、集団認知行動療法が実践され、多くの報告がされている[*5*6]。

[2] 事例

　アルコール依存症の入院治療病棟で筆者がコンダクターを担当している「心理ミーティング」を紹介する。

1. 入院治療病棟のアルコール・リハビリテーション・プログラム

　「心理ミーティング」は精神科単科病院の急性期治療病棟(開放病棟)で行われているグループである。病棟ではアルコール依存症、薬物依存症の入院を受け入れている。アルコール依存症の患者はアルコール・リハビリテーション・プログラム(以下ARP)に参加してアルコール依存症について学び、他者の意見を取り入れながら自己を振り返り、回復の初めの一歩を踏み出すことになる。むろん各患者の回復への変化(あるいは変化への準備)がARPへの取り組みによってのみ促進されるものではなく、診察で医師とやりとりすること、入院生活のさまざまな場面でスタッフとやりとりすること、他の患者と交流すること、などもその人に何らかの影響を与えることになるだろう。ARPだけでなく入院環境の全体が、その人の内的過程や他者との相互作用に影響を及ぼし、そのすべてがアルコール依存症からの回復に向けた変化(あるいは変化への準備)を少しずつ進めていくと考えている。

ここでは筆者が参加しているグループを中心に紹介する。以下に紹介するような複数の異なるグループ(病院外の自助グループも含む)に参加することが、患者の回復により良い影響を与えているのではないかと考えている。

①心理ミーティング

テーマのないフリートークのミーティングである。本稿では主にこのグループについて報告する。

②病棟ミーティング

病棟に入院しているすべての患者が参加するコミュニティミーティングである。患者は入院期間中に起こった出来事や感じたことについて「今、ここで」の気持ちを自由に表現する。自分の健康状態や治療に関すること、病棟の設備やスタッフに対して感じること、ときに入院生活で感じる不満や要望などが話題とされるが、そのような話題を病棟に関わるすべての人がさまざまな立場から話し合うミーティングである。

③集団認知行動療法

断酒への動機づけや飲酒欲求への対処法を身につけることなどを目標とした集団認知行動療法を実施している。入院中に全11回のセッションに参加するが、スタッフが患者を断酒へと強制的に方向づけるものではなく、患者の主体性が尊重されているという点において他のプログラムと共通している。ただし、各セッションでは取り組むべきテーマが明確に設けられており、その点では心理ミーティングや病棟ミーティングとは大きく異なっている。

④その他

病棟にはその他にも、アルコール依存症について学び、自己を見つめ直し、退院後に向けて具体的な対処法やあらたな生活づくりを考える機会が用意されている。ARPの週間予定は表1のとおりである。

2. 心理ミーティングの構造

心理ミーティングは週1回、60分のグループで、ARPの中に位置づけられている。参加メンバーは原則として入院から1ヵ月が経過したARP参加患者全員であり、退院までの間は参加が義務付けられている。患者は入院から1ヵ月が経過した時点で心理ミーティングのメンバーに加わり、退院と同時にグループを離れる。

表1　ARP週間予定表

	月曜日	火曜日	水曜日	木曜日	金曜日	土曜日	日曜日
6:00	起床						
	ラジオ体操						
7:00	朝食・服薬						
8:00	朝の一言（抗酒剤服用）						
9:00	自己学習	外来ミーティング 9:00～10:00	自己学習	自己学習 ビデオ学習 9:30～10:30	自己学習 脳トレ（第1・2・4）栄養指導（第3）9:30～10:30	自己学習	自己学習 家族会（第3）10:00～12:00 OB会メッセージ（第3）10:00～12:00
10:00	内省 9:30～11:00	抄読会 10:15～11:15	病棟ミーティング 10:15～11:15	ダルクメッセージ（第3）9:30～10:30	自己学習	院内断酒会 10:00～12:00 OB会メッセージ（第3）10:00～12:00	
11:00	自己学習	自己学習	自己学習				
12:00	昼食・服薬						
13:00	ヨガ・気功 マックメッセージ（第2）	自由時間	自由時間	スポーツ、体力測定（第1・3・4・5）13:30～14:30	学習会（第1・2・3）13:30～14:00 服薬指導（第4）13:30～14:30	自由時間	AAメッセージ（第2）13:30～15:00
14:00		アートの時間 14:00～15:00	集団認知行動療法 14:00～15:00	自由時間		女性OB会（第2）14:00～16:00	
15:00	学習会（第1・3）15:30～16:30	デイケアプログラムについて（第1）15:30～16:00	はなみずき 15:30～16:15	心理ミーティング 15:30～16:30	女性ミーティング 15:30～16:30		自由時間
16:00		自由時間	自由時間	自由時間	自由時間	自由時間	
17:00							
18:00	夕食・服薬						
19:00	○○酒害者回復者クラブ	○○断酒会 AA○○	○○断酒会	○○断酒会	AA○○	○○断酒会	自由時間
20:00							
21:00	消灯・就床						

＊○○には会の名称が入る

よってメンバーの入れ替わりが頻回にあり、セッションごとにグループを構成する人数も変動する。これまでの経過からおおむね10人前後のグループになることが多い。

　スタッフはコンダクター（以下、Co［筆者、臨床心理士］）とコ・コンダクター2名（医師、看護師）である。ミーティング終了後には毎回スタッフによるレビューが別室で行われる。

　心理ミーティングでは、その内容を毎回録音している。スタッフの研修や研究等

の目的で使用するためのものであり、個人情報が特定されることがないことを説明してメンバーの了承を得ている。

「心理ミーティング」という名称は、自分の気持ちを語り、自己の内面（＝心理）に目を向けるグループにしようという思いからつけられた。グループは毎回、Coによる以下のような導入によって開始される。

「それでは今日の心理ミーティングを始めます。心理ミーティングはとくに決まったテーマを設けずに、この場で思ったことを自由に話し合う場所です。頭に浮かんだことは是非、言葉にしてこの場に出してみてください。ルールが二つあるので確認します。一つめは時間のことです。必ず1時間で終わります。延長したり短縮したりはしません。もう一つはこの場で話したことはミーティング終了後には部屋の外には持ち出さないということです。それでは自由に話し合いをしましょう。お話がある方はどなたからでもどうぞ」

3. 事例について

心理ミーティングはメンバーの入れ替わりが多いため、セッションごとに話し合われる内容や場の雰囲気が大きく変化しやすい。本稿では各セッションでのやりとりをいくつか取り上げて提示することで、個々のセッションの雰囲気を伝えるように試み、それぞれに考察を加えた。

なお、以下の事例提示にあたっては個人が特定されないように配慮し、セッションの経過に影響がない程度に表現を変えている。

4. あるセッションのやりとり①——揺らぎを語る

ある夏の日のやりとり。一人が「暑くなってきたのでビールが飲みたくなってきた」と自分の飲酒欲求を率直に話す。それを受けたAさんが「アルコール依存症であれば当然のこと。飲みたいに決まっている」と同意する。

その他の者はこのやりとりに反応して「入院中の今はお酒を飲みたいと思わない。退院後の心配はあるけど、がんばって断酒していくつもりだ」「自分も退院が怖い。でも家族に迷惑をかけたことを思い出して断酒しようと思う」「自分も不安だけど、抗酒剤を飲んでいれば乗り越えられると思う」など、それぞれの断酒への思いを語る。

他の者たちの断酒への前向きな姿勢を聞いていたAさんは「こんなこと言っちゃ悪いけど」と断りつつ、「自分は知らないうちにここの病院に連れて来られただけ。お酒をやめろって言われてもね……」と治療への抵抗を正直に表現する。
　Coが「ここでは何を言ってもいいですよ」と返すとAさんは悩みながらも「まあ、そうは言っても俺だって考えることはある。うちには病気で倒れたお爺さんがいる。俺も酒を飲んで倒れていることが多い。そんな様子を見て『二人も面倒見きれない』って妻が言ったんだよね。それを思い出すとね……今は反省中です」と揺れる気持ちを表現した。

考察

　あるメンバーの飲酒欲求の告白に対して、Aさんはまず「飲みたいに決まっている」と応じる。その言い方は飲酒欲求があっても良いじゃないか、飲んだって良いじゃないか、というような断酒への抵抗の表明であった。Coは抵抗を語ることを制止せず、むしろ「どんなことを言っても良い」として発言を促している。しかし、他のメンバーの断酒への意志を聞いた影響もあったのか、自分にも病気療養中の父がいること、その父の介護にあたっている妻に言われたことなどを思い出して、「今は反省中」と先ほどの「抵抗」とは反対の気持ちが語られた。
　心理ミーティングでは「抵抗」を否定せず共感的に耳を傾けるようにこころがけている。そうすることで動機づけ面接法[*7]で言うところの「チェンジ・トーク（変化を語る言葉）」を引き出すことができ、自分の中にある「抵抗」と「変化への動機」の両方に目を向けることができるのではないかと考えている。

5. あるセッションのやりとり②——テーマがないことへの戸惑い

　長い沈黙の後、あるメンバーがこのグループにテーマがないことについての疑問を述べ「テーマを決めてほしい」とCoに要求する。何人かのメンバーがそれに賛同し、「テーマがあった方が話しやすい」「何を話せば良いのかわからなくなっちゃう」「沈黙しているだけで、これで良いのか？」「このミーティングの目的がわからない」などテーマがない状況への不満とも思われる発言が続く。Coは「みなさん、困惑しているみたいですね」「どんな感じがしていますか？」などと返す。
　その後、あるメンバーから「逆にテーマを与えられると強制的に話をさせられるような感じがして、それも怖いな」と違う意見が出された。メンバーたちは「確か

に。さて、どうしたものか」と考えを巡らせ始めた。

🖊考察

これまで心理ミーティングの「意味」がグループ内で問われることが何度かあった。そして「テーマを与えてほしい」という要求が出されることも多かった。明確なテーマがないということがメンバーを困惑させ、ときにこの場はスタッフが患者を評価するための「観察室」なのではないかと被害的な疑念を抱く者もいた。上記のやりとりはテーマがないことへの困惑によってCoへの依存が強まった一場面といえるだろう。

そのようなときCoはテーマがないことに関する困惑を反射して返し、「今、ここで」どのように感じているかグループに聞いてみるようにしている。ある者はテーマが与えられることで逆に窮屈になるのではないかという懸念を表明し、ある者はスタッフから与えられることのない自分なりのテーマを模索し始める。テーマが与えられないという状況で自分のあり方を主体的に模索するメンバーの様子は、酒を手放した後の生活や人生を主体的に組み立てていこうと模索する姿を連想させる。グループへの主体的な関与が、依存から主体性を回復していくための練習として機能することもあるのではないかと期待している。

6. あるセッションのやりとり③──グループにおける沈黙

あるメンバーが過去を振り返り、自分の飲酒によって家族に迷惑をかけたこと、家族に謝罪したこと、などを話し始める。Coはそれを聞いて「家族に謝罪するということは大変なことだったのではないか」とねぎらいや敬意を表現する。そして他のメンバーにも「他にも家族に謝った人はいますか？」と家族との関係についての発言を促す。しかし、その後は長い沈黙に支配されてしまい、グループ内に重たい空気が流れた。

🖊考察

ある機会に心理ミーティングの1セッションを事例検討会で報告したことがあり、そのときにいただいた意見をCoとして参考にしている[*8]。なかでも「語らせようとすると患者たちは逃げていく」という意見は心理ミーティングでのCoのあり方に大きな影響を与えていると思う。

家族よりも酒を優先してきたアルコール依存症者が、今ようやく酒を手放そうか

どうしようかと揺れているときに、家族のこと、あるいは自分が家族に与えた影響について振り返るのは、あるメンバーたちにとっては大きな負担となるであろう。家族というテーマは酒を手放した生活が続き、精神的にも落ち着いた状態になってから自助グループで語られることはあるかもしれないが、入院という回復の初期には時期尚早であった。グループにおける沈黙の意味はそのときどきで異なると思われるが、上のやりとりでの沈黙は触れたくないものに直面化させようとしたCoへの抗議であったのかもしれない。

7. あるセッションのやりとり④——退院不安

退院後の不安について多くの話題が出されている。あるメンバーは「退院後、やることがなくて困る。何をすればよいかわからない」と言い、あるメンバーは「会社に戻ってから、周りの人からどう思われるだろう」と漏らす。

それを聞いていた退院を間近に控えた人が言う。「あまり先のことを考えすぎると余計なストレスになっちゃうよ」と。誰かが「それもそうだな」とつぶやき、不安に支配されていたグループに安堵感が訪れた。

✐ 考察

心理ミーティングで退院後の不安が語られることは多い。上のやりとりでは退院間近のメンバーが「あまり先のことを考えすぎると余計なストレスになっちゃうよ」とアドバイスすることで、不安に支配されたグループの雰囲気に変化がもたらされた。これは捉え方によっては問題の先送りであり、何の解決にもつながらないやりとりとも思われる。しかし、アルコール依存症の回復においては、抱えている問題に優先順位をつけ、先取りしすぎず目の前の課題に一つひとつ取り組むことが重要であるという考えが広く取り入れられている。このアドバイスは、退院後の不安で頭がいっぱいの状態に陥っているメンバーにとっては、落ち着きを取り戻すのに十分なものとなった。そして何よりも、他者のアドバイスを「受け入れる－受け入れられる」という「今、ここで」の体験が、心地よい対人交流として印象付けられた瞬間でもあった。

退院後の自助グループにつながるようなグループ体験を、医療の場で提供することが重要であるという意見がある[*9]。入院期間中にグループに参加して自分の発言が誰かの助けになること、あるいは誰かの意見を聞いて自分の中に取り入れるこ

と、などが心地よく感じられるような機会を提供することができるならば、退院後の自助グループへのつなぎとしての機能を担うことができるのではないかと考えている。

［4］コンダクターとして念頭に置いていること

　Coとして心理ミーティングの椅子に座るときに筆者が念頭に置いていることを述べる。

　まず断酒を強制するような態度をとらないようにし、「飲むか飲まないか」といった水かけ論に陥らないように注意している。これは先にも述べた動機づけ面接に倣うところが大きい。断酒のみが答えであるという援助者側の一方的な態度は、患者とのより良い関係を築くための障害となるばかりか、患者の抵抗を大きくすることにもなり建設的ではない。断酒という模範解答が用意された中で彼らが優等生的に断酒を語るのではなく、飲みたい／止めたい、という葛藤が自分の中にあることを正直に認めつつ、揺らぎながら語られる内容に、否定せず関心を持って耳を傾けたい。

　次に各々のメンバーがアルコールに依存せざるを得なかった背景に思いを巡らせることである。自己治療仮説[*10]によればアディクション／嗜癖を持つ者は生きる上で何らかの困難や苦痛を抱えており、その困難や苦痛を緩和させるために物質を使用し、やがてそれに沈溺して抜け出せなくなっていくのだという。自己治療仮説を念頭に置くことで、彼らを生育歴上の不運なライフイベントや発達特性にまつわる生きづらさに直面化させようという意図はない。自己治療仮説は、ともするとアルコール依存症者が一方的に押し付けられてしまいやすい「だらしない」「意志が弱い」といった誤解や偏見を排して、グループに参加する態度を保つことに役立つ。そして、グループのやりとりでは、彼らが生きるためにアディクション／嗜癖という手段を選ばざるを得なかった背景や対人関係パターンが自然と立ち現われることがある。それらが同じ問題を抱えた仲間によって「今、ここで」大切に扱われて自分に返ってくる、そのような体験が促進されるグループであったら良いと考えている。

［5］おわりに

　アルコール依存症からの回復という長い道のりと比較すれば、病棟で過ごす時間は実に短く、その期間中に治療者ができることは非常に限られている。地域ではAAや断酒会などの自助グループが依存症者の回復を支えており、退院後の患者は当事者中心の回復へと移行していく。筆者のように医療機関でアルコール依存症者と関わることは、「自分に何ができるだろう」という問いかけの連続である。本稿では、入院中のグループ体験を何らかのかたちで回復につなげようという試みを報告したが、筆者自身も揺らぎながら模索し続けている最中の経過報告と理解していただければ幸いである。

〈用語解説〉
アルコホーリクス・アノニマス：12ステップという回復のためのプログラムに取り組みながら、断酒や人間的成長を目指すアルコール依存症者の自助グループ。
断酒会：断酒のための自助グループで、例会に出席し、体験談を聞き、体験談を語ることによって断酒継続を目指す。
動機づけ面接法：ミラー（Miller, W. R.）とロルニック（Rollnick, S.）によって開発されたクライエントを行動変容へと向かわせるためのカウンセリングアプローチ。主にアディクション／嗜癖の領域でその有用性が認められ、他の領域へと広がりをみせている。

〈文献〉
* 1　長 徹二（2013）アルコール依存症の予後と断酒3原則（断酒の3本柱）．精神科治療学，第28巻増刊号「物質使用障害とアディクション臨床ハンドブック」，94-99.
* 2　田辺 等（2014）依存症／嗜癖の集団精神療法．日本アルコール関連問題学会雑誌，16(1)，192-194.
* 3　田辺 等（2013）嗜癖（アディクション）の心理療法としての集団精神療法．日本アルコール関連問題学会雑誌，15(1)，11-13.
* 4　真栄里仁（2016）断酒のための「三本柱」って何？．臨床心理学，増刊第8号「やさしいみんなのアディクション」，101-103.
* 5　中島 薫（2014）物質使用障害のグループ治療──トランス・セオリティカル・モデルに基づく変化のステージミーティング──．日本アルコール関連問題学会雑誌，16(1)，17-20.

*6 松本俊彦(2013)物質使用障害に対するワークブックを用いた治療プログラム．精神科治療学，第28巻増刊号「物質使用障害とアディクション臨床ハンドブック」，59-65．

*7 Miller, W. R., & Rollnick, S. (1991) *Motivational Interviewing: Preparing People to Change Addictive Behavior.* New York: Guilford Press. 松島義博・後藤恵訳（2007）動機づけ面接法―基礎・実践編―．東京：星和書店．

*8 大越拓郎・樋掛忠彦・柿田充弘・松崎浩美（2013）アルコール依存症の入院治療病棟における「心理ミーティング」の試み．集団精神療法, *29*(2), 238-242．

*9 相澤秀子・千田真理子・樋田洋子・坂口亨・田辺 等（2014）依存症のグループを体験する．集団精神療法, *30*(2), 198-203．

*10 Khantzian, E. J., & Albanese, M. J.(2008) *Understanding Addiction as Self Medication:Finding Hope Behind the Pain.* Lanham: Rowman & Littlefield Publishers, Inc. 松本俊彦訳（2013）人はなぜ依存症になるのか―自己治療としてのアディクション―．東京：星和書店．

第6章
さまざまな医療現場での展開

第6章　さまざまな医療現場での展開

総合病院における
がん患者のサポートグループ

松向寺真彩子

> ■グループの目的
> がん患者のためのグループ療法アプローチによる心理支援
> ■グループの構成
> 地域がん診療連携拠点病院（総合病院）通院または入院中の「がん」患者本人
> 年齢：30〜50代の壮年期女性
> ■期間
> 平成X-3年より開始、現在も継続中。毎月1回
> ■経過
> 家庭や職場、友人関係においては語られにくいテーマである、「がん」告知・治療選択・再発などの体験や予後についての話題を、参加者同士で共有し、励まし、慰め、支援し合う中で、役割を超えた自分自身の生き方・生き様について、語り続いている。
> ■課題
> 「がん」であることの特異性、あるいは同質性について詳細な比較検討の必要がある。また、参加者においては、家庭や仕事、がん治療という多忙な中で、グループに継続的に参加することの困難さが認められた。

[1] はじめに

　生活習慣病の一つとも言われ始め、日本人が生涯で罹患する率は2〜3人に1人との報告もある〈悪性新生物＝がん〉は、現在最も高い死亡原因の一つに挙げられよう。国立がん研究センターにより、最新のがん情報として、毎年、治療成績はじめ薬剤情報や代替療法、地域別の生存率などの詳細な情報が、アップデートされており、我々の関心の高さが窺える。

それほどの目覚ましい発展を遂げつつあるがん医療であるが、情報が溢れれば溢れるほどに、治療や療養支援の選択肢が増え、診断・告知された患者と家族は、新たに生き方の模索が始まる。治療が導入され、多くの戸惑いを感じながら療養されている方が、周りや身近にも、おられることだろう。
　このようにがん医療での治療選択肢の広さ、また治療経験者や克服した者から発せられる情報の複雑さが、がんという病気を個人的に相対化しづらく、全面的に戦う姿勢を強いられがちである。むろん昨今の健診・予防の進歩から、切除可能な初期がんや、早期より適切な抗癌剤治療や放射線治療に該当する場合には、〈病い〉と敵対化することでその目的や目標も定めやすいといえるだろう。
　しかしながら、〈病い〉は完全に排除できないものとして捉え、ともに生きていくという覚悟を決めざるを得ない場合も、往々にして存在する。筆者は、**地域がん診療連携拠点病院**に勤務し、緩和ケアチームも兼任する立場より、がん診療における心理的支援の方法の一つとして、個別支援だけでなく、集団精神療法の視点も日々の臨床に活かせることを実感してきた。
　当院では常勤・非常勤・応援心理士も含め、現在7名の臨床心理士が、急性期総合病院の全科より、臨床心理依頼を受けて活動している。周産期領域での喪失体験に始まり、生活習慣に起因する疾患との付き合い方などをめぐって、さまざまな年代の患者と接する中で、多くの疾患をめぐり、治療や症状の苦痛、障害・後遺症などの現実を抱え、苦悩する患者やその家族と出会ってきた。個別支援（個別の面接や心理アセスメント）はもちろん重要であるが、目の当たりにする現実に対し、少しでも他者からの視点を取り入れ客体化したり、孤独や孤立感などを集団の中で共有し、サポートし合えるグループ体験は独自の意味があるように思われる。似た症状や経過を経験した者同士の繋がりを基盤としていることは、大変安心感を得るであろう反面、予備知識なく自身の将来的な見通しや現実を突きつけられる体験となる場合も考えられる。まさにグループに参加し、そこで体験することは、人生の縮図・コミュニティの縮図・自分自身の縮図でもある。
　また、医師をはじめ多くの専門的知識をもったスタッフらの支えがある中、患者を中心としたグループ力動の視点から考えると、病院・治療チーム・患者家族らを含めた全体を集団と見立て、幾重にもグループが存在し、互いに影響し合っていることにも気づかされる。

[2] がん患者のグループ療法——実施の流れ

1. 背景

　A病院は600床を超える急性期総合病院であり、11年前より取り組んでいるがん患者を対象としたグループは、全国に400ヵ所以上ある国指定の地域がん診療連携拠点病院にて、開催を義務づけられた「がんサロン」とは、やや特徴と成り立ちを違えている。黄・兒玉の報告によれば、地域においても、患者会の運営や援助スキル向上に対して、臨床心理士などの専門職との協働や関与が求められているとのことである[*1]が、当院では、臨床心理士が十数年前より「糖尿病教室」や「外来糖尿病グループ」また周産期領域での「NICUおしゃべり会」などの集団精神療法を精神科医の助言により担当してきており、患者支援に熱心な看護師長や専門看護師らとの連携も実践され、協働することの具体的な手法も経験していた。

2.『がんサポートプログラム』の成立

　そこで〈がんとともに生きる〉というスローガンに基づき、精神科医・臨床心理士らでサポートグループを立ち上げようという企画が考えられた。当初は、『がんサポートプログラム』として、①知識や情報の収集を目的とした教育アプローチによる「がん治療セミナー」と、②期間やテーマを決めてクローズドメンバーで実施する短期グループ療法（タイトルは「再発転移を考える」「アートセラピー」「問題解決療法—5つのステップ—」など）を年に2回ずつ期間を決めて開催した。また③がん患者に対する月1回のセミクローズド・バーバルグループである「がん患者のつどい」は、テーマやがん種を特定せずこれまでに計120回を超える開催となっている（②と③に見られるサポートグループでは、集団精神療法としてのアプローチを用い、一定のルールに基づいた、構造化された枠組の中でのグループ体験を通じ、孤立感の軽減・感情の表出と共有、内的変化と成長を目的としている[*2]）。

　がん患者にとって、自分と境遇の似た人がどのように過ごしているのか知りたい、利益になる情報や経験などを是非聞きたい・共有したいという想いが強いものの、いざ実際のグループ開催に自分が参加することのハードルは高い。しかも精神科が申し込みの窓口であることにより、ポスター掲示とパンフレット配布では、一定の参加者しか見込めなかった。そこでその後、兼任する緩和ケアチームの後援と

いう形態を取り、セミナーでの講義は、緩和ケアチームの診療科医師やがん看護専門看護師、化学療法や放射線療法、緩和ケアなどの認定看護師、また医療ソーシャルワーカーや管理栄養士、作業療法士、放射線技師らチームメンバーの協力を仰ぎながら、一方で宣伝や紹介をしてもらい参加を促す(声かけをする)方針とした。以前に、セミナー参加者に対してアンケートを実施したところ、来談動機としては、院内のスタッフに勧められてというものが、大きなきっかけになっていたからである。もともと個別での心理面接をしており、担当する心理士のことをよく見知っている安心感が、継続参加の後押しをする要因にもなっていた。

　グループに参加するという行動は、かなり勇気と準備を必要とすることが考えられる。その背景については、松井らより、がん患者のグループ療法に対する参加動機として、詳細な報告がなされている[*3]。「問題の認識と解決欲求」「ソーシャルサポート・コンパニオンシップ不足の欲求」「参加に対する容易さ」「医療スタッフからの紹介や勧め」「フライヤー(ちらしや案内)の認知」「プログラム内容への興味と関心」などのカテゴリーが、実際のグループ参加経験者の発言から多くみられたという示唆である。その上で、臨床への提言としては、医療スタッフが患者の問題をきちんと把握し、誰からのどのようなサポートを必要としているかに合わせて、紹介・提供できることが重要であるという。

3. 現在のグループ療法の形へ

　その後、時代の要請を受けて、A病院でも「がんサロン」が開催される運びとなり、中心メンバーは医療相談員(医療ソーシャルワーカー)が担うこととなった。「がんサロン」開催に伴い、中心メンバーや司会を担う人選では、「がん患者のつどい」や「アートセラピーグループ」に当時継続参加されていたメンバーに声をかけた。拠点病院としての強力なバックアップ体制の下、スタッフ増員で広報や準備は大変速やかとなり、参加人数は大幅に増加しA病院でのがん患者のグループとして、「がんサロン」が主流となった。二次医療圏内や市報で広報され、家族とともに参加できること、しかも費用は無料である点は、大きな魅力であった。またさまざまな情報を整理する機能を担うがん相談支援センターの役割によって、「がん治療セミナー」は姿を消した。

　しかし、「がんサロン」参加者が増え続け、患者・家族・遺族の入り交じるグルー

第6章　さまざまな医療現場での展開

プでは、一通りの自己紹介だけで時間を終えてしまう結果に、反応はさまざまとなり、患者主体の運営（相談員との毎回の打ち合わせあり）での困難感や司会などの役割葛藤という課題が見られ始めた。元々セミナーで培った傾聴の姿勢や話題の振り方といったグループ運営の手法は、A病院のチームメンバーに引き継がれており、臨床心理士が相談員から患者のコンサルトを受けたり、中心メンバーの個別相談などを引き受けることもあった。また患者の中には、「がん患者のつどい」と併行して参加を続けることで、中心メンバーや司会の役割を解除した立場を別に求めた者や、新たに別のサポートグループに参加希望され、その両方に参加して自分なりに比較する視点を持ちたいという明確なスタンスの患者も見られた。「がんサロン」と併行して、従来のサポートグループも継続実施できていることにより、目的の違った選択肢の中から、患者はニーズに合わせて参加を選ぶことができるようになっている。

　また同じ頃、専門・認定看護師らによるオリジナルの「スクリーニングシート」実施により、がん患者の受診と治療に伴う、潜在的なサポートのニーズを把握しようとする試みが始まっていた[*4]。一般的な治療に対する不安などは、認定看護師が基本的な心理ケアを担い、療養支援や意思決定については、医療ソーシャルワーカーが相談できるという職種間の分担システムが整う中で、臨床心理士に対しては、病状が深刻でより現実的な問題を孕む、比較的若い世代のがん患者心理サポートの相談や面接依頼が集中した。

　そこで、専門・認定看護師らの協力を得て、今回報告する40代を中心とした壮年期女性限定のグループ療法の実施を新たに試みたところ、治療にまつわる日常生活の不便や不安の高さ、家庭状況などを考慮した上での家族への病気の伝え方や周囲へのヘルプの出し方が、高齢者のがん患者とは明らかに違っていた。また年代特有の容貌などアピアランスの問題と、自身の予後については、非常にシビアで複雑な背景と問題を抱える者も多く、悩みと苦悩は深かった。個別性の高い支援と併行して、共通項のあるメンバー同士が相互の関係性を持つことを選択されるなら、グループ療法開催は治療的な意味をもつと考えられた。

　グループは「アラフォーの会」（当初は、「壮年期がん患者交流会」という名称）と呼ばれ、月1回開催することで、告知直後あるいは、ステージの進んだ病状の患者も自由に受け入れ、枠づけられた構造の中でこそ安心して何でも話題にできるグループを目指した。体調の不調も含め、気兼ねなく参加・欠席でき、一緒に泣いたり笑ったり、

総合病院におけるがん患者のサポートグループ

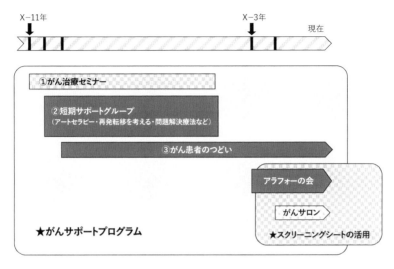

図1　A病院におけるサポートグループ開催の流れ

真剣に他の参加者の声に耳を傾ける時間をもつことのできる時間と空間を確保した。事情を把握したスタッフが声をかけたことで同質性や共感性が高く、参加希望の期待の強いグループ療法開催にこぎつけた（図1参照）。

[3] グループの実際

　ここでは、前章で述べたグループ療法の実際について、「アラフォーの会」を例として取り上げ、紹介したい。尚、参加者の事例については、以前より（もしくは生前より）自分のことを伝えてもらってよいと承諾をいただいた方ばかりであるが、少なくとも病名や年代、その方の背景などは変更を加え加工した。

【名称】アラフォーの会
【対象】40代を中心とした女性限定のグループ（40歳前後ではなく、30〜50代の女性）
【構造】
- 時間：月1回（第3火曜日）　14時〜15時半（90分）
- 場所：元健診センター奥にある、ラウンジ（室内は、深い碧色のソファが、丸いコー

ヒーテーブル二つを囲むように置かれている。外来からはエレベーターを利用し、外来病棟とは違う棟の3階であり、病棟からも通路はつながっている。窓が大きく、床は絨毯敷き。外部の喧噪から離れている比較的静かな空間。気掛かりな点としては、空調の音）。
- コンダクター（以下、Co）：A病院ではその役目を果たす臨床心理士を単に「司会者」と呼んだ。司会者以外に、記録係として数年来同じ大学院生が臨席していた。精神科医やその都度サブとしてのスタッフは、チームの看護師らが交代で務めることを心掛けた（コ・コンダクター）。

【案内・広報】
- 本グループについては、広報はせず、緩和ケア認定看護師やがん化学療法看護認定看護師らによる直接の紹介、がん専門看護師や主治医、緩和ケア医らの勧めとした。
- 希望者に対しては、臨床心理士が直接、短時間の事前個別面接を実施し、初回参加は見学として無料である。その後の継続参加への意思表示は、精神科受付に直接申し込むか後日電話での予約も可能とした。

【参加の動機】
- 幼児や学童期、思春期の子どもがおり、病気がわかったその日からの生活における不便や心配がある。似た立場の人は、どう対応しているのか是非聞いてみたい。
- 両親や子、親しい友人らに病気や病名を説明（告知）しようと思うが不安がある。または、ママ友や職場の人に、どこまで病気や治療の説明をするか、しないか悩んでいる。
- 経済面を考えると、仕事は続けたいが、果たして職場に理解してもらえるだろうか。
- 家事や日常生活自体がこれまでどおりにはできないし、家族に心配をかけられないなどの本音を、是非吐露できる場所が欲しい。
- 自分の予後や、この先の見通しについて、家族には本心を言いにくい。自分の本音などに、怖いけれど、向き合いたい気持ちもある。

【特徴】
　最初から、安心してこれらのテーマについて話がしやすい空間として、参加者に共有されていたと思われるが、期待も不安も高く、申し込みをした後、実際の

参加につながらない場合も少なくない。欠席や不参加の理由としては、〈家族の予定を優先（＝日程による不参加の理由）〉や〈体調不良と治療の都合がつかない（＝治療優先の事情による理由）〉ことなどが最も多い理由に挙げられた。一度きりの参加も珍しくない。しかしグループ療法である以上、欠席理由の背後にある不安や傷つきの直面化回避、緊張・ストレスに対する向き合い方や対処行動との関連も深いことが考えられよう。

【期間】
　X-3年より、毎月1回の開催で、現在も継続中。

【全体の経過】
　便宜上、上記開催期間を第Ⅰ期から第Ⅲ期と分けることで、参加者の特徴や傾向、グループ療法として開始時からの全体の経過について振り返る。

第Ⅰ期 (#1 X-3年12月〜#16 X-1年3月)
創成期メンバーは、確固たる意志を持ち、がん闘病の歴史も長く、患者会経験のあるメンバーを核とした。定期的に集う中、他では見せることのない自分の立場や信念をさらけ出す場所として継続参加する者と1〜2回の参加で中断してしまう者とに分かれる傾向があった。メンバーの入れ替わりも激しく、Coは厳しく生々しい現実から目を背けることができずに、必死で参加者全体へ目配りし、グループ療法の運営と維持に余裕は持てなかった。

第Ⅱ期 (#17 X-1年4月〜#31 X年6月)
治療を終え、病状の回復により現実生活へ復帰が可能となった者がいる一方、死をめぐる話題を取り扱うことが重なり、第Ⅰ期での主要メンバーの不在が、第Ⅱ期のスタート時に大きく影響した。厳しい現実の中で覚悟を決めて治療にのぞむ者と、初めての治療に向けて不安が強いメンバーが入り交じるグループは、参加メンバーも安定せず、話題もやや軽躁となり、Coは参加者の固定化に翻弄された。

第Ⅲ期 (#32 X年7月〜現在)
固定メンバーに加え、他のグループや個別面接の経験を経た高い参加意欲を持つ者や、第Ⅰ期に参加経験のある者などが再び継続の意思を伝えることで、グループの凝集性が高まりつつある。予後の話題から死を真正面に受け止め、再発を告白する者が続くが、一方では参加者達は皆、精神的健康度が高く、明るい話題やユーモアにより華麗に場面展開をみせ、現実回避や話題転換、対処の方法を具体化する。

Co自身、それらに助けられながら、グループの継続を使命として引き受けている。
【参加者の事例】
①Aさん　50代　乳がん再発　脳・皮膚転移あり
　長く患者会のまとめ役をされており、その立場から頼りにもされ、友人も多かった。それでも「ものすごく孤独。再発ってエンドレスで終わりがないのよ。患者会では初発の人の話を聞く側で、お互いを思いやるところ。一歩踏み込んで……になかなかならない。お互いに分かっているからね」「最近、痛みが出てきた……。緩和ケア外来って、どうやって受けられるのですか？」と不安や正直な気持ちを素直に吐露する場として、継続参加されていた。グループダイナミクスの中で、孤独感や役割からの解放が徐々になされていた。彼女の求める「一歩踏み込む体験」とは、本音で語り合い、恐怖と不安を感じつつも、助けを求め、真実に向き合える勇気をサポートしてくれる体験と思われる。

②Bさん　40代　大腸がん術後再発　腹膜播種（ふくまくはしゅ）
「治療は、家族のためだけに続けてきた」「小・中学生の子ども二人には、病名は言っていない。偶然にも化学療法の副作用に脱毛がみられず、外見上、子どもたちや周囲に気づかれずにこれたから」。しかし再発し、以前より関係の悪かった両親には打ち明けざるを得ないと判断。まだ子どもたちには言えていない。グループの中で他の参加者の過去の体験や具体例、実際の工夫などが伝えられ、「諦めていた自分」を取り戻し、彼女本来のレジリエンスを復活させた結果、誰の指示も強制もなく、自己決定を選択された。これまで「私は自分で決める人生ではなく周囲に合わせてきた生き方だった」と。グループ体験の中で大切な存在として「個を尊重」され、数ヵ月に及び、実際の体験談などの話題が続く中、グループの凝集性は高まり、参加者それぞれの自己発達が促進された結果と考える。

③Cさん　40代　乳がん術後　骨・肺・肝転移
「子どもの出産後に病気が分かったために、病気との付き合いは、子どもの年齢と同じ」と自己紹介された。長い経過の中で、今までほとんど口にされてこなかった不満や不服を、グループ内で静かに発言。病棟での患者像は優等生であり、グループ内でも「自然に生きる」ことを念頭にされていたため、本音での生き方が他の参加者を圧倒していた。退院カンファレンスで勝手に「ポータブルトイレまでの移動はもうできないだろう」と不本意に決めつけられたことに怒り、このようなグループ参

加の機会についても、「これまでの長い治療経過の中で、誘われることはなかった」と不満を口にした。自己主張と自己決定、強い対人希求の潜在的なニーズのある方が、どのようにグループで他者と出会い、その意義や満足を叶えられるのか、まさにこの方の人生の縮図とも思える強いメッセージが、参加者それぞれに伝わった。グループ参加は酸素や点滴をつけても通い続け、参加者へ向けた発言はどれもサポーティブであり、温かい愛にあふれていた。

【考察】

　グループはまさに〈今、ここで〉の体験の連続であり、参加されたメンバーと、Co（司会をするスタッフ）が奏でるセッションは、柔軟なグループプロセスとグループダイナミクスの融合であることを実感する。しかしそこに至るメンバーのセレクトや院内の医療体制のサポートシステムの構築と流れも重要であり、決して一人の力では、グループ療法を長年継続・運用できなかったと思われる。

　西村は「治療者のオリエンテーション・治療可能な技法と噛み合わせて検討し、最適な計画、枠組を作る営みを、何回も再構築することが、我々のできる臨床心理の営みだと考える」と述べている[*5]。まさに、生きること自体も、再構築と人生の立て直し、試行錯誤の連続である。集団精神療法では治療構造の設定がまず大仕事であるが、グループ力動によって生み出される効果や成果は、実際に日々の臨床活動の中でも想像を超えるときがある。個人面接とは違って、参加者間で多角的に話が展開され、どんどん自律的にグループの力動が動いていく実感がある（時に、リーダーに依存的な場面やグループもあるが）。

　集団を扱うとは、グループ全体への配慮に加え、より個別メンバーへの気づきも重要となる。またグループ全体をサポートしている、さらにそのひとまわり大きい器としての構造（チーム医療やチーム活動、病院全体の成り立ちなど）との相互関係や信頼感とも密接な関係があるだろう。

　筆者は、図2に示したようなサポートグループを実施する意義について、患者の立場と医療者の立場の双方からの視点で考えてみた。そして、患者のみならず医療者にとっても、グループ体験は、背景にある医療ケアの必要性と、新しく価値観が生み出される体験とが、お互いを補完し合う形で成り立っていると思われる。

　しかも身体の〈病い〉が深刻であるだけに、凝集性の高いグループをコンダクトすることは容易ではない。生死を意識したメンバーの大きな揺らぎや、迫りくる恐怖

第6章　さまざまな医療現場での展開

	患者の立場	医療者の立場
背景	相互交流の**希求** （孤立・孤独感・喪失感） ← **恒常性の維持**	相互交流の**期待** （効率性・専門外の対応） ← **ケアの提供**
グループ体験	多角的な視点・経験の共有 ↓ 相互交流の**産物** 価値観の**変化と受容**がみられる	医学モデル以外の体験 ↓ 相互交流の**発見** 価値観の**変更と理解**が進む

図2　サポートグループを実施する意義

との距離感や切迫感を常に測りながら、決してグループ自体が転覆することのないように、常に見守り続けるバランス感覚と恒常性が、コンダクトする際の最大の要であるように思う。

[4] 最後に

　がん医療現場におけるサポートグループのみならず、総合病院ならではの喪失体験のグループや慢性疾患を背景としたサポートグループなどが、希望すれば紹介され、いつでも参加・活用・利用できるような病院のしくみが、今後大いに発展していくことを切望する。

　実際には、患者同士の相部屋は小さなグループを形成しており、たまたま個別の面接実施を目的に訪ねた部屋で、4人一緒に交えて、話ができるような場面に出くわすことがある。まさに、自然発生的なささやかなグループである。

　また、スタッフにとっての病棟での定期カンファレンスは、まさに継続したセミクローズドメンバーによるグループであろう。目的が明確で、方法論によって展開もさまざまだが、よりよいケアを目指したり、デス・カンファレンスなどの実施によって、喪失体験を共有することは、スタッフケアの観点からも、その意義は大きいと思われる。

　これまでグループの発表や原稿に登場してもよいと本人より直接に承諾をいただいた方々は、実に多い。私にとってどなたも忘れられない大切な出会いの方ばかりである。彼らは自分のことをきちんと伝えてもらうため、今後の医療に自分の体験

が役立つならいっこうに構わないとおっしゃった。つまり、自分の生き方や生きた証について、恥ずかしくないと明言できる彼らに対して、私は常に畏敬と尊敬を持ち、そしてそのような生き方を自ら示してくださったことへの驚嘆と感謝を背景に、これまでグループ療法を継続できてきたと感じている。同時に、志半ばでの無念の想いや、計り知れない悔しさに対しては、心から合掌の気持ちを今後も持ち続けることになるだろう。

　これからも、現在実施しているサポートグループの形式を、時代の流れに合わせて改良しつつ、社会と院内のニーズを考慮して継続していくことは、筆者にとって使命の一つである。

　〈集団精神療法〉という、一般の患者には縁遠いと感じられるアプローチが、意識されない形で、さりげなく今後、総合病院での医療のしくみに組み込まれ、希望すれば自主的にグループ参加が叶うような、そんな裾野が拡がっていくことを期待したい。

〈用語解説〉
国立がん研究センター：日本の国立研究開発法人。日本におけるがん制圧の中核拠点として、がんその他の悪性新生物に対する診療と研究、技術開発、治験、調査、政策提言、人材育成、情報提供を行う。
がん情報：がん情報サービスganjoho.jp/ とは、国立がんセンター「がんに関する情報」の「一般向けがん情報」http://www.ncc.go.jp/jp/ncc‒cis/　によるさまざまな情報の総称。
地域がん診療連携拠点病院：質の高いがん医療の全国的な均てん化を図ることを目的に整備された病院のこと。本文に関係する中では、がん相談支援センターの設置が義務づけられており、「がんリハ」を患者会などと連携しながら運営することが新しく追加された。
サポートグループ：患者会やセルフヘルプグループとも違い、参加者同士のつながりに限定せず、医療者の適切な介入により、治療的視点を活かすグループ療法と定義。グループ力動を背景に、患者にとっても補完的かつ継続的な支援（サポート体制の充実）を目指す。

〈文献〉
*1　黄正国・兒玉憲一（2012）がん患者会のコミュニティ援助機能とベネフィット・ファインディングの関連．*Palliative Care Research*, 7(2), 225-232.

第6章　さまざまな医療現場での展開

* 2　松向寺真彩子・金井菜穂子・高橋裕子（2011）『がんサポートプログラム』におけるグループ療法の多様性についての報告．集団精神療法, *27*(1), 22-28.
* 3　松井智子・平井 啓・松向寺真彩子・徳山まどか（2014）がん患者のグループ療法に対する参加動機．生老病死の行動科学, 17-18, 49-63.
* 4　宮川真一・二宮由紀恵（2015）市立豊中病院―総合病院の事例―．平成27年度厚生労働省科学研究費補助金がん対策推進総合研究事業「汎用性のある系統的な苦痛のスクリーニング手法の確立とスクリーニング結果に基づいたトリアージ体制の構築と普及に関する研究」班, 緩和ケアスクリーニングに関する事例集．112-125.
* 5　The American Group Psychotherapy Association (2007) *Clinical Practice Guidelines for Group Psychotherapy*. New York: The American Group Psychotherapy Association.　日本集団精神療法学会監訳（2014）AGPA集団精神療法実践ガイドライン．大阪：創元社．

緩和ケア病棟における
グループアプローチの可能性

岡島美朗

> ■グループの目的
> 緩和ケア病棟内で生じる問題について話し合う実務的な会だが、そこに参加者に対するケア、または成長を促す要素を加える試み
> ■グループの構成
> 緩和ケア病棟で働く医師、看護師、臨床心理士
> ■期間
> 週1回の定例会と必要に応じて臨時に開催される会
> ■経過
> それぞれのセッションでは、問題に対して現実的な解決がもたらされ、参加者の不安が軽減した。
> ■課題
> 治療や教育を目的として構造化されたグループではないため、グループ力動について理解を深めることは困難だった。

[1] はじめに

　我が国は、世界に類を見ない高齢化時代を迎え、2025年には総人口の5人に1人は75歳以上となるとされる。高齢化社会は同時に多死社会でもあり、1981年以来、我が国における死因の第1位を占めるがんは罹患者数、死亡者数ともに増加の一途をたどっている。当然がんの治療を受ける人の数も増加し、それに見合った医療体制の構築が求められている。そうしたニーズに応えるべく、2008年にはがん対策基本法が制定され、それに基づいてがん医療の整備が進められているが、その柱の一つが症状の緩和とクオリティ・オブ・ライフ（QOL）の維持・向上を目指す緩和ケアである。近年緩和ケアは終末期のみではなく、がんと診断されたときから必要だと

されているが、それでも「緩和ケア」という言葉が死を意識させることは否定できない。また、在宅での緩和ケアも徐々に普及しつつあるが、緩和ケア病棟やホスピスが緩和ケアを具現する場所であることも確かであろう。

筆者は精神科医であるが、2014年までの約5年間緩和ケア病棟の病棟医として勤務した。本稿ではその経験をもとに、緩和ケア病棟のチームにグループアプローチが適用できるかを考察したい。

[2] 緩和ケア病棟という場所

筆者が勤めていたA病院緩和ケア病棟は、大学病院本館の最上階である8階に位置し、全室個室の18床を有しているが、主にマンパワーの問題から16床を上限として運用している。現在の保険診療の規定では、緩和ケア病棟の対象になるのはがんとAIDSの患者のみとされているが、開棟以来我々の病棟に入院したのはすべてがん患者である。1ヵ月の入院患者数は15〜16名で、その9割は病棟で死亡する。つまり、平均して2日に1人は亡くなっていく状況である。平均入院期間はおおむね25日であり、病棟に来て数日で亡くなる方も珍しくない。

通常の病棟スタッフは医師、看護師、看護助手、臨床心理士、事務職員である。緩和ケア科の医師は4名で、そのうち3名が病棟業務にあたっているが、外勤日がある上院内の他の業務を兼務しているため、実質病棟医は2名で仕事をすることになる。大学病院は通常研修医が直接患者を担当するが、緩和ケア科の研修は年間数名が選択するのみであり、病棟の医師としてのすべての業務を病棟医3名が担っていることが多い（医療の業界になじみの薄い方はピンと来ないかもしれないが、採血や点滴といった日常業務は多くの場合若手医師の仕事であり、40歳を過ぎた医師がそうした処置に走り回ることは通常はないのである）。このため、病棟の業務は看護師が主体的に行う部分が大きく、患者の治療やケアの必要性に看護師が気づき、医師に提案することも稀ではない。病棟の方針はスケジュール化されたカンファレンスで決定されるのが一般的である。

病棟では毎日朝と午後早くに定例のカンファレンスが開かれる。朝は夜勤の看護師からの申し送りに医師も参加し、そのあと対応するべき問題が話し合われる。午後のカンファレンスは治療方針について話し合われるほかに、栄養士、ソーシャルワーカー、理学療法士、麻酔科医師など多職種のチームカンファレンスと、病棟で

死亡した患者のケアを振り返るデス・カンファレンスが週1回ずつ開催される。そのほか、週1回夕方に外来患者を検討するカンファレンスがあるし、検討すべき問題がある場合には臨時の話し合いがもたれる。さまざまなグループが連日開かれている、という見方もできよう。

[3] 病棟に生じる力動

　医療者が、自分は病に苦しんでいる人を救うことができる、という万能感を持つとすれば、緩和ケア病棟はそれが打ち砕かれる場所である。患者にどれだけ尽くし、ケアが成果を挙げ、患者や家族に感謝されたとしても、多くの場合、治療は患者の死をもって終結する。患者に深く関われば関わるほど、スタッフは繰り返し重い喪失体験にさらされることになる。

　それだけに、通常医療が目標とする「治癒」「回復」「安定」「社会適応」などはいずれも緩和ケア病棟の目標たり得ない。治療の方針を決める際のゴールドスタンダードは「患者の意向」である。すなわち、残された時間を患者がどのように過ごしたいか、何かしたいことがあるかを聴きだし、それを実現するべく方策を立てることが、通常の医療よりはるかに重視されることとなる。近年、このプロセスはアドバンス・ケア・プランニングと呼ばれ、緩和ケアの支柱をなす営みとされているが、実際に患者に関わる場面を考えると、これはきわめて困難な課題でもある。患者の希望はしばしばアンビバレントで、家族の意向と食い違うことも少なくない。患者が退院し、家で過ごしたいと望んでも、同時に自宅での病状悪化に強い不安をもったり、家族の介護負担を懸念したりして踏み切れないことも多い。スタッフの立場として家での生活を後押ししたくとも、在宅療養を担当する地域の資源が乏しく、確信をもって大丈夫だと言えないこともある。

　今日の医療ではインフォームド・コンセントが常識とされ、A病院でもがんの病名告知はほぼ全例になされているが、病名が告げられているからと言って、すでに病状が進行し、余命がわずかであることまで誠実に告げられているとは限らない。患者はしばしば「今は不安だが、もう少し安定したら家に帰りたい」と言う。患者に残された時間が少ないことを知るスタッフ（この判断には医師よりも経験を積んだ看護師の方が優れていることも多い）はそれを聴いて、患者の希望をかなえたいが、そのためには

第6章　さまざまな医療現場での展開

患者を傷つけるかもしれない事実を告げなければならない、というジレンマに悩むのである。さらに、今日病院を取り巻く情勢は厳しく、病院全体が医療費抑制、入院期間短縮の強い圧力にさらされており、病院全体の平均在院日数は緩和ケア病棟の半分ほどである。治療ができなくなった患者を緩和ケア病棟に移したいと考える他病棟のスタッフにとっては、われわれの病棟の動きがあまりにも遅く、非協力的に見えることもあるようで、院内のさまざまな機会にわれわれの病棟運営が批判されることもある。

　そうした環境のなかで働くスタッフは、心的負担が大きくなった時に独特の防衛を機能させるように見える。一つは、病棟の外側に攻撃を向けるものだ。「うちの病棟の仕事は普通の病棟とは違う」「病院の上層部はどれだけ大変かわかってくれない」、あるいは「前の科できちんと病状を伝えておいてくれないから、私たちのケアがスムーズにいかない」といったものである。時には病棟がサブグループ化し、看護師の不満が管理者である師長や治療やケアに関する指示を出す医師に向けられることもある。それが著しくなって、妄想－分裂態勢の様相を帯びることもある。

　もう一つは「タスク中心のアプローチ」である。緩和ケア病棟では治療ではなくケアに重点がおかれ、患者に心地よく過ごしてもらうために清拭や排泄ケアに力が注がれる。ケアの時間には患者さんとスタッフとのこころのふれあいがなされるのだが、そうしたケアであっても「なされるべきこと」と意識されすぎると、患者を救うことができないという厳しい現実から目を背けることにつながるように思われる。スペック (Speck, P.) は死にゆく人々と働いているスタッフが「慢性的『いい人』症」になる危険を指摘し、「素晴らしい場所で、素晴らしい死を迎えようとしている素晴らしい人々をケアしているスタッフは、素晴らしい人々だという集合的なファンタジーがある」[*1]としているが、うがった見方をすれば、ケアに専心しすぎる姿勢の背景にはそうしたファンタジーがあるのかもしれない。患者があまりに意気阻喪していて何もしたがらなかったり、感情面での混乱から拒否的になったりすることにより、ケアを受け入れない場合にはそうしたファンタジーは維持できなくなり、スタッフは混乱に陥ってしまう。

　このような緩和ケア病棟の力動に対し、病棟全体をグループとしてみることによって状況を打開する方途が得られないだろうか？　ここでは病棟でなされた二つのミーティングを例示し、その可能性を検討してみたい。

なお、提示した事例はすでに他で公表されている[*2]。

[4] 事例

1. 共用床についてのミーティング

　ある年から、A病院では小児科、産科、精神科など一部の特殊な科を除いて、各病棟の病床の2割が「共用床」とされることになった。共用床とは病棟が属する科に優先権はあるものの占有するのではなく、ベッドコントロール部門が空床を把握し、ベッドが空いていて入院の必要のある患者がいれば当該科以外の患者も使用できる、とするもので、病院のベッドをより効率的に使い、治療の必要な患者をより多く受け入れるための策として、数ヵ月の周知期間ののち運用が開始された。

　共用床が運用されるかなり前から、病棟では不安が広がっていた。緩和ケア病棟は心電図モニターや人工呼吸器など通常の病棟では常備されているべき設備がなく、共用床が置かれ、重症患者が入院した場合、きちんと対応できるか、という内容が主たるものであった。運用開始以前には、緩和ケア病棟も特殊な病棟として共用床から除外されることが期待されたが、結局それはかなわず、18床中4床が共用床とされることが決定された。病棟で共用床問題が語られる際には、かなり極端に困難なケースが想定され、トラブルや事故につながることばかりが懸念されるようになった。そうしたなかで、人工呼吸器を使用している重症患者を当科の共用床に受け入れてほしいという打診があった際に、一層不安が広がった。我々が大切にしてきたケアの方針が、病院上層部によって受け入れられず、破壊されようとしているという迫害的なファンタジーが暗黙のうちに共有されているように思われた。

　不安を払拭するべく、緩和ケア科科長、病棟師長と病棟医長である筆者がベッドコントロール部門と話し合い、緩和ケア科独特の事情について理解してもらうよう試みた。その上で、筆者を司会とする臨時の病棟ミーティングを開くこととなった。

　まず、筆者が話し合いの内容を要約して伝えた。すなわち、「共用床の導入は病院上層部の方針であり、全体の配置が決まった以上、緩和ケア科だけを外すことは難しい。しかし、ベッドコントロール部門では緩和ケア病棟の特性を考慮し、運用するつもりである。先日の重症患者の打診は、緩和ケア科の共用床を運用したという

実績を作るために、比較的負担の少ない患者を、と考慮したものである」というものであった。筆者としては、ベッドコントロールを信頼し、病棟としてどうこの問題にどう取り組んでいくかを考える必要がある、と考えていることを伝えた。

その上でスタッフの自由な討論となったが、やはり「緩和ケア病棟では設備上できない処置が求められるのではないか」「急性期の心筋梗塞や感染症など重症者を受け入れなければならないのではないか」などという不安が多く出されたが、繰り返しそうしたことが起こる可能性は少なく、運用面での交渉を続けていくことを伝えた。そうしたやりとりを繰り返すうち、話題は、次第に「こういう人なら共用床に受け入れられるのではないか」「緩和ケアを必要としている人に多く病棟を利用してもらうにはどうしたらいいか」という現実的なものに次第に移っていき、全体に参加者の表情は和らいでいき、約1時間でミーティングは終了とした。

2. 例外的なデス・カンファレンス

Bさんは下咽頭がんが進行し、頻繁に喉からの出血が起こるようになったため、耳鼻咽喉科病棟に入院していたが、がん治療が困難であり、本人も緩和ケア病棟で過ごすことを希望されたため、転科してこられた。本人は、看護師である妻との関係は冷え切っており、もうどうなっても構わない、と語りながら、転科初日は穏やかに過ごし、必要な指示にも従っておられた。ところが、転科翌日に自室で喫煙していたことが発覚した。健康増進法の施行以来、A病院でも敷地内すべてが禁煙となっており、喫煙に対する許容度はきわめて低くなっている。発見した看護師はそれを注意し、持っていた煙草を預かり、妻に返却する旨を伝えた。Bさんはいったん受け入れたかに見えたが、1時間ほどのち、突然病棟から出て行こうとし、スタッフの制止に従おうとせず、押し問答となった。「もうどうなってもいい。家に帰って好きな酒、煙草を思い切り飲んで死にたい」「昨日物を取りに家に帰ったら、飼っていたうさぎは人にやったと言うし、家具も変わっていた。もう自分の死んだあとの準備がされているんだ」と言い、力ずくで出て行こうとした。妻を呼び出し、事情を説明している間に、Bさんは制止を振り切って出て行ってしまい、結局歩いて自宅へ戻ったことが分かった。やむなく急きょ訪問診療の依頼をし、在宅療養に切り替えたが、数日後、Bさんは自宅で永眠されたことが伝えられた。

病棟で週1回行われているデス・カンファレンスは、病棟で亡くなった方のケア

を振り返ることにしており、自宅で亡くなったBさんは通常対象とならないが、関わったスタッフが傷ついていることが懸念されたため、Bさんの退院から約1ヵ月後にデス・カンファレンスを行った。

　デス・カンファレンスは時間の都合から通常は30分程度で、その日の看護師のリーダーが司会をする。まず主治医が対象患者について短くプレゼンテーションをし、続いて担当だった看護師がみずからの関わりを振り返る。その上で参加者が自由に発言する時間をとって終わることが多い。この日も、まず主治医が急きょ退院に至った過程を説明したが、加えて、在宅療養を担当した医師からの情報が伝えられた。「患者には判断能力は十分あるように思われていたが、退院後、自宅で痙攣が生じたことから脳転移があったと推定された。Bさんが慣っていたうさぎについては、彼の入院中、自宅の居間で吐血して亡くなっていて、Bさんのショックを慮って妻がそれを彼に隠したのであり、家具が買い換えられたのもうさぎの吐血のあとをわからなくするためであった」という内容であった。

　続いて、関わった看護師からの発言が続いた。内容としては「出て行こうとした患者を強引に連れ戻したことは患者にとってどうだったのか」「夫婦関係についての情報がなかったので、対応が十分にできなかった」などという現実的な議論が続いていた。そこで、筆者は「ショッキングな出来事だったので、関わった人たちがどういう気持ちを持っているのか話してもらうといいと思うのだけれど」と提案した。参加者は戸惑った様子だったが、終了間際に「あのときはお昼時で、人手が少なくてどうしていいのかわからなかった」「制止していたときにも、Bさんが本音をぶつけてきて、やりきれない思いがあるんだと直視させられた。声のかけ方によっては、違った結果になったかもしれない」といった発言がぽつりぽつりとあった。

[5] 緩和ケア病棟の日常における「グループ要素」の可能性と課題

　以上、二つの事例を提示したが、いずれも構造化されたグループワークではなく、日常業務の1コマに過ぎない。しかし、どちらも病棟全体にストレスがかかる事態が出来し、その対応として普段は行わないことを行ったのであり、病棟のメンバーが多く参加したという意味では、グループワークにつながりうる動きがあったとみ

ることもできる。そこで二つの事例にある集団精神療法的な要素（それを「グループ要素」と呼びたい）を検討し、その有用性と課題について考えてみたい。その際、基本的な文献ではあるが、ヤーロム（Yalom, I. D.）[*3]による集団精神療法の療法的因子を参照する。

　まず、第一のグループ要素として情報伝達の重要性を挙げたい。当然のことだが、情報は個人に伝えるよりも集団に伝えた方が効率がよく、伝聞によって生じる齟齬をなくすことができる。事例1においては、共用床についての不安が病棟スタッフ全体に広がり、不十分な情報をもとにした憶測がさらなる不安を呼んで、迫害的なファンタジーに至ってしまう妄想－分裂態勢ともいえる状況が起こっていた。臨時のスタッフミーティングを開き、ベッドコントロール部門との話し合いの内容を伝えたことは、妄想的ファンタジーが広がることを防ぐのに一定の役割を果たしたように思われる。事例2においては、在宅診療を担当した医師から事後に伝えられた事実をまず伝えることによって、やはり現実から遊離したファンタジーが広がるのを食い止め、患者の離院と間もない死という衝撃的な事実が、スタッフに引き起こす生存者の罪責感をやわらげる効果を持ちえたかもしれない。ヤーロムが「情報の伝達」と論じているのは、こうした事実関係の提示ではなく、精神疾患の病態や治療についての教育的な働きかけであるが、そうした教育が「しばしばグループ内で最初の結束力を高める力として作用する」とされている点では、両事例における情報提供も同様の効果を持つように思われる。

　さらにグループ要素として考えられるのは、感情表出とそれによるカタルシスであろう。デス・カンファレンスは治療・ケアを振り返り、そのより良いあり方を考えるという現実的な機能と、揺り動かされた感情を言語化することによってカタルシスを目指す心理療法的な機能とをあわせもち、しかも両者は異なったベクトルを持つため、同時に行うことは困難であるように思われる。事例2においても、まずは現実の対応の是非をめぐる意見が多く交わされたが、ここには知性化による防衛が働いていた可能性がある。そこに筆者が介入することによって多少流れが変わり、いくらかの感情表出がなされ、部分的にはカタルシスがなされたように思われた。しかし、内容としては「今、ここ」ではなく過去の体験を語る形であり、その効果は十分なものとはいえなかったと思われる。ヤーロムによれば、カタルシスが治療的な意味合いを持つには、知的な学習やグループの凝集性など、他の療法的因子

と統合した形で成される必要があるが、治療と銘打って行っているわけではないカンファレンスでそこまで踏み込むのは困難であった。

　さらに課題を挙げれば、みずからも含まれるスタッフ間のミーティングやカンファレンスでは防衛的なグループ力動を自覚し、それを指摘することは極めて難しい。実際に病棟でそうした力動を指摘すると、受け手は自らが病理的だと指摘されたように感じたり、非難されたと解釈したりし、力動の洞察にはつながらないように思われた。事例1でみられた極端な困難患者を受け入れさせられるという懸念は、病院上層部から攻撃されているというファンタジーが共有された闘争・逃走グループの形成によるものと解釈することもできただろうが、ミーティングの場でそれがファンタジーである可能性を提示し、現実と区別することは、そのミーティングの構造の弱さを考えると困難であり、断念せざると得なかった。

　以上論じたように、今回提示した事例はグループとしてはごく限定的な効果を挙げたに過ぎないが、心理的に受け入れがたい事態が生じた際に集団精神療法を意識したミーティング・カンファレンスを行ったこと自体には一定の意義があったように思う。グループと銘打たない、実際的な機能・目的を持った集団であっても、現実と推測や恐れを区別し、さらに構成員の心理が集団の機能に影響することを認識することができれば、グループ要素を生かしてパフォーマンスを上げることができるのではないだろうか。相田は精神科病院の病棟でコミュニティミーティングが行われるようになってからの変化を、患者やスタッフが「心理学的になった」と表現し、そうしたコミュニティミーティングを運営するための注意点として、①目に見えぬもの、耳に聞こえぬものを感じ取れる感性の獲得、②グループをはじめるときに、すでに存在するグループに配慮する、③グループの構造を守る、④グループから排除されてしまうものがあることを認識する、⑤コンダクターは構成員の間、個人における意識的言動と隠れた感情体験との間隙、ある事象と背後の状況との間、またグループの内と外とを繋ぐような機能をもつ、⑥グループは見学者を受け入れがたいこともあることを理解する、の6点を挙げている[*4]。我々のミーティング・カンファレンスが「心理学的になる」ためには、大いに参考になる論述であると思うし、とりわけ①、④、⑤が重要であると考えている。

第6章　さまざまな医療現場での展開

〈文献〉
* 1　Speck, P. (1994) Working with dying people: On being good enough. Obholzer, A., & Roberts, V. Z. (Eds.) *The Unconscious at Work: Individual and Organization Stress in the Human Services*. London: Routledge. スペック，P.（2014）死にゆく人々とともに働く──ほどよい人でいること──．武井麻子監訳，組織のストレスとコンサルテーション──対人援助サービスと職場の無意識──. 東京：金剛出版．
* 2　岡島美朗（2015）緩和ケア病棟においてグループアプローチは役立つか？ 集団精神療法, *31*(1), 35-40.
* 3　Yalom, I. D. (2000) *The Theory and Practice of Group Psychotherapy, 4th ed*. Massachusetts: Basic Books. 中久喜雅文・川室 優監訳（2012）ヤーロム　グループサイコセラピー──理論と実践──．東京：西村書店．
* 4　相田信男（2006）実践・精神分析的精神療法──個人療法そして集団療法──．東京：金剛出版．

子どもへの集団精神療法

渡部京太

> ■グループの目的
> 児童精神科病棟に入院している前思春期の子どものなかで孤立し、いじめられている男子を対象としたグループで、病棟内での適応を高める目的で開始した。
> ■グループの構成
> 児童精神科医（診療科長）、病棟看護師
> 年齢：10～15歳（中学3年まで）
> ■期間
> 入院している期間のほぼ6ヵ月から1年間。2週に1回行う。
> ■経過
> 児童精神科病棟で孤立し、いじめられている男子を対象としたグループだったが、中学生男子のグループと同じようにグループの雰囲気はgangからchumに移り変わっていく経過が認められた。
> ■課題
> 前思春期の子どもの治療では、集団精神療法が果たす役割は大きいと思われるが、子どもが自然発生的にグループを形成することが以前よりも難しくなってきていると考えられるため、どのような構造の居場所を提供するか、どのように集団精神療法に導入するかが課題であると思う。

[1] はじめに

　児童精神科病棟で入院治療を行う主な対象は、前思春期の不登校（ひきこもり）の子どもである。以前入院治療を受けていた子どもの多くは、神経症圏の登校拒否児だった。「学校に行かなければならないけど行けない」という強い超自我不安に脅かされ、『葛藤』し、入院に至った子どもだった。しかし、この数年に限っても入院してくる子どもの雰囲気はずいぶんと変わってきている。一つは、子どもの中で不登

第6章　さまざまな医療現場での展開

校であることへの『葛藤』が少なくなっている。さらに家族機能が崩壊した家庭で育った子ども、注意欠如・多動症（ADHD）や自閉スペクトラム症（ASD）、境界知能といった発達障害の子ども、長期に及ぶ不登校のために対人関係のスキルの未熟さが目立つ子どもの入院が増えている。不適切な養育環境で育ち、さらに不登校によって仲間集団でもまれる『葛藤』を経験できずに、なにかいろいろと『足りない』まま大きくなり、とても手がかかるようになってきているという印象がある。入院治療は、停止あるいは回避していた同年代集団との再会の場となり、かつて挫折の苦い思いを与えた仲間集団体験や学校体験をやり直す機会を提供することになる。そのため筆者は前思春期の子どもの治療では、集団精神療法が果たす役割は大きいと感じている。児童精神科病棟の仲間集団に入れない不登校男子を集めて始めたグループのプロセスを示したいと思う[*1][*2]。

[2] 臨床素材──『KAZUグループ』

1.『KAZUグループ』の構造

　ある年の病棟の中学生男子は、ギターを弾く音楽が好きな子どもとスポーツが好きな子どもの二つのグループがあって、夜になると病棟のホールのテレビの前に集まってカップ麺を食べながらよく雑談をしていた。ギターは弾けない、運動が苦手で、男子の仲間集団に入れずに浮いている、むしろいじめられている子どもが数名いた。前述したカップ麺を食べる男子に入れない子どもを集めて開始したのが、『KAZUグループ』であり、サッカーの三浦知良選手（キングKAZU）の発言について感想を述べあうという目的で開始された。グループは、病棟から離れた外来の一室で、2週間に1回1時間行った。グループは、①メンバー全員で『KAZUグループ』の漢の掟を読みあげる、②カップ麺を食べる、③KAZUの言葉について感想を述べあう、④再び漢の掟を読みあげるという順で進んでいく。漢の掟は、「壱．このグループに一度参加したら抜けられない。弐．話したことは、外で漏らしてはいけない。参．このグループで学んだことを命がけで実践する。肆．『死して屍拾う者なし』」から構成されている。コンダクター（以下、Co）は筆者、秘密が守れるかどうか見張ったり、カップ麺を準備する病棟の男性看護師が参加した。メンバーは、筆者が選んで集め、その後は参加している男子が『KAZUグループ』に合いそうな男子を誘い追

2. グループの経過の表し方

ICレコーダーで記録したグループでの発言を文字に起こし、経過を表現した。なお個人、施設などが特定されないように経過に影響しない範囲で表現を変えた。

3. 経過

1)『KAZUグループ』のメンバー (漢たち)

A君 (中学3年：統合失調症) の実父は、A君と母親に暴力をふるっていた。母親はA君の兄と言ってもいいような年下の男性と交際するようになった。その後両親は離婚し、母親はその年下の男性と再婚した。A君は学校でいじめにあい、被害妄想や幻聴が出現し不登校になった。継父から「気合いがたらない」と暴力を受け、希死念慮や自傷行為が悪化し、入院になった。ミリタリーグッズ、自衛隊をこよなく愛している。

Bさん (中学3年：自閉スペクトラム症、気分変調症) は成績がよく学級委員を務めてきた。中学でも学級委員をしていたが、だれも言うことを聞かなくなった。責任を背負うことに疲弊して不登校になり、不登校が長期化したため入院になった。病棟では「さん」付けされているが、一目置かれているわけではなく、理屈っぽいので距離を置かれている。

C君 (中学2年：頭部外傷後遺症) は発達のバランスが悪い子どもで、数回交通事故に遭い、記憶障害が出現するようになった。いじめにあい、中学入学後に不登校になった。被害的な幻聴が出現したため入院になった。どうも多数の"ロリ画像"を隠し持っているようである。

D君 (小学6年：注意欠如・多動症[ADHD]、気分変調症) の父親は、D君と母親をひどく叱責した。D君はいじめにあい、小学校低学年から不登校になった。父親の叱責はひどくなり、母親はD君を連れて家を出た。その後母親には恋人ができて3人暮らしが始まった。D君は素行の悪い子どもと親しくなって、反抗したり自傷行為を繰り返したため入院になった。

初期メンバーは、両親がそろっていない家庭が多く、父親や男性のモデルが足りず、母親に依存したくても依存できず、また学校ではいじめにあっていた。

第6章　さまざまな医療現場での展開

2）第1の危機を超えて

　第1回では、「足に魂込めました」「可能性は1％あるんですね？　じゃあ、僕はその1％を信じます」というKAZUの言葉について語り合うことにした。A君、Bさん、C君、Co、看護師の5人が集まった。Coが「『足に魂込めました』という言葉をどう思うか？」と尋ねると、男子たちは「ピンとこないです」と話し、Bさんが「卒業したらこのグループはどうなるのですか？」と語った。A君、C君がオウム真理教の「麻原彰晃」の歌を歌い始めた。A君は「1％は可能性がないということじゃないですか？」、Bさんは「KAZUはブラジルにプロになるために留学したそうですが、僕らはせいぜい家から病院ぐらいの移動です」と語った。Coが「みんなの魂を込めていることは何か？」と尋ねると、Bさんは「ガンダムのプラモデル」、C君は「ロリ画像を集めている。1700枚あります。8割は魂込めています」と答え、A君は「先生は尊師」と語った。Coが「損して死んじゃうみたいで嫌だな」と答えると、A君はうれしそうに「エアガンやミリタリーグッズが好き」と語り、Coが「やばい集まりになってきた」と言うと、Bさんは「変態とミリタリーとガンダム。僕はみんなを接続プラグとしてつなげられます」と語った。さらにCoが「どんな努力をしている？」と尋ねると、C君は「エロい動画も見ています」と話し、Bさんは「世間のルールは守る。死して屍拾う者なしとつながるなー。予想外の展開でした」と話し、A君は「いい感じじゃないですか。一度入ったら抜けられませんから」と話した。Coが「最終的には足に魂を込めて、悪いことをしないで踏みとどまるという方向でいいでしょうか？」とつなげると、3人は「こりゃ、楽しみだ。カップ麺を食べたというのがばれないようにしないといけない」とうれしそうに病棟に戻っていった。ところが、第1回が終わった夜に"第1の危機"が起こった。A君とC君が病室でペニスを出してつけあい、同じ病室の他児にも一緒につけあおうと迫る事件が起こった。

　グループ解散の憂き目を見ることなく迎えた第2回では、D君が加わった。怪訝そうな表情のD君だったが、テーブルに並んでいるカップ麺を見て「しあわせ」とうれしそうに話した。A君はD君に「しあわせですか？」と言い、A君とC君は「同期の桜」を歌い始める。D君はわけがわからないようで、床に寝転がっている。第2回では「鍛えた蓄積があれば長く続けることができる」について語り合うことにし、Coが「みんなの蓄積は何か？」と尋ねると、A君は「ミリタリーグッズ」、Bさんは「話し合い系もそのうち役に立つようになる」、C君は「1700枚のエロ写真を600枚

に減らした」と語り，一同で「数を減らすことは蓄積がないとできないことだ」と感心した。A君とC君「探し物はなんですか」を歌い，指と指を二人であわせて「ET」と話し大喜びだった。A君が「剣道をやっていたけどいじめられた。講師がほめてくれた。そういう蓄積があって生きている」と話すと，D君が「おれもいじめられていた」と語り，グループはさみしい雰囲気に変わった。Coは「君たちから見てスポーツや音楽ができないけど秘密を守れる子どもを探すように」と伝えた。

　第3回では漢たちから推薦されたE君が加わった。E君(中学2年：自閉スペクトラム症，社交恐怖)は勉強もできて信頼されていた。中学校は部活動の先輩から嫌われていると気にするようになり不登校になった。自宅の押し入れにひきこもりゲームに没頭していたため入院になった。病棟では「ゲーム廃人」と呼ばれている。Bさんは「回を重ねるごとに一人ずつ増えていく」と喜び，「秘密を守れるかな？」と加わった漢にグループの進め方を説明したが，E君は絶望的な表情を浮かべていた。D君が「今日は誕生日だ」と話し，みんなで「ハッピーバースディ」を歌った。Bさんはさみしそうに「祝ってもらえるのはいいよ。自分は祝ってもらえないような気がする」と語った。Coが「今回の『ほんとうの敵は自分自身なんだ！』についてどう思うか？」と尋ねると，C君は「あきらめている」，E君は「楽な道を選ぶ」，Bさんは「人生は自分との戦いだと思います」，A君は「剣道をしていた。相手が攻めてきたら，よける。自分との戦いですね」とそれぞれ話した。すると突然D君が「エッチな言葉に聞こえた！」と床に転がり始めた。C君は「画像なしでも，がんばってオナニーしています」と話すと，一気に男子部屋のマスターベーション事情が話された。盛り上がっていたC君は「なんだよ。オナニーなんて言いやがって」と急に不機嫌になり，Coが「病棟に戻ってからけんかするなよ」と釘をさすと，Bさんは「理性を保って病棟に帰ろう」と話し，終了した。

　第4回のKAZUの言葉(「人生は成功も失敗も五分。あきらめないことが肝心」)に対しては，A君が「失敗の方が多いですね」としみじみ話し，前回の盛り上がりとは打って変わった様子だった。Coが「うまくいったことはあまりない？」と尋ねると，D君はグループの雰囲気を和ませるように漢たちが残したカップ麺のスープを集めて飲み出した。E君はぶっきらぼうに「失敗してうまくいかない人がここにいる」と語る一方で，Bさんは「自分との戦いです。先週の『ほんとうの敵は自分自身なんだ！』という言葉と重ねて考えている。復活のルートに進んでいる」と語った。Coが「他に

第6章　さまざまな医療現場での展開

加える漢はいる？」と水を向けると、D君が「F君」と話し、F君を漢たちに加えることが決まった。

　第5回からF君（小学6年：全般性不安障害）が加わった。F君はひとみしりが強くおとなしい子どもだった。小学4年から不登校になり長期化していたため入院になった。嫌がっているF君を見て、Bさんが"風評被害"を受けるのに値するような漢たちが集まっている」と話し、Coが「このグループはやばい漢たちが集まっている？」と尋ねると、Bさんは「"風評被害"を受けている。何をやっているのかわからないから想像をかきたてている。きわめてよくないことをしている"危険集団"だと思われている」と語った。Bさんが続けて「なぜ"風評被害"が起こるか？」と話すと、「C君がロリコンだから」「D君がいるから」「F君がゲーム廃人だから」と漢たちは"風評被害"を受けている理由を互いになすりつけあった。漢たちは「嫌な思いをしてきた」と話し、D君は「あんまり新しい挑戦はしたくないような気がする」と話したが、Bさんは「山あり谷ありありましたけどステップアップしよう」と前向きな発言で終了した。

3）第2の危機

　第6回は、A君、看護師が不在だった。偏食があるBさんはガーリックがきいているカップ麺を食べられず、他の漢たちはBさんのカップ麺を奪い取るように食べ始めた。Coは、Bさんのために別のカップ麺を用意した。カップ麺を食べながら、D君は病棟の中学3年が参加する男子グループの話題にふれた。A君、Bさんは男子グループに参加していない。D君が「男子グループでは、彼女とかの話をしている。このグループでも彼女の話しをしませんか？」と話すと、Bさんは「"リア充"とかはほっとけ。われわれはわれわれの道を行く。せいぜい2次元だ」と話し、C君は「男子グループはかっこいい」と言い、Bさんは「独自性が大切じゃないか！」と反論した。Coは「君たちに彼女をつくるなんて、無理。無理」と無慈悲に大笑いした。KAZUの言葉（第5回と同じ「築いた過去を大切にし新しいものに挑戦する」）に対して、子どもたちは「ゲームを真剣にやっている。ポケモンのゲームで"卵を孵化"させている」「保健体育は大好き。特に保健」と語った。するとC君が「お前らは『卵を孵化させている』と言っているけど、卵を産ませるためにポケモンを妊娠させているんだ」と言い放った。しばらくの沈黙の後、D君は「どこかにつるされていて、間違うとマグマに落とされて死ぬという夢をみる」と語り、Bさんは「将来、何を目的にやって

いったらいいのか？　宇宙がどうやってできたかまで考えこんでしまう。大舞台で何かをやることになり、期待されていたのに、突然だったので失敗して怒られるという夢をみることがある。今の世界はなにからどうやってできているのかと考えこんでしまう」と語り、D君は「どうして人間が生まれてきたのか？　親が子どもをほしかったからだろうか」と言い、Bさんは「以後、連鎖」と話した。E君はあきれたように「みんな、うつ病だね」と話し、C君は「親の親の原点は交尾」、Bさんは「真剣にやる中にも遊び心を持っていたい」と語った。Coが「交尾と褒美のことばかり考えていてはだめですよ」と話すと、D君は「どうしてエロいことを想像してしまうのか？　いつどこで覚えたのかが問題です」、Bさんは「それは本能に刻まれている」と語った。漢の掟を読み上げる時に、E君は「伍．C君はしゃべってはいけない」、C君は「伍．人の話を聞く」と勝手につけ加え、終了した。

　2学期が始まり秋になった頃には、漢たちが『KAZUグループ』を脱退したがるようになった。A君は高校進学に向けて外泊へ行き、B君とE君はサッカーに参加するようになり、F君は参加を嫌がった。漢たちは、「『漢の掟』を守らない」と怒り、「俺たちは、俺たちの路線を突き進もう」と話すが、D君の「男子グループはかっこいい」という一言でしょんぼりしてしまった。Coは、新しいだめな漢の招集を提案するが、「あいつは意地悪だ」「あいつは秘密を守れない」などと言って追加を頑に嫌がった。Coは仕方がないので、本当の"風評被害"に悩むG君（外傷後ストレス障害、気分変調症）、さらに自傷の痕でフランケンシュタインのようなH君（統合失調症）、虚弱体質のI君（社交恐怖、身体症状症）をメンバーに加えることを宣言した。G君は原発近くで育ち、東日本大震災の後は避難所を転々とした。「放射能を高濃度にあびたやつは帰れ！」といじめられ、不登校になり入院となった。「他の入院している子どもが何を悩んでいるのかわからない」と病棟になじめずに、退院、主治医交代を要求した。筆者が主治医となり、『KAZUグループ』に参加を促し外来でフォローすることにした。G君は休まずに参加した。さらに、コ・コンダクター（以下、CCo）の看護師の配置転換が決まった。漢たちが少なくなり、CCoがいなくなり、Coは不安になっていった。漢たちも元気がなく、ポジティブなKAZUの言葉がむなしく響いた。Coが「男子グループの打ち上げでは遊園地やもんもんパラダイス（しゃぶしゃぶ・すき焼きの食べ放題）に行っていたから、中学3年が進路を決めたら打ち上げをしよう」と提案した。漢たちは少し活気を取り戻し、Bさん、H君は受験のために出席できなく

なったが、残りの下級生で打ち上げを計画した。打ち上げは日本サッカーの聖地「サッカーミュージアム」、その後「もんもんパラダイス」へ行くことになった。そこではしゃぶしゃぶとすき焼きを食べながら、下級生が進行を務め、卒業生は自発的に将来への目標を語った。漢たちは「肉と野菜はバランスよく食べましょう」と話し、Coは「この漢たちは肉食にはなれないのか」と一抹の不安を感じながら打ち上げは終了となった。

4.『KAZUグループ』で起きていたと考えられること

齊藤は、児童精神科病棟での入院治療での長年の経験を通して、思春期の仲間集団について、『不登校や精神疾患の発現が子どもを家庭にひきこもらせ、仲間集団体験を剥奪する状況を引き起こすこと、しかし入院治療に導入されたことで子どもは仲間と再会し、速やかに同性同年代集団であるgangに退行していくことを表現している。このgang的仲間集団の盛り上がりと治療スタッフの支援に守られることで、子どもは発達過程をたどり直すかのようにgangから理想化された親友とのchum的友人関係へ、さらにchumからより成熟した仲間集団であるpeerへと進んで行く』（図1）と述べている[*3]。

1) 第1の危機から第2の危機まで

集まった漢たちは、歌を歌ったり、第1回終了後の夜にはA君とC君がペニスをつけあうという第1の危機が起こった。さらに第2回では映画の『ET』のように指を

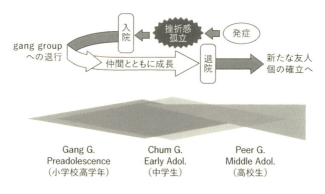

図1　入院治療における仲間関係の質の変化

あわせたりしていたが、これは仲間ができてとてもうれしかったためだと思われる。さらに漢たちはマスターベーションの話を活発にするようになり、これはgang的な盛り上がりといえるものである。

2) 第2の危機

第6回では、中学3年男子を中心に行われている男子グループはかっこいいという話題があがり、Coは「君たちに彼女をつくるなんて無理」と直面化した。漢たちは「ポケモンのゲームで"卵を孵化"させている」「特に保健大好きと」と語ったが、C君は「お前らは『卵を孵化させている』と言っているけど、卵を産ませるためにポケモンを妊娠させているんだ」と言い放った。しばらくの沈黙の後、D君とBさんは自分が失敗したという夢について語った。続けて、Bさんは「今の世界はなにからどうやってできているのかと考えこんでしまう」と、D君は「どうして人間が生まれてきたのか？ 親が子どもをほしかったからだろうか」と語った。

Coの直面化の後のD君、Bさんが語った夢は、入院している子どもが感じている集団に対する不安——集団の中で前面に立つと周囲はついてこなかったり、うまくいかないと怒られたり真っ逆さまに転落するように周囲から孤立してしまう——を表していると思われる。筆者が『KAZUグループ』を行ってなによりも驚いたことは、漢たちが中学生男子のグループと同じように異性への関心や性的な話、そして自分の出自への興味や将来の不安をいきいきと話すということだった。『KAZUグループ』の漢たちが、家族関係や仲間関係で苦しんでいながら強く仲間を求めていること、漢の掟やカップ麺を食べているという秘密を必死に守っていること、病棟内の"風評被害"に苦しみながらだめそうな仲間を見つけだしてくる目の確かさにも、改めて驚かされた。第6回の最後では、漢たちは勝手に掟をつけ加え、Coをおそれずに自由にふるまっている。その後は『KAZUグループ』を脱退したがる漢たちが出てくるようになり、実際に参加しなくなった。これは漢たちが、gangの盛り上がりから醒めて、chumに移行していっているプロセスと考えられる。漢たちは少なくなり、さらにCCoの配置転換が決まり、グループは全体的に抑うつ的になっていった。Coは、だめな漢たちを追加しながら、男子グループで行う卒業企画を下級生の漢たちを中心に計画していった。Coは、漢たちがひそかにあこがれている男子グループが計画している年度末の打ちあげを『KAZUグループ』でも実現できるように促した。下級生を中心に打ちあげを企画し、グループの雰囲気はgangから

第6章　さまざまな医療現場での展開

chum に移り変わっていっているように感じられた。

[3]『KAZUグループ』を通して学んだこと

1. Coは何をしたか？

　診療科長に選ばれた漢たちは、カップ麺を食べるといった特別扱いを受ける一方で、「漢の掟」を守らなければならない。漢の掟の「肆.『死して屍拾う者なし』」を読み上げ、グループの中でもCoからは「大丈夫」といった安っぽい慰めはなく、「おまえらはだめだ」と伝えられる。さらに病棟では周囲からの"風評被害"に悩まされる。家庭や学校で孤立していた漢たちにとって、「死して屍拾う者なし」という掟の言葉は意外と実感に近かったのかもしれない。漢たちにおどろおどろしい掟を読ませる枠組みやKAZUの言葉に話題を戻すCoの態度は、漢たちの超自我不安を賦活したかもしれないが、"風評被害"を受け、「おれたちはだめだ」と言いながら身を寄せあって生き抜いていくという機会を提供したと考えられる。『KAZUグループ』を開始してから、A君、Bさん、D君は病棟のコミュニティミーティングの椅子を並べてくれるようになり、Coである診療科長の左右に座るようになった。漢たちは、『KAZUグループ』を通して、「グループを信じられる」経験をしていると考えられた。筆者は、「グループを信じられる」経験をしないと、仲間意識というものは生まれてこないと考えており、このグループでは漢たちが、「漢の掟」やグループの秘密を守ることが、グループの結束力を高めることにつながったと思われる。『KAZUグループ』を通して仲間ができたという体験は、「死して屍拾う者なし」という恐ろしいことは起こらないという安心感につながっていったと考えられる。

　相田は、児童精神科医である小倉清先生が「病院の運動会の障害物競走では、前を走る人の足を摑むようなズルをしてでも、子どもに負けないようにする」と発言したことを書いている[*4]。メンバーにおどろおどろしい掟を読ませたり、容赦なくKAZUの言葉に話題を戻したり、「君たちに彼女をつくるなんて、無理」と無慈悲に大笑いするCo（大人）の態度は、漢たち（子ども）には絶対には負けられないという大人げない態度といえるだろう。また、グループの中で、治療者は子どもの成長を見つけだし、ポジティブでいること・楽観的でいることも大切であると感じている。治療者が子どもの健康的な部分に引っ張られて、次のステージには何が待ち受けて

いるのかという子どもの不安や期待を引き受けて、ハラハラドキドキしながら一緒に進んでいくという感じである。もちろん、ちょっとはグループの危機を乗り切る方法を知っているということも必要だろう。これらは大人としての態度といえるかもしれない。子どもの集団精神療法の治療者には、大人として集団精神療法を維持する態度――①居場所を提供すること、②大人が必ず子どもを見守っていること、③合いそうな子どもを組み合わせることが最低限必要になるだろう――と大人げない態度――ズルをしても勝つ、口では負けない――を行き来できることが求められるのではないかと思う。

　もう一つ、子どもの集団精神療法におけるCoの役割で重要なことは、グループの盛り上がりについて、グループが純粋に防衛的な活動性を示しているのか、あるいは問題の徹底操作が行われているのかを、治療者が判断することであると考えられる。グループでは性的な話が活発になっていくのだが、治療者は、メンバーが孤立感や自信のなさを躁的防衛で乗りきろうとする空虚な感じやもの悲しい感じを感じなかった。Bさんは素の自分でいることができ、C君はエロ画像を集めていても叱られず、でも後ろめたいからエロ画像を減らすという、より適応的な行動をするようになったり、第6回ではメンバーは勝手に掟をつけ加え、Coをおそれずに自由にふるまうようになった。このようなメンバーの変化を考えると、性的な話をする盛り上がりは躁的防衛が優勢だったわけではないと思われる。

　集団精神療法がめざすことは、まとまりのよいグループや大人の思いどおりに動いてくれるグループを作ることでは決してない。また、グループの圧力を強くしないことも大切である[*5]。第6回ではBさんはカップ麺を食べられずに、Coは別のカップ麺を用意した。Coは、『KAZUグループ』でなければ、「カップ麺は他にないから食べなさい」、もしくは「食べられないなら食べなくてもいい」という対応をしていたように思う。別のカップ麺を用意するという対応は、学校のような規律を重んじる集団ではなかなか許されないことだろう。個人精神療法では、「依存欲求を治療の中で理解はするが、満たそうとしない」という態度が求められる[*6]。集団精神療法は、知らず知らずのうちにみんなが同じ行動をとらないといけないというような、グループの圧力が強くなって硬直した体験とは違った、別のカップ麺を用意してもらいグループに直接的に受け入れられた、という新しい体験を子どもに提供できる可能性があると言える。

2.『グループを信頼できる』経験をする場を提供し続けることの大切さ

　筆者が初期研修をした大学病院の外来には診療の合間に治療スタッフや子どもが過ごせる「たまり場」があった。主に不登校の神経症と発達障害の子どもがおしゃべりやゲームをしながらその場を利用し始めた。しばらくすると神経症の子どもがリーダーシップを発揮し、さまざまな活動が行われ、自発的な交流の場になっていった。構造が緩やかな集団精神療法である「たまり場」であっても、子どもの自然な回復力を刺激して、セルフヘルプ的なグループを新たに作り出し、予想以上の大きな効果を生みだすことを経験した[*7]。この経験を通して筆者は、グループにはメンバーやグループ自体を自然と成長させていく力があり、沈黙やメンバーにつけあがられたりすることを必要以上に恐れることはないと思うようになり、グループの成長していくプロセスを信頼できるようになったといえる[*1]。『KAZUグループ』の漢たちは、「たまり場」にいた子どもよりも家族機能が悪く、発達障害に関しても病態は重めだった。『KAZUグループ』では、「たまり場」にいた子どもよりも重い病態の子どもに対処できるようになったといえるかもしれない。グループの中で変化していく子どもをみると、子どもが自由に羽をのばせたり、つまずいた時に羽を休ませるような居場所や「グループを信頼できる」経験をする場を提供し続けることが大切だと思うのである。

〈用語解説〉

gang group：小学校高学年頃親から自立のための仲間関係を必要とし始める時期に現れる徒党集団と定義され、この集団は「同一行動による一体感が重んじられる」同性の集団という特徴を持つ。思春期男子の仲間集団について、母親からの自立の背後に存在する増大した母親への退行的愛着が、主体性を奪われる不安（すなわち去勢不安）を賦活させるため、男子は同年代同性集団への同性愛的愛着によってこの不安に退行しようとするということが指摘されている。

chum group：中学生の仲良しグループで、互いの共通点・類似点を言葉で確かめ合うのが基本になっており、言葉による一体感の確認から仲間に対する絶対的な忠誠心が生まれてくるという特徴がある。

peer group：互いの価値観や理想・将来の生き方などを語りあう仲間と定義されている。

〈文献〉

*1 渡部京太(2014)子どもを見つけだすこと,そしてグループを信じられる経験を提供すること.シンポジウム6:子どもの育ちをめぐる地域集団と治療的集団—学童保育の今日的意義—.児童青年精神医学とその近接領域, *55*(4), 417-423.

*2 渡部京太(2015)児童思春期の不登校(ひきこもり)の入院治療を通して見えてくること.思春期青年期精神医学, *25*(1), 20-29.

*3 齊藤万比古(2016)児童精神科における入院治療の精神療法性.集団精神療法, *32*(2), 147-156.

*4 相田信男(2012)小倉さんと、私(たち)と、無理.小倉清先生傘寿記念文集編集員会.時の流れ—ある少年の八十年—, 72-75.

*5 鈴木純一(1999):集団精神療法の臨床的意義.近藤喬一・鈴木純一編,集団精神療法ハンドブック.東京:金剛出版, 67-77.

*6 生地 新(1997)精神療法過程における「自分」について.北山 修編,「自分」と「自分がない」.日本語臨床2.東京:星和書店, 37-53.

*7 森岡由起子(1996)「たまり場」を利用した青年期患者の検討.齊藤万比古・生地 新編,不登校と適応障害.思春期青年期ケース研究3.東京:岩崎学術出版社, 29-46.

第7章
コミュニティ支援の展開

大学心理相談室での一般市民向け「オープンハウス」

西村 馨・高田 毅・栗田七重

> ■グループの目的
> 心理教育プログラムを通して、心について学び、体験的に知ること。心理療法(精神療法)の紹介。コミュニティの生成。集団療法およびコミュニティ支援の訓練。
> ■グループの構成
> 一般市民(10名〜30名程度)
> 年齢:制限はないが実際にはおよそ18歳〜80代、乳幼児を連れての参加もある。
> ■期間
> 月1回(毎回自由参加のオープンプログラム)
> ■経過
> 毎回、初めに行われるミニ講演のテーマによって参加者が刺激を受け、分科会(ワークショップ)でそれら個々人の体験が賦活され、分かち合われ、最後のL.A.会で広く交流しながら、しめくくられる。
> 長期参加者においては、わずかずつながら「自分を語る」ことが進み、トラウマ体験とどう向き合っていくのかが課題となった。プログラムやさまざまな参加者との交流を通して苦痛が理解される体験がわずかずつ進み、さまざまな視点を与えられたり、別の課題に取り組んだりというプロセスが続いている。
> ■課題
> 毎回メンバーが異なるプログラムのため、新しいメンバーの安全感を守りつつ、長期参加者の流れとバランスをとることが重要である。現実の問題解決をするのではなく、深く理解し合う関係を構築することを基本姿勢とし、気になる個人は必要に応じて個別にケアするなどの配慮が求められる。

[1] はじめに

心理臨床実習施設として設置されている大学付属の心理相談室では、心理学的な

テーマについての講演やワークショップが行われることがしばしばある。それを単発の企画で終わらせるのではなく、「グループ」の視点で全体を構成し、継続するとき、通常の心理相談とは異なるユニークな心理的空間が生み出される。

　筆者らの所属する大学の心理相談室では、創設室長小谷[*1]の発案で、相談室開設以来「オープンハウス」なる一般市民向けの無料プログラムを実施してきた。このプログラムは月に1回、午後の3時間行われ、予約は不要、出入り自由である。もう15年近くの歴史があるが、毎回およそ10〜30名ほどの参加者があり、長期参加者も多い。心理相談室の宣伝と大学院生の研修のために始まったが、このような形態に発展したのは、相談室開設時の臨床スタッフが集団精神療法に関心を寄せ、実践に積極的であったことも大きい。結果として、個人の心理療法につながるケースはまれなのだが、このプログラムに熱心に参加されるうちによくなる方が現れるなど、参加者の高い評価を得るようになった。そのような、プログラム全体の治療的・成長促進的な働きの意義と地域貢献への意義を認めて、長年続けてきた。

❁ プログラム構成

　「オープンハウス」は、8月と3月を除く毎月1回、火曜日の午後に行われる。各回に臨床心理学担当教員2〜4名、助手2〜3名、大学院生・卒後研修生（臨床心理士）数名が関わっている。プログラム構成は、参加者のニーズやスタッフの事情で変化してきたが、ここでは最近のある年のものを紹介する（表1参照）。なお7月と12月は、季節のイベントとして、ワークショップ（分科会）の代わりに「七夕会」「クリスマス会」を行う。参加者が一品持ち寄ってパーティー形式の会合とするのである。

　初めの1時間は教員が持ち回りでミニ講演を行う。特定の疾患・障害についてと

表1　「オープンハウス」のプログラム

時間	内容
2:00〜3:00	ミニ講演
3:10〜4:10	ワークショップ（分科会） 【毎月開催】 ・「フリーグループ」 【交替で実施】 ・「対話教室」／「声を『使う』ワークショップ」 ・「こころの一文字書」／「集団箱庭」／「コラージュ」
4:20〜5:00	L.A.会（全体会。参加者、スタッフが全員集まって語り合う）

言うよりも、「自分と出会う」とか「怒りとの付き合い方」といった、心理療法をベースにした一般的なトピックを扱う。続く1時間は、3つの参加体験的ワークショップに分かれる。自由にしゃべる小グループ「フリーグループ」(構造は後に詳述)が毎月開催される他、言語系ワークショップと非言語系ワークショップがそれぞれ一つ開催される。言語系の方には、対話の仕方を学ぶ「対話教室」、声を出して自分の身体感覚とエネルギーを覚醒・覚知する「声を『使う』ワークショップ」があり、非言語系の方には、お題をもとに心の自由連想空間を安全に感じて表現する「こころの一文字書」、複数の参加者が順番にミニチュアを置いていく「集団箱庭」、雑誌などから自由に切り抜いた素材を貼り付けて一つの作品をつくる「コラージュ」がある。それらのワークショップのなかで参加者一人ひとりが自分の感じていることを表現し、ともに味わう。そして最後の40分に、参加者・スタッフ全員で集まって話す全体会「L.A.会」(LoveとAngerを語る場)を行い、しめくくられる。つまり、参加者は、最初にミニ講演で話を聞くことで心の刺激を受け、さらに各ワークショップで自分を能動的に表現し、最後のL.A.会で相互的に共有する、というプロセスをたどる。教授的 (didactic)、体験的 (experiential)、言語的 (verbal) なグループを組み合わせたプログラムであるとも言える。

参加者

　参加者の世代も広く、健康な方も、精神障害が疑われる方も、ひそかな悩みを抱えている方もおられる。だが、個人的な事柄は隠すこともでき、比較的安全なワークショップのなかで語ることもできる。当相談室で個人精神療法を受けている方もいるが、もちろん、バウンダリーを明瞭にし、本プログラムでスタッフが個人療法のことを持ちだすことはなく、一参加者として扱う。オープンプログラムのため、参加者同士の交流は自由である。参加者は、精神病圏の方が少数いるにせよ、大半が社会生活をしっかりと送っておられる方で、プログラムに際して混乱が生じることはなかった。また、大学で行われているため学部学生の参加も多い。長期にわたってオープンハウスに参加しておられる方は、中年期以上の方を中心に10名近くおられる。個人精神療法や投薬を受けておられる方も、医療・相談機関とは無関係の方もいる。

　ここでは、フリーグループの流れとオープンハウスへの長期参加のプロセスを紹介し、本プログラムの意義を考察する。個別のプログラムと全体の流れが最もわか

りやすいと思われる1名をとりあげて記述する。

[2] 事例

1. フリーグループの構造とある回の経過

　フリーグループは1セッション完結の体験グループと言ってよい。ルールは、①時間内に解決できない問題を持ち出さないこと、②このグループでのやりとりは終了後口外しないこと(その後のL.A.会で個人の感想を言うことは除く)、の二つである。

　参加者はだいたい5〜8名であるが、1、2名のときもあれば、10名ほどのこともある。常連の参加者もいれば、初めての参加者もいて、1回ごとに顔ぶれが異なる点は通常の精神療法グループとは大きく異なる。訓練生(大学院生、卒後研修生1、2名)はメンバーとして参加する。リーダーは相談室長である。技法的には、メンバーが気楽に話せることが重要なので、不安を高めすぎないようにあまり沈黙を作らず、メンバーに話してもらうよう積極的に促すことを心がける。だが踏み込まず、無意識や病理の起源の探究をせず、対話のファシリテーターとしての役割を心がける。自己開示も適宜行う。

　ここで、長期参加者である秋田さん(仮名。以下参加者名はすべて同様)の背景を簡単に紹介しておく。秋田さんはX−10年頃からオープンハウスに参加しており、X年度時点で80代前半の男性であった。奥さんに先立たれ、独り暮らしをしていた。相談歴、治療歴はなく、心理的問題、身体疾患もなかった。参加のきっかけ、動機は定かでなかった。

　X年5月のオープンハウスにおけるフリーグループには、この秋田さんの他に、常連の香川さん(50代女性)、香川さんに勧められて最近参加し始めた住谷さん(50代女性)、大学生である立川君と根岸君(ともに男性)の5名が参加した。また相談室スタッフとして大学院生福井君(20代男性)が加わった。

　いつもどおりルールを説明し、合意を得て、自己紹介から始まった。香川さんが、「今日は調子が悪く、人の話を聞いていたい」と言った。秋田さんが、講演で「怒りを表現すること」について話されたことを受けて、自身の空襲体験を語った。当時住んでいた町の上空をB-29の編隊が飛ぶ様子、焼夷弾が空気を切り裂いて降ってくる音、妹を逃がして自分は残ったが周囲が焼けていったことを、手ぶりを交えて

語った。そして、「人道主義を掲げるアメリカのことを悪く言ってはいけないが、あれはひどかった」と嘆いた。立川君はアメリカへの交換留学から帰国したばかりだった。リーダーがそのことに触れると、秋田さんは「今の人はいいねえ。自由に勉強ができるのは素晴らしい」と称賛した。

根岸君が、秋田さんの話を聞いて3.11の体験を思い出し、「自宅は無事だったが周囲の土地が地盤沈下したことが衝撃だった」と言った。立川君はその日、帰宅難民になったと言った。秋田さんはさらに、最近見た東京大空襲の新聞記事のことに触れ、一般市民を最も効率的に殺戮していく残虐なものであったことを語り、再び「アメリカは人道主義的というが……」と言った。

「話を聞いていたい」と言っていた香川さんが、「言いたいことが出てきました」と手を挙げた。夫の仕事の都合でアメリカに住んでいた3年目にパニック障害にかかって苦しんだときに、最後の最後まで自分を救ってくれたのはアメリカ人のおばあさんだったこと、周囲の日本人は「頑張れ。頑張れば何とかなる」を繰り返して、結果的にひどく苦しめられたのだと語った。リーダーは「アメリカ人にもいい人、悪い人がおり、日本人でもそう。戦争となるとアメリカへの憎しみが生じるが、そういう大きな怒りや憎しみは持って行き場がないのかもしれない」と言った。すると立川君が、「出来事の規模としては小さくても、個人にとっては重大な衝撃的なことがあると思う、例えば離婚とか」と言い、福井君が、「小さいことでも怒りの持って行き場がないと苦しくなる」と言った。

不意に根岸君がリーダーに、「阪神大震災を経験したか」と尋ねた。「体験したが、遠い場所の話だった。だが、まさかそれをしのぐ災害が起こるとは。現実を受けとめられなかった」と答えると、他の数名が現実を受け入れられない感覚について語り合った。

秋田さんが突然話を変え、新聞に載っていた認知行動療法とは何か、自分は老人性うつなのかもしれない、と笑って尋ねた。リーダーが簡単に説明すると、香川さんが「私の(別機関での)カウンセリングは認知行動療法を取り入れていると言われたが、どれが認知行動療法なのかわからない」と言い、みんな笑った。立川君が「アメリカでは認知行動療法にマインドフルネスとか瞑想とかが取り入れられている」と言うと、秋田さんが「オウム真理教もヨガから始まった」と連想し、「オウム真理教には高学歴の人がいて、十分満たされているはずなのに」と言った。しばらく、貧

乏や不幸の話になった。

　沈黙がちだった住谷さんが「お金がなくてそれしか手がなければかえってあっさり動けることもある」と自分の経験を語った。続けて、近所のお年寄りが戦後、農村まで歩いて買い出しに行っていた話をすることがあるが、どこか楽しそうなニュアンスがあると語った。それしかなければ人間には力が湧いてくるのかも、と数名が頷いた。秋田さんも「人間も動物だからしょうがねえ」と言った。一方で、住谷さんは「原発のことは本当に怒りを覚える。好きだった山菜狩りができないでいるくらい自分はうつ的だと思う」と言った。

　リーダーは、秋田さんの戦争体験に応えて、秋田さんと同世代の自分の父が自伝を書き、これまで語られなかった戦争と戦後の体験が記されていたことを語った。秋田さんは「つらい体験だから目をそらしたかったんだよ。私も自分の子どもには話さない」と言った。リーダーが、「父が自伝を書いてくれて、父の人生を知ることができて嬉しかった。秋田さんがここで体験を語ってくれたことも嬉しい」と言った。最後に、秋田さんが「こういう話でつらくさせたくないから」と言ってセッションは終わった。

　その後のL.A.会では、個人の怒り、社会の怒りなど、さまざまに語られるなか、秋田さんが戦争の体験から離れられないのだと述べると、数名が、そのような体験を言ってくれて嬉しいと言った。それなら嬉しいが、と秋田さんはやや戸惑いながら笑って応えた。

2．長期参加のプロセス──秋田さんに焦点化して

　秋田さんは、参加当初から、生きるとはどういうことなのか、心とは何か、という質問を繰り返していた。彼の朴訥として、朗らかで、ユーモラスな話し口は多くの人の好感を集めていた。「生きることの喜びを歌いたい」と習っていたカンツォーネをクリスマス企画などのときに披露してくれていた。数年目の終わり頃、「この大学で勉強をし続けてきた私に、卒業証書をくれないのだろうか」とリクエストされ、オープンハウス担当教員の名前で「修了証（初級）」を出した。

　ある年、春から冬まで姿を見せないことがあった。気になったスタッフが自宅を訪ねてみたところ、元気にしておられ、「門のところに守衛がいるようになったんで、入りにくくなってね」と照れながらおっしゃった。その月から復帰され、また

第7章 コミュニティ支援の展開

カンツォーネを聞かせてくれた。その後、しばらくして再び2年ほどのブランクがあったが、再復帰されたときに、秋田さんは現在の地に住み始めた頃の話をした。それは、この相談室のある大学の創設時で、まだ周囲との境界もはっきりしない時期のことだった。当時よく学内まで足を運び、学生に誘われて一緒にキャンプファイヤーをしたりしたそうである。戦時中に学生時代を過ごし、満足に勉強できなかった秋田さんは、この大学に所属感を感じていた。オープンハウスの「卒業証書」を求めたのは、やれなかった勉学をやり遂げた思いからだった。その頃から戦時中の体験や空襲体験を語り始めた。

続くX年度については詳しく述べる。この年度は本相談室の閉鎖が検討されるなか、ここで報告している構造でのオープンハウス開催の最終年度となった。秋田さんはこの年度のすべての回に参加した。これまでにもぽつぽつとあった戦争体験についての発言がこの年度は特に顕著であった。4月にはL.A.会で天皇陛下の南方戦地の訪問に感慨を表明し、再び自らの空襲体験を語った。5月は、上述のフリーグループの後、L.A.会でも戦争体験から解放されにくいことを語った。数名の方が、語ってくれることがありがたいと言ったが、秋田さんは半信半疑だった。最後に、L.A.会リーダーの助手の一人が、祖母が戦時中の体験を涙して語ってくれていたことが嬉しかったのだと伝えた。7月は、毎年恒例の七夕会だったが、「もうオープンハウスも最後だから」と自慢ののどを披露してくれた。

9月には、声を「使う」ワークショップに参加したが、参加者が秋田さんだけだった。開始前に、心についての質問をたくさんしたのを受けて、担当の助手が特別個人講義に切り替えた。秋田さんは大いに喜んだ。そして続く10月プログラム開始前、「少し聞いてもらいたいことがあって」とその助手との面談を希望した。彼の息子の妻がうつ状態にあり、孫娘が不登校になっているとのことで、秋田さんは「どうして学校に行けなくなっているのかがわからない」と本当に困惑し、「何かしないといけないのでは」「一人で考えていてもどうにもならない」と憔悴していた。「こんなことを相談するなんて恥ずかしい」と自分を責める様子も見られた。助手は、すでに適切な対処が取られていることを確認し、息子と周囲の支援者を信頼してよいことを伝えた。また、一人で抱えて考えていると不安になるのは当然で、今日は話を伺えてよかったと伝えると、少し安心した様子を見せた。

この10月の回のミニ講演は怒りがテーマで、ある在米日系移民の戦争体験とそ

の後についての紹介を中心に進められた。感想を語り合うなかで、秋田さんは軍国主義時代の抑圧された思いを語った。さらにフリーグループで展開した話について、少し紹介する。

　その回の始め、常連参加者松本さん (30代男性) が秋田さんに、「正直、戦争の話は私にはつらいんです」と言った。秋田さんも「私もつらい。できればしたくない」と答えた。常連参加者山村さん (50代女性) は、「こういう話は後世に受け継いでいかなければ」と松本さんに反論した。だが松本さんは、「戦争にずっととらわれて生きることは、あまりにつらいんです」と言い、秋田さんも「そう、とらわれている。そしてつらい」と答えた。しばし松本さんと山村さんの議論が続いた後、相談員の福井君が「松本さんも自分自身がつらいと言っている。このつらさにとらわれてしまうことが戦争の悲惨さの本質なのでは？」とコメントした。リーダーが松本さんに「秋田さんとどのように向き合っていきたいのですか？」と問うと、彼は「戦争にとらわれずに生きていってくれたら」と答えた。それに対して秋田さんが「それができない」と言い、堂々巡りとなった。秋田さんは「これまで誰にも話せないできた。つらくさせると思うので、親戚にも子どもにも言ってない。ここでだけ話せる」と率直に語った。その後のL.A.会では、講演の話を中心に、個々人の怒りについての話が展開したが、秋田さんは静かだった。

　翌11月、秋田さんは来られたが、フリーグループには参加せず、松本さんと山村さんと福井君のみの参加になった。秋田さんが参加しなかった理由について、前回の体験でお互いが気にしていたことを率直に語り合った。L.A.会で静かにしていた秋田さんが、終了後室長をつかまえ、息子の嫁のこと、孫娘のことで憔悴していることを語った。再び、対処については信頼してよいことを伝えた上で、心配するのはよく理解できるが、「老人性うつ」と考えなくてよいこと、「豊かな時代には豊かな時代なりの苦しみがある」ことを伝えた。

　翌年1月のある日、秋田さんは相談室をふらりと訪れ、「不登校だった孫娘が、推薦で高校が決まった」とスタッフに報告とお礼をされた。この一件はオープンハウスのなかでは言及されなかったが、ともすると「戦時中はつらかった」と言って現代の若者の苦悩を理解できないでいた秋田さんが、「いい時代の人でも、やはり苦しいことはあるんだねえ」と一定の理解を示しておられたのは印象的だった。結局、この月のオープンハウスはミニ講演にだけ参加し、改めてお礼を告げて帰られた。

2月の回、ミニ講演は室長が行い、自分と父親の経験について、父親が書いた自伝を紹介しながら語った。再び戦争体験が語られたが、その体験を言語化、文章化することの意義についても話された。その回のフリーグループには、秋田さんも久々に参加した。松本さんも山村さんも参加した。数回前から久々に参加していた渡辺さん(70代男性)が、自分の戦後体験と親子関係について熱心に話した。自分の体験を文字にすることの意味と難しさ、親子関係について振り返って考えることの難しさについて話し合われた。

秋田さんは、オープンハウス最後の年になったX＋1年度も元気に参加された。

[3] 考察

1. フリーグループのプロセスについて

フリーグループのプロセスは、一つの典型例を示している。始めのミニ講演が刺激を与え、それをふまえたグループプロセスになりやすい。そして、世代が離れているからこそ、それぞれに特有なテーマがあり、異質な体験がやりとりされる場となる。またそのようななかに個人的な葛藤も垣間見せる。秋田さんは「老人性うつ」の心配を語り、その内容は数ヵ月後に明らかになるが、ここでは語っていない。一方で、「アメリカか日本か」が問題ではないこと、「優秀で、十分満たされていれば精神的苦悩がない」わけではないことが話し合われた。これは、「うつの嫁や不登校の孫娘をどう理解するか」という、のちの秋田さんの話につながってくるテーマと言える。立川君が指摘したように、「規模に関わりなく、個人的に衝撃的なこと」を個人として理解することが重要なのである。

このような多世代のグループは、さまざまな大規模トラウマが表面化する機会でもある。80代の秋田さんが戦争体験を語るが、この回では若い世代が自らの被災体験を語ったことで、グループの多様性が生みだされた。戦争や災害などの大規模トラウマは、社会的無意識[*2]を代表する「選ばれたトラウマ(chosen trauma)」[*3]であり、このセッションではそのいくつかが連想的に語られている。なお東日本大震災は、フリーグループのみならずオープンハウス全体のなかでしばしば語られるテーマである。東北への思いや現状だけでなく、過小評価されやすい東京での被災体験(立川君、根岸君)や、未だ収束を見ない福島の問題(住谷さん)を語る場として、心理的ケア

の役割もある程度果たしている。

2. 秋田さんにとってのオープンハウス

　秋田さんを中心にオープンハウス全体の意義を見るならば、居場所としての役割が大きく、これまでの人生を立ち止まって振り返る心理的な空間として機能していることが理解できよう。そもそも変化を求めるためのプログラムではない。その都度の体験が積み重なって、結果として変化が生じるのである。大学の草創期を知り、愛着を持っていた秋田さんにとって、過去にやり残した「勉学」をこの相談室でできたことは独特の意味がある。また、家族にも話せない戦争トラウマの体験を語れる場としての意味も大きい。トラウマの体験は話す方も聞く方もつらくなる。それを率直に語り合うこと自体が有意義であり、そのなかから次への進展が現れてくる。

　グループで話せないことについて個人相談を求めてこられたのも興味深い。有料の心理相談が本業のわれわれにとっては、オープンハウス参加者の相談を受けることはサービスに見えるかもしれない。むろん、継続的な心理的介入が必要な場合にはその方向に切り替える。だが、オープンハウスはすでにそれ単独の心理処方となっており、オープンハウスを充実させるためのケアとして位置づけている。「いい時代の人でも苦しいことがある」という気づきは、オープンハウスの体験が基礎となって現実生活を拓く契機となるだろう。

3. オープンハウスの意義

　オープンハウスの開始数年後に、「われわれは何もしていないのに」改善するという驚きがあった[*1]。その変化の理由は、まさにその「何もしない」「何も解決しようとしない」ところにあるように思われる。むろん放任するという意味ではなく、その人を変えようとしないで、その人の感じていることをそのままに理解していく、やや大げさに言えば存在を認めるということである。オープンハウスは生活共同体ではないにもかかわらず、コミュニティ感覚をもたらす[*4]。それは、このような受容的雰囲気のなかで、お互いをそのまま感じ合うつながりの産物であろう。

　参加者は世代ごとにライフサイクル上の課題を背景に抱えている。大学生とその親くらいの世代の間では自立と子育てをめぐるやりとりが生じやすく、40〜50代と70〜80代の間では、介護や相続をめぐるテーマが生じやすい。だが、解決や転

移の分析のためではなく、そこで体験している自分の思いを言葉にし、「今、ここで」のフィードバックをメンバーから得ることで、視野が広がり、心の働きも強まる。

このような多世代体験は戦後日本の縮図のように感じられる。戦争がもたらした個人の喪失感や荒廃が、心理的な感受性や悲しみへの共感性を奪い、モノ優先と経済至上主義の姿勢を生み、不登校等の戦後特有の心理的問題の土壌になったとも考えられる[*5]。現在も東日本大震災後の被災地では、そのような精神的状況の過程を急速にたどっている。このオープンハウスのような「心を語り合う場」は現代社会で必要とされているだろう。

このような体験を訓練生が持てることは、グループ実践研修としての意味はもちろん、支援者とはどういうものかを考える好適な機会となる。特に、先のような多世代グループのなかでは、訓練生自身が参加者から教わる体験をして、どちらが支援者かわからなくなることもある。支援者は専門知識と技術を備えていなければならないが、支援とは人間同士の営みであり、生の自分が人との間で行うものであることを教えてくれるのである。

[4] おわりに

オープンハウスの手法はセレンディピティ(偶然の発見)であり、小規模ながら充実した発展を遂げてきた。2008年に開催された国際集団精神療法・集団過程学会の環太平洋会議(松江大会)では、オープンハウスを基盤とした大集団「シチズングループ」が開かれた。この活動は、エンカウンター・グループ(PCA)や治療共同体にも通じる、治療と成長の境界を越えたグループ独自の潜在力や魅力を示すものである。事例でも触れているとおり、心理相談室の閉室とともにこの活動も幕を下ろすことになる。その喪失と向き合い、ここでまかれた種がいつかどこかで芽吹き、実りをもたらすことを願っている。

〈用語解説〉
社会的無意識：社会が共有しているが通常は気づかれない大規模なトラウマ的体験の記憶。
選ばれたトラウマ：ある社会の歴史や文化を特徴づけて語るために、しばしば用いられる大規模なトラウマ的出来事。

〈文献〉

* 1 　小谷英文（2004）医療とは異なる心理臨床．国際基督教大学高等臨床心理学研究所付属心理相談室活動報告，*3*，1-2．
* 2 　Volkan, V. D.（2001）Transgenerational transmissions and chosen traumas: An aspect of large group identity. *Group Analysis, 34*（1），79-97.
* 3 　Hopper, E., & Weinberg, H.（Eds.）（2011）*The Social Unconscious in Persons, Groups, and Societies. Volume 1: Mainly Theory*. London: Karnac Books.
* 4 　高田毅・栗田七重・西村馨（印刷中）「オープンハウス」プログラムにおける振り返りグループL.A.会の意味．*International Journal of Counseling and Psychotherapy, 12・13* [combined].
* 5 　Nishimura, K.（2016）Contemporary manifestations of the social unconscious in Japan: Post trauma massification and difficulties in identity formation after the Second World War. In Hopper, E., & Weinberg, H.（Eds.）*The Social Unconscious in Persons, Groups, and Societies. Volume 2: Mainly Foundation Matrix*. London: Karnac Books, 101-120.

災害と支援者支援
―相互支援グループ―

藤澤美穂

> ■ **グループの目的**
> 災害の支援者・関係者の孤立を予防し、グループでの対話を通した相互の支援を目的とする。
> ■ **グループの構成**
> 災害の支援者、災害に関係する者
> 年齢：20代以降
> ■ **期間**
> 年6回（2016年現在）　75分×3セッションを基本とする。京都での「災害とメンタルヘルス」との共催回は90分×3セッション、そして学会大会の自主企画ワークショップとしての開催時は80分×2セッションで実施する。
> 2016年は東京、学会大会（市川）、仙台、盛岡、福島、神戸で開催した。
> ■ **経過**
> 災害について言葉にならないことや「迂闊なことは言えない」という思いを表現しながら、抱えていた感情や体験にふれる時間となった。また東日本大震災に限定することなく、過去の自然災害、事件事故、人災、そして戦争へと連想が拡がり、我々の社会のことに思い及ぶ過程が見られた。
> ■ **課題**
> 災害という話題ゆえ、自分には関係ないとの思いが浮上しやすく、グループへの参加に至りにくいことへの工夫が必要である。また、災害とは無縁ではいられない現状の中、このグループを各地で継続して開催することと、それを通した支援の輪の拡がりが望まれる。

［1］はじめに

災害時のこころのケアは、国内においては1995年の阪神・淡路大震災を契機に重

要性が指摘され[*1]、同時期に発生した地下鉄サリン事件もあり、トラウマ関連障害および救援者の研究が並行して進んだ[*2]。日本集団精神療法学会（以下、学会と記す）においても、髙林[*3]に示されているように、阪神・淡路大震災以降災害への取り組みが、積み重ねられてきた。本稿では、東日本大震災以降の学会の取り組みとして行われてきた、災害支援者・関係者への支援としての「相互支援グループ」について述べる。

「被災地には『無傷な救援者』など存在しない」[*4]とされるように、支援者・救援者へのケアは、被災者支援と同時並行で行われるべき課題である。支援者支援としては、救援活動・支援活動に従事する自衛隊員、警察職員、消防職員、医療関係職員などの災害救援者への**惨事ストレスケア**がその一つとして挙げられ、組織的対応への体制整備が加速している。加藤[*5]は惨事ストレスに直面した結果として、心的外傷後ストレス障害（PTSD）やうつなどの精神疾患、業務への意欲低下、組織内の人間関係の悪化などを指摘している。さらに加藤は、災害直後の問題としての惨事ストレスに対し、長期的な支援活動での問題を「代理受傷」と「燃え尽き」としている。元永[*6]は、援助者・救助者の共通したストレスとして惨事現場（ストーリー）の追体験、役に立たないという無力感、疲労・バーンアウトなどを挙げている。

このように、災害支援者は、仕事そのものから自らのトラウマ体験が刺激されるのみならず、災害という緊急事態による疲労、組織内外との葛藤、そしてコミュニケーション不全に晒され、さらには「自分は何も役立てない」という無力感や罪悪感が引き起こされるリスクが高い。相互支援グループは、そういった災害支援者および関係者の語りを通した支援の場として、支援者個々人の体験の語りあいと孤立感の軽減を目指し実施される。

[2] 相互支援グループ

1. グループ発足の経緯と構造

東日本大震災は、2011年の日本集団精神療法学会第28回京都大会の前日に発生した。緊急常任理事会が招集され、第28回大会を予定どおり行うことの決定がなされ、大会中の3月13日には緊急ワークショップ「東北地方太平洋沖地震について話し合う会」が開催された[*3]。この会は180分枠の大グループ（休憩10分）で、3名のコ

ンダクター（以下、Co）で実施され、メンバーの出入りは自由であった。この会のCoの一人でもあった髙林は「災害の支援に行った支援者は、元の日常生活に戻ると、被災地での体験を内に仕舞い込み、孤立することになる。こういった方々が交流する場が必要であることは言うまでもない」と記し[*3]、今後の参加を呼びかけている。そして学会では特別委員会を発足させ、「東日本大震災関係者の相互支援グループ―心的外傷の孤立化を対話により克服する場として―」（以下、相互支援グループと記す）を継続開催し、災害に関係した者同士の相互支援に取り組むこととした。これが現在（2016年8月）も継続されている「東日本大震災関係者の相互支援グループ」のはじまりである。

西川[*7]は専門家のための相互支援作業グループを実施する上で考慮すべきこととしてワイナー（Weiner, M. F.）[*8]らの4つの条件を挙げている。それは、①グループが、直接の支援を受ける人たち自身からの求めに応じる形で始まること、②グループリーダーが、支援を受ける参加者たちの頼りになる人として体験されてきた人であること、③サポートグループは、明瞭に構造化され、リーダーは、グループ開始時に強い否定的感情の表現を許容しない、④グループで扱う問題は主に対人関係上の問題で、グループで扱えるものに限り、組織運営上の環境問題を主題とはしないこと、である。そしてリーダーは、メンバーの「今、ここで」の体験を、リーダー自身の身体性の覚醒に基づき正確に観察し、介入することが求められると指摘している。

では、相互支援グループの目的、方法および期待される効果は何であろうか。開始当初よりCoを務めている4人の記述をたどり、浮かび上がったエッセンスを表1に示す。

この相互支援グループは、第27回（2014年7月）から、東日本大震災被災地である宮城と岩手の学会員4名が運営委員に加わり（うち1名は筆者）、Coとして参加する体制となった。

2. 各時期のグループで語られたこと

ここでは、『集団精神療法』誌に掲載された相互支援グループに関する報告[*3][*7][*9][*10][*11][*12][*13][*15][*16][*17]をもとに、3期に分け、グループの内容を概観する。記載においては藤ら[*9]にあるように、メンバー「皆で自由連想」を「グループ全体」がしていることをイメージできるよう、発言におけるメンバー間の区別をせずに、特徴的な

表1 相互支援グループの目的、方法、期待される効果[7,9,10,11,12,13]

目的	・ストレス反応への相互支援、情報交換、専門性の開発。 ・被災体験を「個々」の体験として語り継ぐこと。 ・災害に対する社会のさまざまな反応にふれ、社会そのものを思い起こすこと。 ・私たちを取り巻く環境という「外のグループ」[14]を、より考えられるようになること。
方法	・4人のコンダクターで行う。 ・継続参加者と初めての参加者が混在しているという緊張を含む状況に対し、4人のコンダクター同士の自由な言葉のやりとりを通じ、参加者に安心感を提供する。 ・このグループの課題の重さから、コンダクター4人体制は、グループへの責任が分散され、コンダクターたちに安心感を提供する。 ・現地で生活している人や支援活動に参加した人からの情報は、被災地の現状を知る上で貴重な素材となるため、情報交換からグループを開始する。 ・災害の衝撃の圧倒さゆえ、自由な連想が阻害され、迂闊なことは言えないという自己規制によるコミュニケーションの不自然さが生じることをコンダクターは理解し、「今、ここで」の感覚を大事にする。 ・地域の研究会との共催、または地域からの要請に応じ、開催を検討する。
期待される効果	・継続するグループの中で、思いを言葉にし、そして思いが言葉になりにくいことを体験しながら、語れるようになっていく。 ・支援者 － 被支援者が共にあるこの場での普遍的価値観が基点となり、新たな同盟を結びうる場としての機能がうまれる。 ・グループでの安全感の中で、被災地に行っても行かずとも、人は被災を体験し、それを内に抱き孤立しているという体験が共有できる。 ・すまなさ、申し訳なさを感じるのは、災害に対する無力感ゆえであることを知る。 ・開催される土地や時期により、災害などの体験や記憶が賦活されることを知る。 ・周囲が復興に向けて日常性を取り戻していく中でこそ、孤立化していく人々への関わりが必要となることを知る。 ・3セッションという短い時間の中で、もっと自らを振り返り、新しい自らを見出したいと感じた人への、グループ参加やグループ立ち上げ等への動機を醸成する機会となる。 ・災害を身近に感じている少数派の孤立感や疎外感が表面化するが、それにより、身近なグループ体験の機会の創出につながることもある。 ・参加者の減少から、被災地の現状への現実感が薄れていることを知る。 ・我々の社会が、不都合さゆえ意識からそらそうとしていることについて、思い起こし、考える場となりうる。 ・語ることを大切に受け止めることのできない社会の現状に対して、相互支援グループは、継続し伝え考えることを通し、この状況に批判的な存在としてあり続ける。

発言を抽出してつなげ、報告する。なお発言内容から個人が特定できぬよう、文意を損なわない範囲で抽象化を加えている。

◆ **東日本大震災から1年間**（第1回〜第12回：2011年3月〜2012年3月）

被災地に住んでいる、震災当日はすでに京都にいた……親戚や知人が被災地にい

第7章　コミュニティ支援の展開

る……阪神・淡路大震災で支援に関わった……報道で不安を感じた……言葉にならない……視野が狭い……ケアしてもらいたいが、何をしてもらいたいのかわからない……十分に役立てなかった……被爆が続いて被災が終わっていない……否認や問題を片隅に置こうとする力が働いている……居るべきところにいない体験……当事者であるような、そうではないような……東北に行っても何もできないという躊躇……小さな声が声にならないまま流されていく……私自身は大きな被害にあったわけではない……言葉がまだ出てこない……これからどうしたらよいのか、何か役に立つことが聞けるかと思って来た……大変な体験をした方に、どう声をかけたらよいのだろう……被害がなかったことへの負い目……大変だったけど、困っていない……そばに居ることは大きい力になれる、居るだけで役に立つ……無力感……これからずっと続くんだという、なんとも言えない気持ち……グループの中で休んでほしい……被災者は元気にやらざるを得ないが、体力には限界がある。身体を元気にしないといけない。

◐東日本大震災から2年目〜4年目（第13回〜第30回：2012年5月〜2015年2月）

疲れてしまって自分から引きこもった……現実生活がどんどん進むと、被災して傷を受けた人たちはますます語れなくなる……迂闊なことを言って相手を傷つけるのではと思い、ますます語れない……震災関連で何かをやっていると言うことは、はばかられる……もともと自分は無力じゃないか……言葉を出すことを止めてきた。苦しい……支援者同士でも傷つく……遠くにいる人や揺れを体験しなかった人のほうが、全体像が見えるのではないか……小さな体験では人に言えない……他人事にしたい気持ち……報告会では気持ちは話せていない……震災関連の仕事量の負担、休みがほしい……支援に行かなければならないという圧力……何もできない申し訳なさ……この状況ですまなさを感じる私は被災者だ、と思った……いなかった人ができること……生活の中でのケア……自立という言葉はどの目線でどういう人が使うのか……無我夢中……自然な表現ができない状況……日常生活で処理できない感情……被災者には安全に怒る場があるのだろうか……ネガティブなものを抱える力の低下……支援の打ち切り、自助努力を期待される……震災の報道を見ないのは、自分の立つ位置を揺るがせられるから……日本中が被災地だ……被災地から帰る後ろめたさ、罪悪感、なぜ他の人は行かないのかという怒り……疲れてしまって、考えるのが嫌になる……子を持つ母が神経質なのではなく、当たり前の反応……責

任を持つことは仲間を増やすこと……豊かさとはなにか……風化と言われるが、内にいると風化などしていない……忘れられる不安……震災のグループは無力感を賦活するからしんどいと気づき、ふっきれた……頑張りすぎる子どもたちが心配、大人が頑張らせているのではないか……過覚醒……足を止めるとそこから動けなくなる……きつくてもきついと言えない……3年目は質が変わる分岐点……いつ自分がそういう体験をするかわからない……大変な人と自分も同じであるという意識を持つことで変わる……一緒の場所で過ごすという覚悟……災害で金儲けの種を見つける人がいる……渦中にいる人が体験を語れるようになるのは難しい……支援を続けられなかったのが悔しい……県外避難をしている人への支援とは……先の長い話……被災者の中に生じた格差……復旧は普通の生活ができる状況が整うことで、復興はその先にある……仮設住宅集会所に3年目でやっと来た人……必要な人が来ない……災害に終わりはない……現地に行けない人は持ち場を守る……災害を我が事として味わう……見通しがつかないことに麻痺する……落ち着くって何だろう……普通のことだから根付いて続けられる。

東日本大震災から、5年目以降（第31回〜第34回：2015年3月〜2015年9月）

避難したという話を聞き、なぜ逃げるんだと思う……危ない、逃げたい……上からも下からも突き上げられ怒りの持って行き場がない……葛藤がより深くなっている……支援者は住民に比べあまり話さない……気持ちを聞かなくてもどうにかなると思っている人たちがいる……ものすごいことは言葉にできない……支援に行っていることをなかなか言えない……息ができない、考えられない……復興に乗っている人と取り残されている人……支援の連携が途切れる……不適応行動を個人的要因に還元され、切り分けられる……分断……被災していない人が共感できるのかと言われたショック……正確に伝え、正確に恐れる……否認させておいたほうがいい、寝た子を起こすな……きちんと悼む……わからないという感情を抱え続けるのが治療者……やってきたことに自信を持つ……頑張れという人はその人自身が崩れそうなのではないか……被災地の話を聴いてもわからない、いかに知ろうとしていないか……問題が育っている……自然災害に対する諦め……共有できない体験からの回復は時間がかかる……地盤がなくなってしまう感覚……進歩発展はいいものだという社会的無意識がある。

3. グループで起きていたと考えられること
―― グループで語られた、この相互支援グループそのものへの言及から

このグループへの参加動機として「職場から研修を受けてくるように言われ、参加した」「現状の報告が聞けると思い参加した」が挙げられ、大災害後の心理的安定と専門技能の補強への期待が寄せられていることがうかがえた。また「このグループに来ると、時間を持てる」との発言に見られるように、「ここは、体験を自分の物語にまとめるために自分自身で考え、伝え、分かち合う場」であることが共有され、尊重されている。そのような場の中において、「居心地は悪いけど、居づらくはない場所。迂闊なことも、このグループなら言ってもよい」感覚を得るに至り、また継続参加による「どこで話しても境目がない感じ」の獲得がみられた。

またCoが4名という特徴を有するグループゆえに、「違和感がある」ことが表明され、また「4人のCo同士がよく話す。それを聞かされている感じもある」との発言があった。その経緯の中で「Coが自分のことを話せないのは辛い。Coもメンバーとして話す場が必要なのではないか」「Coたちは疲れているのか」との気遣いも示され、Coとメンバー間における"相互支援"のプロセスがみられた。そして、「震災の話は迂闊なことを言えない雰囲気があるが、Coはそれを緩める役割もある」「4人のCoは、このグループの容器であるが、各地の研究会の支えも容器である」ことへの気づき、そして「被災者を支える人がいて、その人を支える専門職がいて、その専門職をこのグループが支える、という拡がりを感じる」と、つながり・拡がりの実感や、自らとの連続性を見いだす作業が行われた。それは「学会のPTSDや災害対策の装置」としてのこのグループの役割の指摘にも現れている。またこのグループは地域の研究会との共催を基本としており、学会以外の組織（例えば、震災復興 心理・教育臨床センター[宮城]）とも共催し、新たな連携を創り出している。

このグループの大きな目的は支援者の孤立化を防ぐことであるが、「被災地支援をしていないので、このグループに来づらい」という思いの吐露を経て、「震災以外の体験をした人も、来られると良い」と、分断の間をつなぐ場としての機能が言及された。「異質性の良さが出るグループ」であるため、人との違いによる隔たりを感じずに居られる場でもあるようだ。「このグループで戦争の話をしても、外の話とは思わない」「東日本大震災の話をしているはずが、沖縄の話になり、戦争の話になる」と、外ではタブーとして扱われる話題がグループで語られることで、封印して

いた思いに触れ、「辛さを抱えているのは自分だけではない」との「普遍性」(ヤーロム [Yalom, I. D.]）[18]の実感に至る。そして「災害があると日本全体が被災する。次々の災害の被災者とつながりをもつ」と未来への見通しを持てることにつながった。

「このグループに支えられた」「このグループが続いているという安心感」「(開催地に)よく来てくれた」と、このグループに抱えられた実感が話され、またCo4人体制により「面になって支えられているような感覚」が喚起されたことが語られた。「こういったグループを自分たちでできればと思うが、自分たちもケアされる場が欲しい」と、相互支援であることの意義が示された。改めて、災害支援者・関係者の「後方支援の場」としての維持が求められていることがいえよう。

そのような中、このグループをより安全に、また必要とされる人が参加しやすくするための名称への言及も重ねられてきた。「(発足当初の)グループ名称の"心的外傷"への違和感。自分は違うからと、参加をためらう人もいるのでは」「福島でこのグループを開催する前に名前を変えるのは、敵前逃亡のようだ」との発言から、このグループを安心して語れる場として維持したいという願いの発露がみられた。

[3] 災害支援者のために、グループができること

藤[19]は、支援者は専門家であるがゆえに、自らの傷つきを表現できにくくなっている可能性を指摘し、支援者のグループを行う際には、外傷性ストレスはその仕事に特有のことであり、誰にでも起こりうることとして扱う必要があること、そしてグループセラピストは問題を個人の問題ではなく、グループ全体の問題として一緒に考えることが必要であるとしている。そして、グループという場面で他者とのコミュニケーションを体験することが、支援者の支援になると主張している[20]。これらよりわかるように、災害支援者は、職業的アイデンティティや自責感や無力感などのために、援助を求めにくいという特徴がある。そのため関わりにおいては、安心感の提供が要諦となり、Coは自身が今感じていること(グループの不安、怒り、無力感、安心感など)を手がかりに、グループで起こっていることの意味を考える必要がある[19]。

安心感の提供は支援者だけではなく、被災者に接する上でも必須となる視点である。支援活動としてのこころのケア(精神保健・心理社会的支援)のうち、災害直後の急

性期においては、サイコロジカル・ファーストエイド（psychological first aid：心理的応急処置、以下PFAと記す）が推奨され、東日本大震災では多くの支援者間で共有された。このPFAでは、トラウマティックストレスによって引き起こされる初期の苦痛を軽減すること、短期・長期的な適応機能と対処行動を促進することを目的とし[*21]、まず取り組まれることとして、安全と安心感の提供がある。このマニュアルは、災害直後に被災者に接する、広範囲の救援者に向けて編まれたものであり、精神保健の専門家のみをターゲットにしていない。しかしながら、PFAが広く浸透していく過程の中で、災害直後をとうに過ぎてからも、「害となる」関わりにならぬよう、被災者の話を聴くことに慎重になりすぎてしまったことが、自分自身の反省として残る。同じような思いを、グループで耳にしたこともある。

　こういった中での支援者は、支援者としての思いを語ることへの希求を、より表出しにくくなる。支援者は日頃より、専門的知識・技能を高水準で保つことと、援助対象者との良好な関係の維持を求められるが、災害という緊急時においては、その要請に加え、役割が多重となり重い負荷がのしかかる。そういった非常時においては、組織としての所属員へのサポートが平時以上に重要となることは明白なのだが、被災地においては、被災者へのケアが優先され、支援者へのケアには十分手がまわらない。結果、身近なグループの中で支援者としてケアされる体験を持てず、また思いを語ることも叶わず、心の奥にしまい込み、孤立してしまう。

　相互支援グループでは、支援者は辛い体験の受け止め方を一緒に考える役割があるのではないかとの思いが語られた。被災者に接する自分、そして支援者としての自分を考えるためには、グループという構造の中で、支援者－被支援者が絶えず入れ替わりながら「相互に」支え合う仕組みが有効であると考える。そして、災害のことを忘れたい／忘れたくない・忘れてはいけないとの間で「揺れ」を感じる自身を見つめる機会として、グループでのアプローチが果たす役割は大きいと実感する。職場や地域を困難が襲うときに、語りを通して孤立を予防し、お互いを支え合いながら回復を目指す方法の一つとして、相互支援グループの各地での開催を願っている。

〈用語解説〉

惨事ストレス：救援活動・支援活動に関与する支援者が、災害や被害現場での職務を通して受ける精神的ストレスのことで、組織的な対応が求められる。

〈謝辞〉

日本集団精神療法学会相互支援委員会で、相互支援グループのコンダクターとして初期より継続されてきた田原明夫氏、髙林健示氏、藤信子氏、西川昌弘氏と、新たな委員の安部康代氏、長友敦子氏、針生江美氏に、感謝申し上げます。また共催に協力くださった各地の研究会と組織に、感謝申し上げます。

〈文献〉

* 1　神村栄一・藤田悠紀子・五十嵐透子・宮下敏恵・小林 東 (2006) 新潟県中越地震における学校現場での臨床心理士によるこころのケア活動．トラウマティック・ストレス, *4*(2), 115-125.
* 2　重村 淳 (2012) 救援者のトラウマと心理教育．前田正治・金 吉晴編, PTSDの伝え方—トラウマ臨床と心理教育—．東京：誠信書房, 147-166.
* 3　髙林健示 (2011) 東北地方太平洋沖地震について話し合う会．集団精神療法, *27*(2), 136-137.
* 4　安 克昌 (2011) 増補改訂版 心の傷を癒すということ—大災害精神医療の臨床報告—．東京：作品社．
* 5　加藤 寛 (2013) 惨事ストレスと代理受傷—支援者が受ける心理的影響—．新薬と臨牀, *62*(3), 590-591.
* 6　元永拓郎 (2007) 援助者・救助者のストレス．こころの健康, *22*(2), 58-65.
* 7　西川昌弘・髙林健示・藤 信子・田原明夫 (2012) 東日本大震災のための相互支援グループⅠ—3月11日から8ヵ月目に於ける初期作業位相でのグループ主題—．集団精神療法, *28*(1), 16-23.
* 8　Weiner, M. F., Caldwell, T., & Tyson, J. (1983) Stresses and coping in ICU nursing; Why support groups fail. *General Hospital Psychiatry*, *5*(3), 179-183.
* 9　藤 信子・田原明夫・髙林健示・西川昌弘 (2014a) 東日本大震災関係者の相互支援グループⅤ—災害から1年8ヶ月後～2年7ヶ月の経過—．集団精神療法, *30*(1), 49-55.
* 10　藤 信子・田原明夫・髙林健示・西川昌弘・安部康代・長友敦子・針生江美・藤澤美穂 (2015) 自主企画ワークショップ　東日本大震災関係者の相互支援グループ．集団精神療法, *31*(2), 157-163.
* 11　田原明夫・髙林健示・西川昌弘・藤 信子 (2013) 東日本大震災関係者の相互支援グループ

Ⅲ．集団精神療法，29(1)，47-53．
* 12 田原明夫・髙林健示・西川昌弘・藤 信子・安部康代・長友敦子・針生江美・藤澤美穂 (2015) 東日本大震災関係者の相互支援グループⅦ—経過と展望—．集団精神療法 31 (1)，67-73．
* 13 髙林健示・藤 信子・田原明夫・西川昌弘 (2013) 東日本大震災関係者の相互支援グループ—心的外傷の孤立化を対話により克服する場として—．集団精神療法，29(2)，154-158．
* 14 藤 信子 (2011) 私の・外のグループ、内のグループ．集団精神療法，27(2)，112-117．
* 15 藤 信子・田原明夫・西川昌弘・髙林健示 (2014b) 東日本大震災関係者の相互支援グループ—経過と今後を考える—．集団精神療法，30(2)，176-181．
* 16 藤澤美穂・田原明夫・髙林健示・西川昌弘・藤 信子・安部康代・長友敦子・針生江美 (2016) 東日本大震災関係者の相互支援グループⅨ—震災から3年8ヶ月後〜4年6ヶ月の経過—．集団精神療法，32(1)，52-60．
* 17 髙林健示・西川昌弘・藤 信子・田原明夫 (2012) 東日本大震災関係者の相互支援グループⅡ—第29回大会ワークショップで行われたグループ報告—．集団精神療法，28(2)，172-178．
* 18 Yalom, I. D. (1995) *The Theory and Practice of Group Psychotherapy, 4th ed.* New York: Basic Books．
* 19 藤 信子 (2009) 災害支援者のためのグループ．臨床心理学，9(6)，735-739．
* 20 藤 信子 (2012) 集団精神療法の立場から—相互支援グループを継続している経験から—．精神療法，38(1)，53-57．
* 21 National Child Traumatic Stress Network and National Center for PTSD (2006) *Psychological First Aid:Field Operations Guide, 2nd ed.* New York: National Child Traumatic Stress Network and National Center for PTSD．兵庫県こころのケアセンター訳 (2011) 災害時のこころのケア—サイコロジカル・ファーストエイド実施の手引き—．東京：医学書院．

心理療法コミュニティ・ビルディング

橋本和典・高田 毅

■目的
東日本大震災後の福島における終わらないストレス・雪だるまのように積み重なるトラウマやPTSDの予防および心理療法トリートメントを可能とする心の復興コミュニティ形成

■コミュニティの構成
災害PTSDに即応できる力動的心理療法家と、福島県民を含む被災経験者との協働
年齢：子どもからご高齢の方、あらゆる年齢層

■期間
月1回ワンデイ

■経過
2011年3月11日から2年半たった2013年9月1日に、福島県郡山市に福島復興心理・教育臨床センターを立ち上げ、本アプローチを開始した。当初は、参加者が十分に集まらない状況であったが、心理療法家への馴染みも増し、災害PTSDなどの心の知識の確かな伝達がなされ、トラウマのトリアージ査定を求める地元専門家との連携も成立した。結果、個人・集団の心理療法への動機付けも高まり、活用する方は着実に変化を遂げている。特にグループセラピーは、サポートグループから、力動的サポーティブ集団精神療法に移行することができた。現在は、随時25名規模で、毎回安定したコミュニティ活動が継続している。

■課題
原発廃炉の遠さ、低放射線問題など、外的ストレッサーの除去の難しい福島では、恒久的なPTSD対応が必要である。「心理療法コミュニティ：郡山モデル」と名付けた本モデルを活かした、常設のメガ災害心理・教育研究対応センターの必要性について、国会議員や復興関係者と協議を続けている。しかし、本アプローチを実施できる災害心理療法家が絶対的に不足し、その養成・訓練に大きな課題がある。

第7章　コミュニティ支援の展開

[1] はじめに──福島における「第四の災害」

　筆者らが設置した福島復興心理・教育臨床センター（Free Clinical-Educational Center for Fukushima Reconstruction、以下FCとする）にて、心理療法を2年間活用しているAさん（40代、女性）の発言から始める。これまでの個人心理療法経験を振り返りながら、「今の自分」を以下のように表現した。

> 「死に向かう川はあいかわらず流れています。だけど、自分はシャボン玉の中で、生きようとしている。(セラピスト『うん、生きたい』と力強く反応する) あぁ、シャボン玉じゃ弱いか。自分が流されないようになったのは家族があるし、セラピーや先生(セラピスト)がいるから。(中略) 震災直後は、死に向かう川は激流だった。だけど、まだ、みんなが被災したという一体感があったから踏ん張れたし、その頃の方がましだったかな。でも、今はバラバラ、町の人たちとも話せないことだらけ。逆に、ふとしたときにまだ死にひっぱられそうで。怖い」

　Aさんは、震災後に、不眠、アルコール依存に陥った。会合や人前に出ることを避け、気分的にもひきこもっていた。夫は、震災後の妻の変化が理解できず責め立てることもあり、Aさんは、小さな傷つきを重ねていた。時折、自傷行為をするまでになっていた。来談当初は、何でもすぐにネガティブに反応し、「自分はダメ」と自分を責めることがほとんどだった。震災で、Aさん一家の住まい兼店舗が倒壊し、避難生活を送りながらも事業をなんとか継続していた。震災から2年が経ち、希死念慮が強くなり、地元の精神科に行く。遺伝性の躁鬱病の診断をもらい、投薬治療を勧められた。診断名がつき、ほっとする感じもあったが、小さい頃からの病気に逃げ込む自分を警戒し、精神科に行くことをやめた。知り合いの紹介で、FCに来談。月1回の対面の個人心理療法に、他の週は電話による遠隔地心理療法を加えて、週1回の心理療法となるように工夫し、2年間継続している。

　2年を経た現在までに、震災後のトラウマの荷卸しを続け、アルコールの量も減らすことができた。会合にも顔を出すことができるようになった。災害PTSD(心的外傷後ストレス障害)の回避症状の改善は明瞭であった。夫も、震災後にアルコール量が増え、夫婦の親密性途絶の問題は深刻であったが、家族と協力して、夫と向き合

い、放射線の話も含めて、傷つく可能性のある話もできるようにまで変化した。厳しい状態にあった事業も立て直し、少しの余力をもって再建できるところまでこぎつけたのは、つい最近、震災から5年半のことであった。それもAさんのリーダーシップによるところが大きい。しかし、身近な方の自殺や急な病死が相次ぎ、原発のニュースや、無責任な報道の姿に触れるたびに、怒りと気分の重さを強くした。そのたびに、「死の川」を意識することはいまだに消えていない。この事例に、何を感じるだろうか。

　ズーニンとメイヤー(Zunin, L. M., & Myers, D.)による「災害復興位相過程曲線」理論[*1]というものがある。あらゆるメガ災害後に、それを被ったコミュニティがどのような混乱や復興過程をたどるか示したものである。その位相は、危機に立ち向かうエネルギーが高まる (1) **果敢・高潔位相** (災害発生時～発生後1週間)、さらにその心的エネルギーがピークに達する (2) **蜜月位相** (発生直後～2、3ヵ月) で始まる。しかし、そのエネルギーは急激に落ち、風化とともに支援への幻滅、自己をも見失う恐怖が広がる (3) **幻滅・脱錯覚位相** (1ヵ月～1、2年) が続く。幻滅や失意のどん底に落ちたところから (4) **再建・復興位相**が開始し、ゆるやかにエネルギーを回復させていく。長引く余震、原発廃炉の遠さや、低放射線被ばく問題が残る福島では、幻滅・脱錯覚位相がのびにのびて、震災から5年が経ったところで、今まさに、幻滅位相のどん底に近づきつつある。福島における現地対応実感である。Aさんの発話に読み取れるように、災害直後は、「頑張ろう」「絆」の大合唱が記憶に新しいところであるが、同調性の強い大集団反応によって弱い個人は護られる。しかし、それに乗らない個人の心理的孤立や、集合反応に無理に合わせることでの自己喪失危機も同時に生じる。この危機は蜜月位相の途中からはじまり、幻滅位相にその深刻さは増大する。時間が経つほど個人差、地域差が著しくなり、復興政策や支援への幻滅が大きくなり、多重過重な負担が孤立した個人にのしかかれば、踏ん張りがきかなくなり、底が抜けて死に至ることすらある。福島における2016年8月29日時点、尋常でなく長引く幻滅・脱錯覚位相の中で、**震災・原発事故関連死**は、2079人 (直接死は、1604人)、その内、関連自殺者は85人にまで達した[*2]。また、FCには、Aさんの事例にあるように、数にはならない自殺や急な病気で亡くなる方の報せが届く。また、福島を含めた被災3県の震災当時幼稚園・保育園児だった子どものPTSDの疑いは、25％を超えるという厚生労働省調査もある[*3]。この関連死の多さも、子どものPTSD

疑いの多さも、その根本にあるトラウマ、PTSDの本質的な予防、治癒活動のプロフェッショナル支援が非常に脆弱であったことを意味する。

FCでは、野戦病院のごとくの現地対応を続ける中で、PTSD対策を中心においた心の復興を停滞させる4つの問題に直面した。

1) トラウマ反応は当人にも周囲にも見えにくく、隠し隠される共謀が生じる。
2) 心の知識の絶対的不足。
3) 中長期の隠れたトラウマ反応に即応でき、その対策リーダーシップが取れる力動的心理療法・集団精神療法専門家の絶対的不足。
4) トラウマ反応やPTSDのトリアージ機構構築のなさ。

結果、官主導のケアセンターはじめ、数多くのNPO、NGOが奮闘努力を続けているが、グラウンドデザインレベルの体系的なPTSD予防・トリートメント対策が一切なされていない。われわれは、被災者にも支援をする側にもトラウマ反応を否認し、そのPTSD潜在患者が増え続ける問題を、震災、津波、原発事故に並ぶ「第四の災害」[*4]と名付け、国際的にも呼びかけ、警鐘を鳴らし続けている。国や県も、さまざまな対策を行っているが、その基盤となる厚生労働省による心のケア指針は、「震災6か月後は医療に行くものとする」[*5]という医療モデルを重視したものであり、否認が強く、自らの問題を認めて助けを求めることの少ない災害PTSD対策にはなじまない。Aさんのように、たとえ医療にかかれても、トラウマトリアージ査定のない通常医療対応では、別の問題か、または、異常なしとの診断がなされ、トラウマを抱える方の行き場は極めて少ない。また、東北では、心の問題や専門家を利用することに対する偏見の恐れも強い。福島における深刻な第四の災害は、すでに、抑うつや自傷、自死、医療的には説明不能な体の症状（MUPS）や、徹夜に近い不眠、心臓疾患や糖尿病、高血圧やアレルギー症状、健忘、難聴、瞼の痙攣、肺炎や風邪のこじらせ、癌や放射線恐怖、アルコール／ギャンブル／たばこ依存、犯罪行為に近い行動化、暴力・暴言、突然の無気力、突発的離婚、幻覚・幻聴、対人恐怖、ひきこもり、未成年の妊娠、不登校や発達障害を疑われる子どもたちの増加と、さまざまに形を変えて噴出している[*6]。

FCは、上記の問題解決に向けての一つのモデルを提供することを目的として設置されたものである。知識不足の問題を超える「教育モデル」、そして、トラウマ反応の的確な査定と、それに向き合い超えて人生を充実させる心の機能の変化を目的

とする「心理療法モデル」が、中長期の心の復興には必須である。これまでの成果の検討を経て、本アプローチを、「心理療法コミュニティ（Psychotherapy-Community）：郡山モデル」と名付けた[*7]。本稿では、本アプローチの構造を提示し、開所から3年を経たある1日の活動を事例として報告し、その成果の意味を明らかにすることを目的とする。

[2] 心理療法コミュニティ──郡山モデルの構造

1. 対象と方法

　本アプローチの対象は、福島県民を中心に、近隣地域在住、他地域に避難中の福島県出身者はもちろんのこと、東日本大震災を経験したあらゆる方を対象としている。被災経験や被害の大小、子どもから年配の方まで年齢を問わない。開所当初は、毎月2回2日ずつオープンしていたが、現在は、月1回土曜日のプログラムとなっている。FCは、立ち上げ準備から、PTSD対応ができる専門心理療法家と、地元市民や企業人との協働で行っている。会場は、公益社団法人全日本不動産協会福島県本部から協会の建物を無償貸与される形で使用している。

　FCでは、開所時には、いつでも立ち寄り、気軽に心理療法家に相談できるフリードロップイン形式を採用している。心理療法家に親しみ、実際に交流し、今福島で生きるために必要な心の知識や、対応技術を教育・訓練の中で学ぶことができる工夫をしている。具体的には、(1) 心理療法：個人や集団の心理療法によるPTSRおよびPTSDのトリートメント活動、(2) 市民大学：知識の普及、専門家訓練、PTSDの重症化予防や心理療法の準備となる心理教育活動、(3) 市民-専門家協働のアクション・ミーティング、(4) 研究・啓蒙・リエゾン活動の4つを活動の軸としている。特に、中長期の心の復興の中核である力動的心理療法を中軸において、PTSDについての唱導教育と町興しを嚙み合わせて、コミュニティ・ビルディングを行うことを方法論としている。

2. 活動の実際

　われわれがここまでに構築した郡山モデルの実際の活動フローを以下のようにまとめた（図1）。

第7章　コミュニティ支援の展開

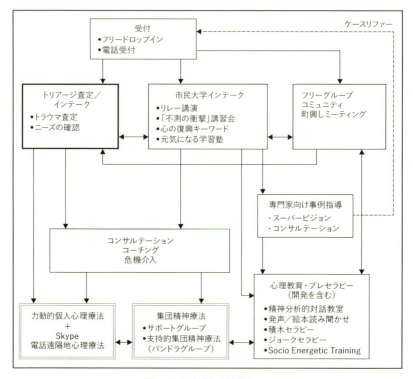

図1　郡山モデルの活動フロー

　毎回のプログラムは、利用者のニーズと、PTSD専門心理療法家による利用者や地域のトラウマ対応展開の随時の力動的査定に基づき、柔軟に構成している。今回報告する事例の回のプログラム構成を表1に提示する。

　現在の1日のプログラムは、PTSD専門心理療法家2名(臨床心理士)、発達相談専門家1名(発達臨床心理士)、市民ボランティアスタッフ(町興しスタッフ)3名の6名を中心に運営されている。表1からも分かるとおり、災害中長期の心理的対応の核は、力動的心理療法・集団精神療法である[*8]。中長期に否認、解離により見えにくいトラウマを安全に可視化し、的確な査定に基づくトリートメントを実施するために、力動的なアプローチが欠かせないのである。また、PTSRやPTSDの回避による孤立が、夫婦、親子、家族やあらゆる組織に生じ、情緒的紐帯の断絶と孤立の問題を生む。ゆえに、個人の精神内的世界を対象とする心理療法に、家族療法や、カップル療法を加える

表1 スケジュールと活動構成

	セラピスト1	セラピスト2	スタッフ	コミュニティ
10:00	個人心理療法	個人心理療法		
11:00		個人心理療法		
12:00	個人心理療法	活動療法	元気になる学習塾	
13:00	カップルセラピー			
14:00	個人心理療法	個人心理療法		コミュニティグループ
15:00	町興しミーティング	心の復興キーワード		
16:00	パンドラグループ	精神分析的対話教室		
17:00				
18:00				
19:00	心の相談事例指導			
20:00	個人心理療法			
20:30	閉室			

場合もあり、その活用も実際にある。また、トラウマからの解放ステップには、トラウマやその反応がどのようなものであり、どのように治癒に向かうものかを知る必要がある。特に、メガ災害の場合は、当然、誰もがトラウマを抱えるものとして対応していく必要があり、教育モデルは欠かせない。本モデルでは、市民大学が教育モデル機能を担っている。現在は、「心の復興キーワード」として、毎回、トラウマ心理療法の鍵についてのミニ講義と、それについてのフリーな話し合いを行い、トラウマ反応の覚知を扶(たす)け、その治癒ニーズの掘り起こしを行っている。また、精神分析的対話教室では、参加者が日常で困る対話場面を取り上げ、自分の対話パターンの見直しと、日常会話に瞬間的に現れるストレスやトラウマ反応を取り出し、有効に対応するコツについてのコーチングを行っている。さらに、まったく勉学から遠ざかっている重篤な不登校の子どもたちがFCの利用をはじめたことをきっかけに、「元気になる学習塾」として、勉強そのものの面白さを取り戻す試みも始めた。これらの詳細な報告と成果検討は別編に譲るとするが、本稿では、本モデルのメインプログラムの一つである力動的サポーティブ集団精神療法を取り上げる。このグループへの参加メンバーは、各人、個人心理療法や各種プログラムに参加し、刺激

を受け、1日の総決算としてグループに参加しており、心理療法コミュニティのエッセンスが、事例からよく見出せると考えたからである。では、事例に移ろう。

[3] 力動的サポーティブ集団精神療法「パンドラグループ」の事例

1. 治療構造

「パンドラグループ」は、精神分析的システムズ理論[*9]に基づく、力動的サポーティブ集団精神療法を指す。トラウマ治療は、カタルシスにのみ頼ると語り過ぎのアクティングインが生じやすく、トリートメント後に過剰に寂しくなり過ぎたり、「話しすぎたのではないか」等のパラノイアや超自我反応が生じる副作用が起きやすい。毎回扱うストレスやトラウマの量の調整を、自身の責任、つまりバウンダリー開閉の責任性と自我の筋肉を鍛えるイメージを伝えるために、「パンドラの箱」のメタファーを用い、「パンドラグループ」とFC顧問の小谷が命名した。また、病苦、悲哀、嫉妬、猜疑、憎悪などのあらゆる災いが飛び出した後は、希望(エルピス)が残るとするパンドラ物語は、ストレス・トラウマに直面し、言語化による荷卸し作業をする自我を支持することで、人格構造内の圧力が下がり、自分の心的エネルギーを感じ、それを人生の充実のために積極的に活用できるようになる人格機能変化を目指すトラウマ心理療法原理とも合致する。底力としての欲動、欲求、願望の心的エネルギーの輝きに生きる希望を感じるのである。

治療構造は、月1回の1年間(12回)の期間制限のクローズドグループ方式。震災後の宮城県で開発されたサポートグループ東北モデル[*10]に準拠し、1回のセッション構造は、45分×3セッション。セッション間は、10分休憩。担当セラピスト(以下、Thと略記)は、40代男性で、個人心理療法および集団精神療法の標準訓練を受けた臨床心理士であり、集団精神療法の国際資格を有している。集団精神療法のグラウンドルールは、以下のとおりである。

1) 何でも思いついたこと、浮かんだことは言葉にする(自由連想的発話)。
2) 人の話を聞いてみる。
3) 人の話を聞いて、思いついたこと、浮かんだことを何でも言葉にする。
4) 時間を守り、毎回出席する。

5) グループで話したことは、外に持ち出さない(内密性)。但し、コミュニティの活動での話題は、グループ内に持ち込んで検討して良い。
6) 行動の代わりに言葉にする。

2. メンバー

B(女性、60代)、C(女性、40代)、D(女性、10代)、E(男性、60代)、F(男性、50代)、G(男性、40代)、H(男性、30代)。7名の男女混合の多世代の構成となっている。G(東京在)とH(福島出身、宮城在住)を除いて、他の5名は福島在住。サポートグループをはじめとするFCのこれまでの活動に参加し、東日本大震災のストレスやPTSRやPTSDを受容し、それに取り組む動機付けを確認している。

3. 事例

大震災から5年半が経った時期のパンドラグループである。開始から、6回、計45分×18セッションの経過後の回である。資料性に歪みが生じない程度に匿名性の操作を加えた上で、事例公表については、メンバー全員の研究許可を得た。「　」内は、メンバーの直接の発言を指し、『　』は、セラピスト(以下Thと略記)のを指す。

🔖 セッション1

開所日の夕方にパンドラグループが始まった。全員が時間どおりに集合。グループは抑うつ的な雰囲気であった。Thは、『震災から5年半経ったところですね。それぞれにさまざまな反応があると思います。改めて、自分のパンドラ、グループのパンドラ、また開けていきましょう。今日も希望が見えそうですね』と始める。女性メンバーのCが口火を切った。「5年半はピンとこない」「(箱を)開けたくない」と。センターの近くの原発避難者の仮設住宅を訪問することを続けている地元メンバーのBが続ける。「(仮設の)Zさんが、ずいぶん安定している感じがした。でも、どっかあきらめがあるからなのかな?」と語る。ThとCがやり取りして、『Cさん、開けたくない、5年半がピンとこないって言って、今、気持ちは?』に「本当は復興がなされていないっていうのを共有するのが難しい」と言うCにBが積極的に声をかけ、「(このセンターに来て、PTSD等の知識を得て)知っているだけに苦しいというのがある?」に、C「取り残されている感じがある」「原発のことは蓋をして、あきらめて、それで福島にいざるを得ないのか(間)もやもやした怒りを持っているのは私だけっ

ていう気分になる」に、Bが「共感できる」と言い、Bが積極的に声をかけ、BとCで話を続ける。

Bは、もう一度、「仮設の方が草ぼうぼうの中で生活している。住めば都？　あきらめなのか？」と言う。Thが『麻痺だよね。自分の本音を感じるのも大変だし、闘い続けるのも大変だから。このグループはどうですか？　住めば都は人間としての適応力としては大事だけど、ずっと心も体も無理してだと限界がある』に、Bは、「(復興、復興という世間の流れに)忙しくのせられていたなって感じる」と気づく。Thが『今、それを私に言って、気持ちはどうですか？』に、「ほっとしています」と緊張感が解けた嬉しそうな顔をする。Thが『それは良かった。少し力が抜けた』と。

Cは、落ち着いて自分の葛藤を語りはじめた。「長年の友だちに、自分の感覚を伝えても通じない。でも、友だちを辞めるわけにもいかないし」と。友人に悩みを話すと「可愛そう」と同情され傷ついたという話が続き、「今日はここに来るのがきつかった」と打ち明ける。Bは、敏感に、「私はここに来るのが幸せだと思っている」とCを励ますように言った。Thが『二人がこのグループの両輪で、率直に話をしているけど、聞いていてどうですか？』と介入。

男性メンバーのFが反応して「自分も、日常は、原発も、震災も遠い、正直」と。Thが『いや、日常は、ずっと感じてるとやってられなくなりますよね』に、Fが「無力になるから」とポロッと言う。震災後の原発地区や、最近では熊本にも行ってボランティアを続けるHが続けて、「私も無力が嫌。メディアも見ないようにしています。だけど、ボランティアに入るたびに、やっぱり自分の無力な感じを感じざるを得ない」。年長の男性Eが「福島の人もようやく、沖縄、水俣病、少しは気持ちが分かるようになった。それまでは他人事だったんだから。無茶言えば、日本人が全員災害に遭えばいいと思うこともある。そしたら、日本が目を覚ますんじゃないか。自分だけが良ければいいっていう世の中作っちゃったんだから。やっぱり、言い続ける人が大事だと思う」「言い続けると同調する人は出てくる」と主張する。Thがそれに応えて『私が、みんなが言い続けて、このセンターはある』と。しばらく、グループ復興政策への失望、不安、主張を語り合う。

Gが、「『君の名は。』という映画に行って(中略)震災のことを思い出してしまった」『しまった』「ん？」『なんか、思い出す自分が悔しい？　怒り？　色々ありそうだね』「意識にはないのだけれど」と。Thが、瞬間的な微細な反応に関心があることを伝

え続ける。CがGの「気持ちがよく分かる」と言うが、Thが『Cさん、そんなに早く分からなくっていいよ、Gさんも気持ちが見えてないんだから、一人ひとり違う』と異質性を保証すると、Cは、落ち着きを取り戻し、震災前は「一時期ずっと泣いていた。泣くタイプ。泣くと落ち着く。落ち込まないと自分が戻らない」と言う。Bが知り合いの運動会を見に行ったらずっと泣いていて「障害があるのか」と話す。Thが、『それはしっかりとその子どもと関わってみないとよくは分からないよね、でも、Cさんとはここで話せるからもっとCさんを理解できるかもしれない』にBは納得。Thは『Bさんは、思いついたことを話すのは抜群で、他のメンバーがルール違反、特に男性メンバー（一同笑い）。次だけど、主張したり、自分の思いを言うのは、Dさん（10代）が憧れるぐらい大事で。その次だけど、相手の世界に関心を持つってどうでしょう。関心を持って相手を理解するのを課題にすると、世界ともっとゆっくり関われるようになるし、必要以上に叩かれなくなる』。

ThとCが話を続ける。Th『Cさんは、泣くタイプって言ったけど、どこか泣くのが恥ずかしいから、そういう風に性格的に言うんだろうけど、私からすると、泣いて落ちれば、恰好つけなくてよくなるし、ごちゃごちゃ自分を誤魔化す邪魔なものも取れて、そのままの底力ですっと上がれる。そのことを自然と知っていたし、すごいことだと思う。それは、子どもの力でもあるんだけど』、Th『なんで、Cさんは、よく泣いてたって連想が出てきたんだろう？』に、C「震災後に泣けていない」に、Bが『いいことじゃない』と言う。Th『Bさんが、それを言うのは分かる。踏ん張って、首相にまで突きつけてというのがBさんだから（Bは、震災後に、女性を中心とした市民運動を起こして当時の首相に、脱原発の署名を直接に渡したりと目覚ましい活躍をした方である）。だけど、Cさんが言っているのは、震災後に、自分の泣いて落ちて上がる力が使えなくなったっていう話。ずっと緊張しっぱなしってことだし、ほぐせないでいる。今泣きたいんだよね。泣いていいよ』に、Cが顔を真っ赤にして「恥ずかしいから（笑）。前は、映画でも音楽でも泣けていた。今は、映画を観るのだって、フラッシュバックが起きるのが怖くて行けない」『怖い』「死ぬかもしれない」『死の恐れ』とトラウマに付随する死の恐怖を表現することができた。さらに、Cは、「好きなものっていうか、その記憶がなくなって、人から言われると思い出すんだけど」と続け、この時間の前に参加した心理教育プログラム「心の復興キーワード」の知識（テーマは「体験と経験」であり、体験は生の自分で、経験は生の自分をストーリーとして加工したもの

を指す。PTSDは、過去経験であるが、生理的反応を伴って再体験されるために、体験と経験の混乱が生じるとした講義）を使って自分の問題を整理した。

🔖 セッション2

Thがグラウンドルールを改めて伝えて、『ルールを味方にしてください』と始める。Bが、「だからここが好きなの。我慢しているとすぐに（話したいことを）忘れちゃうから」と。しばらくのやり取りの後、Bと同年代の男性Eが、レオ・ブスカーリアの詩について触れた。Thがその気持ちを聞くと、「家内が、Bさんに似ているんです」に、Gが「黙って俺の話を聞けってBさんに言いたい？」に、Eが「それもあるが、妻に言いたい」と。Eが妻に一方的にものを言われるという。妻に散々に言われる恐れ、怒り、「うつ」になる恐れがEにあることがThとの間で明確になる。女性のCが、「お互いにこうだという決めつけで、女性の側も恨みつらみで、過去のことをつつく。男の人はそれが嫌で、浮気はするわ、酒飲むわ、ギャンブルに走るわ、暴力をふるう」と言い、震災後の福島において、その問題がひどくなっていると指摘する。ThはCの発言に賛同し、もとから夫婦の鬱積したものが、トラウマを原因とする易怒性と絡んで暴発して、虐待や暴力の問題として顕在化していることを共有した。Eは、家族で抱えている問題について、初めて詳細に述べ、自分が妻に暴力をふるう恐れがあることもグループに素直に語った。

Thは、この回沈黙しながらも雰囲気にさまざまな感情を表出していた女性メンバーのDにふった。Dは、「（妻への怒りを言うEに）女ってそんなに悪いもんかって感じがわいていて」と言いながらも、「自分は女であることが嫌」と語る。グループは、その発言に驚き、ThとDのやり取りを集中して聞きはじめる。「化粧やワンピースが嫌。でも、今日は着ているんですけど」「女は最後に、女友だちを捨てて、男に行く、それも嫌」など圧縮した葛藤を語る。Thが『一個一個ゆっくりいこう』と葛藤内容の整理を手伝いながら、Dは、「女性への偏見というか枠というか、それから出ると意味がないと思っている」と。『で、今、ここで何を感じる？　何が欲しい？』と介入を続けると、「女性ではない自分を見てほしい」と言い、このセッションの終わりに「自分を見てと思っているのは認められるようになった」と成果を語る。男性メンバーのGが、「Dさんの枠から出ないって話が響いた。自分も個性がないって思っていると前回に話したけど、どこか、友達が離れていくんじゃないかって、しょせん一人だって。自分を出しても出さなくても離れていくんじゃないかって」

と言う発言で、第2セッションは終了。

セッション3

ThがDに「自分を見て、はどうなった？」と聞くと、「何を見てほしいか分からなくなる」「期待するだけ疲れる」「どうにもならない」「もう頑張れない」に、Th『なんか、馬鹿でかい無力の方に行ったね、このグループも、私も役に立たないって殺してる』に、D「中学の時から怒っている」『怒ってる、怒り聞くよ』「ずっと怒っていた」と続き、両親、友人も、学校の先生も「（怒っている自分には触れられないで）触らぬ神にたたりなし」「笑顔がない、笑顔がないと言われて」と小さな痛みを涙目で表現する。「笑わない自分を見てと言いたかった」に、『怒ってる自分を見てほしかった。福島も東北全体もやられたもんね、頑張ろう東北って。笑顔でいろよって言われているようなもんだもんね』と。その後、中学2年の3月に震災があったこと、震災後に怒っている自分がダメなんだという気分に陥り、高校3年でFCを求めた経緯が短く再構成されて語られる。その後、徹底してThは、今、ここでのDの怒り、欲求に焦点化する。D「先生には、怒っている自分を見られたくないのもある」「先生に出会って、学校（看護の専門学校）に行けるようになったけど、選んだとはいえ、辛い」「今は（看護の仕事は）お金のためと割り切っているが、本当は、図書館で本を並べている方が幸せ」と言う。

その後、このThとDのやり取りを、固唾をのんでグループは見守っていたが、グループは、Dに関わりはじめる。Bは、ある町が司書を探していて、もっと司書にも給料アップの必要があると言いだし、Thが『Bさん、それはDさんを背負い過ぎ、今のDさんをどう理解できた？』に、Bは「救ってあげたくなってしまう」と。Thは、『それは救世主願望だよね。私にも起きるけどね』に、Bは「私は急性肺炎」とポロッと言い、一同は笑う（震災から5年が経ったところで、これまで病気知らずの健康なBさんが、急性肺炎になり入院した）。Th『私も、できる範囲を超えて相手の問題を解決してあげたいという気になります。それをセラピストは、気づいてコントロールするんですが。震災の後に、子どもとか青年が、消防士とか、看護師とか、医師とかになりたいって、救う側にいく。Dさんも津波のあった地域の看護師を目指そうとしていた。こういう青年をマスコミは美化したけど。実際は、自分が苦しいし、無力のどん底で、自分をなんとかする必要がある。Bさんも、福島や、ご高齢の方のために、孤軍奮闘したのは絶対に否定しちゃダメだけど、やっぱり、体は正直だから、

急性肺炎が無理をしていることを教えてくれる』。メンバーが関わる中で、Dは、「(バイトの)図書館の仕事が好き。その場所も好き」と最後は嬉しそうに語る。

Fは、(Dの心理療法作業に触れながら)「びっくりした。深い世界がある」と。Gは「美術館、博物館、映画館が好きだ」と言う。Bは、「(Gの話を聞いても)それを叶えてあげたい自分が出てくる」と救世主願望を受容した様子を見せる。あるメンバーが、前回Dが「Th先生が大好きだ」と言ったという話題に、前回欠席したEが反応し、「なんで(大好きと言われるのは)Th先生なんだよ！！」と焼餅を表現し、一同が笑う。Hは、「無力感をしょっちゅう感じているのに、蓋をしているのに気づきました」と。Th『無力とか触れにくい感じも語れるようになったね、このグループは。無力も抱えると重くなるけど、こうやってみんなで語れば無力も怖くなくってくるし、できることも見えてきますよね。無力でいっぱいだったDさんも、痛みも語れて、図書館が好き、Th先生大好きってなれる！　これが今日の希望です。また来月会いましょう』とセッションを閉じる。

[4] 成果の意味──幻滅位相の心理療法コミュニティ

　福島における長引く幻滅・脱錯覚位相における、パンドラグループの生々しい展開が見えたであろうか。先述の理論[*1]では、幻滅位相のどん底についてから、本物の再建は始まることが強調されている。幻滅位相の底は、「自己喪失の極致」[*10]である。この生と死が50／50のパーセントで確率的に交錯するどん底につくことへの恐れから、幻滅位相が異常に長引くのである。このどん底に、個人の安全空間が保証される必要があり、そこにThやグループが地獄の底の相棒として獲得されることが、幻滅位相の心理療法の本質である。また、トラウマとは、不意打ちの驚愕脅威刺激が処理不能のままに残るものであり、その不測の衝撃を被った際の生理的反応を伴う外傷的記憶がその本体である。驚愕刺激とは、闘争することも、逃避することもできず無力に固まる驚愕反応を引き起こす刺激である。フロイト[*11]が強調しているように、不意打ちの驚愕脅威刺激は、不安の空間を奪い、不安の防衛として生じる神経症症状の形成を阻害するのが特徴である。よって、当人には、トラウマの保持感覚は生じない。この見えにくいトラウマの可視化を安全に進め、その徹底操作を可能にする力動的心理療法が災害中長期に欠かせない理由がここにあ

る。また、この徹底操作作業に入るためにも、セルフケア能力を高める必要がある。具体的には、(1) 身体的定常状態の把握および疲労とトラウマ症状の識別認識、(2) 脅威（恐れ）、怒り、不満、不安の徹底した言語化による識別が、重要となる[*12]。これらの感情の表現は、PTSDに必ず伴って生じる抑うつからの解放を促す。さらに、健全なシグナル感情としての不安が分化し、不確定な現実に対する現実不安あるいは現実神経症が形成できるかどうかがセルフケアの鍵となる。また、上記の不満は、基本欲求の疎外による欲求不満として生じる。その元の欲求を体感覚知し、その充足への道筋が確認できることが希望の感覚を生む。また、愛情、愛着の表現、そのベクトルの先の対象の獲得も必要となり、その愛情対象の獲得は、本来の自己実現傾向を蘇らせる。以下、幻滅位相の心理療法の特徴が明瞭に見てとれるC、Dの分析を中心に、成果の意味の解題を行う。

　グループのはじめに、自身の立ち位置と、風化が進む周囲との間で「較差（こうさ）」が大きくなり、孤立感や、取り残される恐れを強くするCの危機が明瞭に見てとれる。福島に住み続けること自体が、戦うことも逃げることもできない驚愕脅威刺激に晒され続ける危機となることを、Cは見事に表現している。これはCのみならず、世の中の「復興」とは一線を画し活動を続けるセラピスト、グループ、FCそのものの危機との同型性がある。復興は進んでいるとする政治－経済共謀による防衛的集団反応から、人心の問題が否認され、対応の網からこぼれ落ちる不安や恐怖が、グループのそこここの反応に現れる。無意識的にもこうした集団反応に去勢され、逆に、心の問題に取り組み、欺瞞だらけの復興に怒りを持つのは、「ダメ」なことであるとの認識になってしまう。トラウマ性の自尊心、自己像の損傷であり、Cにその顕著な特徴が見てとれる。この問題を放っておくと、逆にトリートメントを受けることが自尊心低下を招き、グループそのものが壊れる危機にも連なる。図と地の反転をさせる必要がある治療的ポイントであるが、Thのみならず、BやGをはじめ、この問題に敏感に反応し、「(正しい問題認識を) 言い続けることが重要」(G) など、グループはCの底支えをしている。結果、Cは、他のメンバーの刺激を受けながら、映画に行けないという回避の問題や、「死の恐れ」（脅威）に直面するなど、自身の作業も進めながら、他のメンバーの作業に積極的に参与するほどの回復を見せている。Cの変化と同時にグループ発達が明瞭に見てとれるポイントである。

　続けて、Cは、震災前は泣いて落ちて回復するエゴ・レジリエンスとして理解で

きる機能を有していたことを想起する。グループで泣ける一歩手前まで来ていることが示されている。この泣ける自由の獲得は、どん底に落ちる恐れの克服、そして、PTSDの過覚醒緊張からの解放を意味する。Cは、FCに来談した当初は、マスクを外さず、名前も名乗らず、対人恐怖を強くしていた。2年間のFCの活動を通して、自身のPTSDを受容し、コミュニティの全員の前で「心理療法を受けたい」と助けを求めるまでに変化した方である。PTSDの症状に苦しむCが「泣きたい」とまでなったこと、Eの伴侶への暴力の恐れや不安の言語化、FやHが隠れていた「無力」の洞察等、Bが「急性肺炎」にまでなり、頑張りの限界を越えたことの受容等、グループがどん底につく根っこの安全感を獲得しつつあることを示しており、何よりの成果として理解できる。

　また、唯一の10代女性のDは、不満の奥にある「怒る自分を見てほしかった」「女性ではない自分を見てほしい」とPTSRで見失っていた自己顕示欲求（注目欲求）を覚知、受容、表現ができていることが明瞭に見てとれる。そして、周囲に「笑顔がない」と言われた小さなトラウマの荷卸しもできている。Dは、高校3年時に、津波被害の甚大な沿岸部の看護学校を受験するか、そうしないとひきこもりになるのではないかとの怖れを主訴としてFCに来談した方である。最初のコンサルテーションで、沿岸部に行くことは辞め、地元の看護学校に通うことを決めたが、葛藤は続いていた。先述のCの反応をはじめ、今回のグループで扱われたように、死の脅威や無力感をもたらすトラウマは、精神分析でいうアイデンティティの根っこを奪われる去勢経験となることをよく示している。この去勢経験の防衛として、救世主願望に逃避することがしばしば生じる。この救世主願望の行動化として、人を助ける側に回って働きに働く過活動も、どん底にある驚愕反応に触れることの防衛としてよく生じる。Bを中心として、この救世主願望の受容と、そこからの解除作業が進んでいることはデータより明白である。Dも、Thに見てほしい自分の感覚として「（看護の仕事ではなく）、図書館が好き」とエネルギッシュに好きな世界を語れたことは、治療上必要な陽性転移の発達であると同時に、救世主コンプレックスが緩み、自己同一性さらには、自我同一性の再体制化の作業が始まった証左として理解できる。パンドラの希望の意味が見えたであろうか。

　本事例の成果は、他にも多くのポイントがある。事例にあるとおり、トラウマ反応や、その解除の糸口は、瞬間瞬間に生じるのが特徴である。そのエネルギーの上

がり下がりを捉えての微分的介入が必要となるが、より詳細な成果の分析と技術、技法の解説は稿を改めたい。また、パンドラグループのみの単独実施では、事例のような治療的展開は生じにくい。心理療法コミュニティが、心の復興を推し進めようという情熱的なメイトリックスとして基盤にあり、その継続展開が、パンドラグループの治療的機能を活性化させていることを付記しておく。東日本大震災からも、天災、人災は後を絶たない。熊本地震のPTSD対策も、福島同様の難しさを露呈している。首都直下型、南海トラフと、メガ災害が予想される中で、心理療法コミュニティの必要性や、このモデルを活かした恒久的な対策センターの設置を呼び掛けている。何より、このアプローチを可能にする心理療法家の養成、訓練が急務である。本稿を通じて、心理療法コミュニティの魅力とパワーが伝われば幸いである。あらゆる職種を超えて災害PTSD心理療法家を目指す方が増えることを強く願う。

〈付記〉
FCの2016年度の活動は、公益財団法人岡本メンタルヘルス記念財団平成28年度助成金とご寄附により行われている。記して深謝するものである。立ち上げの厳しい頃から「いざ福島」と活動を共にしてくれたFC顧問の小谷英文先生や、髭香代子先生（共に、PAS心理教育研究所）、現在のFCスタッフ幾田英夫さん、藤澤けさ子さん、石井康子さん、星郁夫先生、クライエントのみなさん、コミュニティの同輩、公益社団法人全日本不動産協会の久保田善九郎さん、また、一人ひとりの名前を申しませんが、本活動の歩みを共にしてくれた多くの個人、団体の方に、心よりの感謝を申し上げる。

〈用語解説〉
震災・原発事故関連死：地震や津波で直接的に亡くなった方の数ではなく、それが引き金となり、過酷な避難生活の途上に、負傷や持病の悪化、突然の身体不調、自殺等により亡くなり「災害弔慰金の支給等における法律」に基づき、支給対象となった方の死を指す。
PTSR：心的外傷後ストレス反応（Post-Traumatic Stress Reaction）。東日本大震災の場合は、一度の驚愕脅威刺激だけでなく、余震や低放射線問題等、多様かつ過重な外的ストレッサーが存在している。このようなメガ災害の場合、トラウマが深く沈潜し、障害として固着するPTSD様態のみならず、誰にも正常に生じ、当初は正常であったはずの「反応（Reaction）」が慢性化し、深刻化してしまうストレス反応としてPTSR臨床群の重要性を小谷[*10]が再概念化したもの。
サポートグループ：災害直後の脅威の渦中にいる人々にいち早く心的安全空間の創出をもたらす

ことを目的に行うグループ手法である。リーダーは、心理療法家でなくても、親や教師、企業リーダー等、あらゆる組織リーダーが行えるようになることが望ましい。リーダーの積極的ー支持的リーダーシップのもと、最低限のルールをもとに、その時に集まったメンバーでグループを組み、持って行き場のない愚痴、怒り、恐れ、イライラ、寂しさ、悲しさ、喜びを持ち込み、新たな発見を得る場所を作り出していくことを目指す。容易には治癒しないPTSDと比して、PTSRであれば、サポートグループによる十分な治癒が可能である。FCでは、初動対応の遅れを取り戻す意味からも、本来は初動対応として行われるべきサポートグループを大震災後4年目まで実施していた。

〈文献〉

* 1　Zunin, L. M.,& Myers, D. (1990). *Phase of Disaster*. Unpublished training materials.
* 2　福島民報（2016）増え続ける関連死―8月29日時点2079人、全体の53％．2016年9月7日朝刊．
* 3　毎日新聞（2014）東日本大震災、引きこもりや暴力―被災園児25％問題行動―．2014年1月27日朝刊．
* 4　Kotani, H., Adachi, T., Nishikawa, M., Nakamura, Y., Hige, K., Hashimoto, K., Nishiura, K., Hashimoto, M., Hanai, T., Ishikawa, Y., Sasaki, H.,& Ogimoto, K. (2013). Struggling with the fourth disaster in East Japan. *Forum: Journal of the International Association for Group Psychotherapy and Group Processes. 6*, 79-99.
* 5　厚生労働省（2011）被災された方の心のケアについて．2011年12月27日．
* 6　橋本和典（2016）福島における心理療法家の課題―震災PTSDの治癒・治療・予防．小谷英文編，危機事態における力動的心理療法（国際力動的心理療法学会第19回・第20回大会論文集）．東京：国際力動的心理療法学会，98-106．
* 7　橋本和典（2016）福島における希望の実験―福島復興心理・教育臨床センターの試み．小谷英文編，危機事態における力動的心理療法（国際力動的心理療法学会第19回・第20回大会論文集）．東京：国際力動的心理療法学会，112-126．
* 8　Stoddard, F. J., Katz, C. L., Merlino, J. P., & Group for the advancement of psychiatry (Eds.) (2010) *Hidden Impact: What You Need to Know for the Next Disaster: A Practical Mental Health Guide for Clinicians*. Burlington, Massachusetts: Jones and Bartlett learning. 小谷英文監訳，東日本大震災支援合同チーム訳（2014）最新大災害メンタルヘルスガイド、不測の衝撃―危機介入に備えて知っておくべきこと．東京：金剛出版．
* 9　小谷英文編著（2010）現代心理療法入門．東京：PAS心理教育研究所出版部．
* 10　小谷英文（2014）サポートグループ東北モデル．小谷英文編，大震災心理療法の一歩（国際力動的心理療法研究会第18回年次大会論文集）．東京：国際力動的心理療法学会，118-135．

* 11　Freud, S. (1920) *Beyond the Pleasure Principle. Standard edition, 18*, 1-65. London, Hogarth Press. 小此木啓吾訳(1970)快楽原則の彼岸．フロイト著作集6．東京：人文書院．150-194.
* 12　小谷英文(2016)力動的サポーティブセラピィ―大災害トラウマ対応Synopsis．熊本震災支援者PTSR救急対応研修資料．2016年6月17-19日．

第7章　コミュニティ支援の展開

産業精神保健の実践は、フィールドワークである

白波瀬丈一郎

> ■グループの目的
> グループメンバーとの協同的実践を通して、現場のベターメント（改善・改革すること）を達成すること。より具体的には、メンタルヘルス不調により休業した労働者に対する職場復帰支援活動を通して、職場のメンタルヘルスの改善と向上に貢献すること。
> ■グループの構成
> 職場復帰支援プログラム提供メンバー：精神科医、臨床心理士
> 企業側のメンバー：メンタルヘルス不調の労働者、職場管理監督者、人事担当者、産業医、保健師／看護師など
> その他のメンバー：家族、主治医
> ■期間
> 1年間の契約で更新制。2009年から継続中。
> ■経過
> 職場復帰支援プログラム提供メンバーとして、職場のメンタルヘルス対策に参加したが、それはまさに未知との遭遇だった。企業側のメンバーとの交流により、さまざまなことを学んだ。同時に、「精神的健康」に加えて「働く能力」の回復・向上をも視野に入れたメンタルヘルス支援の具現化・精緻化を進めることができた。この協同的実践を通して、メンタルヘルス対策が現場に根付いていった。
> ■課題
> その実践は、まだ限られた数の企業との間に留まっている。精神的健康に加えて働く能力の回復・向上をも視野に入れたメンタルヘルス支援の考え方を普及させるための方法論を開発する必要がある。

[1] はじめに——「長い物にはまかれよ」

　自らの無知を曝すことからはじめる。筆者は「長い物にはまかれよ」の「まかれよ」とは、「追っ手を撒く」の「撒く」と同じで「撒かれよ」だと漠然と思っていた。そして、その意味も「長い物」、すなわち自らには見渡すことのできない強大な対象、敵わない相手には抗わず、ただ盲目的に従えばよいという意味だと考えていた。それは諦念の気配を伴っていた。世の中とはそういうものなのだろうと思いつつ、同時にどうしても承服しかねる思いも抱いていた。

　ところが、今回の執筆にあたり改めて調べてみると、その「まかれよ」は「巻かれよ」であることが分かった。さらに、その意味にはもっと肯定的なものがあることも知った。目上や勢力のある人に巻かれてみなさい、つまり信じて身を任せたりその中に入ってみたりするのが得策だという意味である。郷に入っては郷に従えという諺にも通じるニュアンスである。

　さて、唐突な話から始めたが、上に述べたことは、筆者が産業精神保健に触れ、そしてそこに関わる中で体験したことがらをよく表している。それまで、精神科医療を主たる活動領域としてきた筆者にとって、企業の中で実践される産業精神保健はまさに未知なる領域だった。二つの領域はメンタルヘルスという言葉でかろうじてつながってはいたものの、歴史、文化、価値観すべてが異なっていた。さらには、メンタルヘルスという言葉の意味にすら隔たりがあった。そうした差異にぶつかる度に、筆者には相手の言動がいたずらにリスクを恐れ、根拠のない慣習に無批判に従っているように見えた。その姿は無責任な怠慢に思え、「長い物に撒かれている」と感じ批判的な気持ちになった。実際批判したこともあるし、衝突したこともあった。しかし、企業の中でKEAP（Keio Employee Assistance Program：キープ）[*1][*2]という協同的実践を続けるうちに、より全体的なことが見えるようになり、その視点から相手の言動にはそれなりの事情があることが徐々に理解できるようになった。「長い物には巻かれて」みないと理解できないことがあるのだと実感した瞬間である。実感するとともに、かつて相手を批判した自らのことを思い、その狭隘を痛感し、ひどく反省した。

　本論では、これらの経過を理解するための理論的枠組みとして、社会心理学の一つである「グループダイナミクス」を援用する。その概要を説明した後、筆者が産業

精神保健活動を通して体験し学んだことを述べることにする。

[2] 理論的枠組みとしての、グループダイナミクス

　集団精神療法の世界では、集団力動(group dynamics)という言葉を思い浮かべるが、ここでいうグループダイナミクスはそれとは異なる。「場の理論」で著名なレヴィン(Lewin, K.)によって創始された社会心理学である[*3]。グループダイナミクスの二つの大きな特徴は、「人間＝心を内蔵した肉体」という考えの否定と、「当事者と研究者の協同的実践」という研究スタンスである[*4]。その実践は、研究者が現場に出向き、そこで行う活動という意味で、フィールドワークと呼ばれる。

　人における心の存在を否定するという考えは、人の心を扱うことを専門とする精神療法家にとって聞き捨てならない主張である。しかし、グループダイナミクスをよく学んでみると、その主張は本質的な意味というよりも、実践の意味での主張であるように思われる。グループダイナミクスの目的である「現場の集合体のベターメント(改善・改革すること)」を実践しようとするとき、その実践は必ず障害にぶつかる。そこで、実践家は障害を克服するために障害の原因を追及する。その原因追及において、人がしばしば陥るのが「犯人捜し」である。それは、関係者の誰かが本来果たすべき役割を果たしていないから、実践は頓挫しているという想定である。この「犯人捜し」は、まさに集団力動における「闘争－逃避集団」[*5]に相当する。したがって、「犯人捜し」を始めた途端、実践は袋小路に入り込むことが容易に理解される。こうした人のもつ傾向を認めた上で、それを回避するための知が「人間＝心を内蔵した肉体」の否定であると思われる。翻って、集団力動や「全体としての集団(group-as-a-whole)」という概念は基底的想定集団に支配されたメンバーが主体性を回復するための知恵であるが、それもまた個人の心という存在の否定と捉えることが可能である。そうやって、実践過程の行き詰まりを、誰かに責めを負わせるのではなく、皆で協力して取り組むべき課題として対象化するのである。そう考えると、グループダイナミクスと集団精神療法とは存外近い関係にあるように思えてくる。

　では何が人の言動を決定するか。グループダイナミクスでは、その決定因を「集合流」というものに求める。集合流とは、「飛行機を包み込んで動く気流」[*6]に喩えられる。この集合流には観察できる側面があるものの、集合流に包まれた人にはそ

れを認識することは困難であることが多い。そうした意味で、筆者は「集合流」は先に述べた「長い物」に喩えることができると考える。「長い物」は、対象化して捉えることが困難であると同時に、それに包まれる人に多大な影響を及ぼしている。この「長い物」を敏感に察知できるのが、外部からやってくる外来者である。外来者にしてみれば、内部者の言動は自分には馴染みのない「長い物」に巻かれたものにみえるのである。ただ、彼らが「長い物」を正確に認識できるかといえば、そうではない。極論すれば、彼らは自らを包んでいる「長い物」と新たに出会った「長い物」との差異に反応しているに過ぎない。この反応の精度は、新たな集団について事前調査することなどによってある程度向上させることが可能である。とはいえ、それには限度がある。精度をさらに向上させるには、外来者もまた新たな集団における「長い物」に巻かれることが必要である。そうやって、「長い物」に触れ交流することを通してしか、「長い物」への理解を深めることはできない。別言すれば、「長い物」への理解が深まらなければ、全員で協力して取り組むべき課題を見つけ出すことができず、「現場の集合体のベターメント」という実践は頓挫を余儀なくされることになる。

　こうした実践が「当事者と研究者の協同的実践」である。協同的実践は、特定の集合体のベターメントという目的のために、特定の人々が出会い、目的達成のために協同して取り組むときに成立する。本論のテーマに沿っていえば、職場のメンタルヘルス対策の改善を目的としてある企業と著者たちが出会い、その達成を目指して取り組みを行ったこと、それが「当事者と研究者の協同的実践」である。その実践過程でさまざまな障害として姿を現すのが「長い物」である。それは、筆者たちの産業精神保健の実践においても、双方の思惑の違いや、価値観の違いとして姿を現した。そこで、互いに批判したり衝突したりしつつも、その克服に取り組んだ結果、「そうか、そうだったのか。これまで気づかなかったけれど、なるほどそういうことだったのだ」という腑に落ちる体験を何度もした。この腑に落ちる体験が、「長い物」への理解が深まった瞬間である。

　グループダイナミクスでは、この腑に落ちる体験を「一次モード」と「二次モード」という概念で説明する。「当事者と研究者の協同的実践」といっても、研究者は徒手空拳で研究対象に関わるわけではない。まず、事前調査によってその研究対象の現状そして過去を調べ分析して、目指す将来像を明らかにする。さらに、これらの把

握に基づいて問題解決のための方策を立てる。こうした事前準備を行った上で、問題解決に取り組むのである。ここまでの段階を一次モードという。筆者らの場合でいえば、実践を開始するまでに1年間の準備期間を置いた。そこで週に1回の頻度で相手先企業の担当者とミーティングを持ち、その企業のメンタルヘルス対策の現状や、これまでの経緯についてヒアリングを行った。さらに、就業規則や人事制度、おおよそのキャリアパスなどについても学んだ。また、わが国における産業精神保健学の歴史や現状についても学んだ。それらの学習に、筆者らがそれまでの精神医学的実践(精神療法やコンサルテーション・リエゾンの実践を含む)経験を加えて、KEAPという職場復帰支援を中心としたメンタルヘルス支援プログラムを作り上げた。

　一次モードだけで問題が解決することもなくはないが、多くの場合、そう単純にはいかない。いざ問題解決に取り組むと、事前には気づかなかったことがらが明らかになり、方策の修正を余儀なくされるのである。この事前には気づかなかったことがらが明らかになる段階を二次モードという。ここで重要なのは、二次モードの出現が一次モードにおける準備不足を意味するわけではないということである。如何に周到に準備をしても、常に二次モードは現れるのである。表現を変えれば、協同的実践を行おうとする者は、その場になってみないと気づかないことがらが存在していることに開かれている必要があるといえる。その意味で、実践者は常に無知であり間違える存在であるとともに、現場で学び続けなくてはならない存在なのである。

[3] 産業精神保健の現場は「中間地帯(no-man's land)」

　筆者の産業精神保健との関わりは、1997年に企業内診療所に週3時間勤務したのがはじまりである。当時医歴は10年以上あったものの、産業精神保健で自らがどのような役割を果たせばよいかは皆目分からなかった。しかたなく病院臨床の延長のようなことを行った。時々復職判定の面談が入ることがあったが、それも何をすればよいのか分からなかった。そのため、主治医の復職可の診断書と本人の復職希望があり、面談時の精神症状がある程度落ち着いていれば、復職可能の意見書を作成した。この作業に何の意味があるのかと感じたが、手続きを踏むということ自体に意味があるのだろうと自分を納得させた。しかし、何年か後に、復職したはずの労

働者が休業に入り、再び復職を希望してくるという場面に幾度となく遭遇するようになった。また、少しずつ顔なじみになった人事担当者や職場の管理監督者から、復職後も体調や勤怠が安定せず、戦力と見なせない労働者が少なくないことを知らされた。彼らはこうした労働者をどう扱えばよいのか分からず、持てあましているようだった。産業医に相談をしてみたが、主治医の意見を覆して復職を不可とすることは難しく、また再発リスクの問題で復職後業務負荷をかけるのも難しいとのことだった。仕方がないかと思いつつも、納得がいかない気持ちが残った。これらの体験は、筆者が産業精神保健に関わる中で少しずつ見えるようになった全体的な構図であり、小さな二次モードの繰り返しだったといえる。

　それらの気づきを経て、筆者は働くことを目標にした職場復帰を意識するようになった。復職判定の面談を複数回行い、精神症状だけでなく、日常生活リズムや活動性なども確認した。また、仕事の内容についても積極的に尋ね、どうしてメンタルヘルス不調になったのかを確認し、再発予防策を立てるようにした。その結果として、十分復帰準備が整っていないと判断したら、復職不可の意見書を書くこともあった。企業からはたいそう歓迎されたが、産業医からはひどく心配された。また、復職不可とされた本人の不満は強く、主治医から筆者の判断を批判する意見が届いたこともある。それでも、それらは休業した労働者が再び働き続けるために考えた方法であり、筆者はこれが正しいと思い、その取り組みを続けた。

　ところが、本人からのクレームが人事担当者や産業医に届くようになると、人事担当者や産業医から、対応を控えるようにという指摘がくるようになった。さらに、管理監督者も積極的に業務を割り当てることをせず、復職した労働者はいつまでも半人前扱いだった。それでも筆者は、頑張ればやがて理解してもらえると考え、取り組みを続けた。しかし、時が経ち何も変化しないことが分かると、彼らのことを無責任で事なかれ主義だと思い、ひどく批判的な気持ちになった。産業精神保健の現場は、本気になり主体的に取り組む人など誰もいない「中間地帯 (no-man's land)」だと感じるようになったのである。

[4] 協同的実践としての、KEAP (Keio Employee Assistance Program)

　そんな不全感を持ちながら、産業精神保健活動を続けていたが、2006年にある企

第7章　コミュニティ支援の展開

業の産業医から声がかかった。産業医によれば、その企業は、産業精神保健に対して筆者と同様の考えを持っているものの、なかなかそのとおりに実践することができず困っている、とのことだった。筆者は一も二もなく誘いを受け、その企業で週3時間の勤務を開始した。当初は、ずいぶん働きやすい環境だと思い、喜んでいた。しかし、時が経つにつれて、ここにも問題があることが見えてきた。その一つが、人事部門と産業保健部門との対立だった。両部門の連絡会議が定期開催されており、一見連携はとれているようだった。しかし、その陰では双方が相手の批判をしていたのである。産業保健部門は人事部門に対して「何でもかんでも教えろと言ってくる。守秘義務の何たるか、産業保健の何たるかをまったく分かっていない」と批判した。かたや人事部門は「何かというと守秘義務を盾にして、一切情報を出そうとしない。企業の中の組織なのだから、その辺りはもっと柔軟にすべきだ」という具合だった。以前この問題に対する話し合いが行われたそうだが、双方平行線で何ら進展はみられず、しこりだけが残ったという。

2008年、筆者と人事部門との間で新たなメンタルヘルス支援体制を作る話が持ち上がった。企業の中にメンタルヘルス支援を専門に行う組織を作ると共に、プログラムの開発がはじまった。

筆者は「中間地帯」の経験を踏まえて、労働者、職場の管理監督者、人事担当者、産業医などを巻き込む、プログラムを提案した。KEAP (Keio Employee Assistance Program：キープ) と名づけた、そのプログラムは、単にメンタルヘルス不調の回復だけでなく「働き続けられること」も視野に入れた職場復帰支援プログラムである。精神科医と臨床心理士が中心となって関係者に働きかけ、全体がチームとして機能するようコーディネートする。職場復帰支援においては、メンタルヘルス不調エピソードを、その労働者がその企業で働き続けられるようになるための発達課題と捉える。チームはそれぞれに立場で労働者がその発達課題を達成できるように「育て鍛える」支援を行う。臨床心理士が契約企業に常駐することで、連携の要となる。

1年間の準備期間を経て2009年4月から、メンタルヘルス支援組織の活動が始まった。その組織の構成は、人事部門の管理者を長として、産業医、看護師、人事担当者、そしてKEAP実施者（臨床心理士3名、精神科医2名）だった。なお、この事業については、企業と大学との間で委託契約が結ばれた。

長年の夢が叶ったという喜びもつかの間、次々と問題が生じた。本来他部門との

連携をスムーズにするために配属されたはずの産業医、看護師、人事担当者が、KEAPに対する批判の急先鋒となったのである。産業医や看護師は、産業保健部門から来るかもしれないクレームに神経をとがらせ、人事担当者は人事部門の顔色ばかりみていた。その姿から、あたかも筆者らの不始末のせいで自分たちまで被害をこうむってはたまらないという感じを受けた。組織の運営会議は、互いの要求をぶつけ合う場となった。その様子を見かねた組織長から「多くの問題があるのは分かっている。それを解決するために、みんなでこうやって集まっているではないか。なのに、さっきからやり取りされているのは単なる押し付け合いや、『できない』言い訳ばかりな気がする」と指摘された。ずいぶん痛いところを突かれたと感じた。感じたものの、この事業を続けていける自信がもてなくなった。大学に戻り、この事業の事務面を担当してくれている大学職員に「当初の目標を達成することはできそうにない。だからその責任をとってKEAPの契約を今年度一杯で終了しようと思う」と弱音を吐いた。いつも献身的に筆者たちを支援してくれていたその職員は、その時ばかりは表情を強張らせた。「先生（医師）たち、何かあるとすぐに『責任をとって辞める』とおっしゃる。先生たちは辞めてそれで終わりかもしれませんが、職員はその後もさまざまな始末をしなくてはなりません。責任をとるというのは、始めたことをちゃんとやり遂げることではないですか」と指摘された。

　それまで筆者はさまざまな機会に、産業医、看護師、人事担当者、そして職場の管理監督者やメンタルヘルス不調をもつ労働者自身の無責任さや甘さをさんざん非難してきた。ところが、その筆者自身が誰よりも無責任で甘かったと痛感した。さんざんご託を並べておきながら、うまくいかなくなった途端、しっぽを巻いて逃げるのである。そこに留まり、うまくいかない状況を改善することに取り組む覚悟はないのかと問われたと感じた。いつでも逃げ出せる集団を批判することはあまりに簡単であり、一方、集団の中に留まりつつ自らが主張し行動することが如何に難しいかを思い知った。

　ここに至って筆者はようやく、これまでの自分が「人間＝心を内蔵した肉体」という視点に囚われていたことに気づいた。職場のメンタルヘルスのベターメントのために、筆者が考えた対策がうまく進まないのは、関係者の「無気力」という「心」のせいだと決めつけていたのである。そう気づいた結果、うまくいかない原因を関係者の「心」に求めるのではなく、関係者がそうした行動を取らざるを得ない「事情」

について思いを馳せてみた。すると、同じチームの産業医、看護師、そして人事担当者の気持ちが少し理解できるような気がした。言い方を変えれば、彼らを取り巻いている「長い物」に目を向け、それを見ることができた気がした。考えてみれば、彼らにはその企業の中での立場がある。その立場には彼らの努力の結果という側面があるだろう。その立場が、まだ海のものとも山のものともつかぬKEAPに関わったことで危うくなってしまってはたまらないと考えるのは、当然といえば至極当然なことである。そう思い至ると、自分たちがどう行動することが彼らの安心に繋がるかを考えるようになった。とはいえ、特別な行動をするようになったわけではない。挨拶をきちんとする、相手の話をよく聞く、「ホウ・レン・ソウ」をこれまで以上にしっかりとそして丁寧に行うなど、当たり前のことをきちんと行うようになったのである。

[5] おわりに——産業精神保健の実践は、フィールドワークである

　その後もいくつも問題が生じていて、今でも筆者はうんざりすることがある。ただそれでも、最近ではメンタルヘルス支援組織の産業医、看護師、人事担当者とずいぶん率直に話し合いができるようになった。互いに防衛的になることなく、各々のできることとできないことを出し合い、その上で対応方法を検討することができるのである。それは、企業という「長い物」に巻かれてなお、撒かれることなく、「長い物」についての理解を深めることができているということがだと思う。結果として、職場のメンタルヘルス対策は少しずつだがよい方向に進んでいると思う。
　佐藤郁哉[*3]は、フィールドワークを「野良仕事」に喩える。野良仕事には、日々の作業が欠かせない。しかし、どんなに励んでも、その努力は台風などの天災によっていとも簡単に水泡に帰する。なんとも非効率で無駄が多く、報われる確率の低い仕事である。それでも、何らかの実りを思い描きその実現を目指すのであれば、日々の作業は欠かせない。そうやって耕し続けていれば、誰もいない「中間地帯」に踏み入ってみようという気持ちを抱く人が現れてきたりもするだろうと思ったりする。それだけでなく、筆者自身も日々新たな発見をすることができている。その発見によって、筆者は昨日までの自らの無知を思い知るのだが、同時にその発見は、今日の自分がそれでも少しはマシになることができたという実感をもたらしてくれる。

自分は野良仕事をしている主体なのか、それとも野良仕事によって育ててもらっている客体なのかという気持ちになる。おそらく、その両方なのだろう。フィールドワークとは、この上なく骨が折れる一方で、何ともありがたいものである。

〈文献〉

* 1　白波瀬丈一郎（2014）働く場を対象とした精神療法的介入─働く場が「心理学的になる」ための取り組み─．日本サイコセラピー学会雑誌，*15*(1)，23-30．
* 2　白波瀬丈一郎・佐渡充洋・二宮 朗・三浦有紀・山本和広・新井万佑子・別所晶子・髙橋智子（2013）精神的健康の向上に加え社会的負担の軽減も目指した職場復帰支援の取り組み─KEAP（KEIO Employee Assistance Program）プロジェクト─．臨床精神医学，*42*(10)，1273-1280．
* 3　Lewin, K. (1951) *Field Theory in Social Science: Selected Theoretical Papers.* New York: Haper & Brothers. 猪股佐登留訳（1979）社会科学における場の理論　増補版．東京：誠信書房．
* 4　杉万俊夫（2013）グループ・ダイナミックス入門─組織と地域を変える実践学─．SEKAISHISO SEMINAR．京都：世界思想社．
* 5　Bion, W. R. (1961) *Experiences in Groups and Other Papers.* London: Tavistock Publications. 池田数好訳（1973）集団精神療法の基礎．現代精神分析双書17．東京：岩崎学術出版社．
* 6　杉万俊夫（2006）コミュニティのグループ・ダイナミックス．学術選書5，心の宇宙2．京都：京都大学学術出版社．
* 7　佐藤郁哉（2006）フィールドワーク─書を持って街へ出よう─　増訂版．東京：新曜社．

大学における教員の
サポートシステムとしてのグループ

武井麻子

■ グループの目的
看護学生の実習指導をする教員がその体験を語り合うことで、互いにサポートしあうこと。
■ グループの構成
看護大学に勤務する教員全員で構成されたミーティング
■ グループの期間
原則として実習のない期間を除く毎月1回、年間を通して開催。30年近い歴史がある。
■ 課題
大学教員全員に学生との関係や感情などについてオープンに話し合うことの意義を理解してもらうことが、最大の課題である。それには大学の教育理念について、お題目ではない、現実的な共通認識が必要である。

[1] はじめに

　ヒューマン・サービスに携わる人びとの教育には、人間の身体や精神、そして社会に関する基本的知識や専門技術の習得のほかに、クライエントや家族と援助的な関係を築くための対人関係能力やコミュニケーション能力の育成が不可欠である。たいていはカリキュラムの中にそのための講義や演習、実習が組まれているが、それを指導する教員へのサポートが必要であるという事実はあまり認識されておらず、そのためのシステムを論じる文献もあまりみあたらない。
　本章では、筆者がかつて勤務していた看護大学の例をもとに、学生を指導する教員がどのような困難に直面しているのか、どのようなサポートが必要なのかについ

て、グループの視点から考えてみたい。

[2] 大学の教育理念とグループを用いた教育方法

　この看護大学は、人間関係を基盤とした実践を重視しており、入学直後から自己理解・他者理解をうながす演習科目が設置されている。これは開学以来30年近く続けられている科目で、当初は「看護概論」の中の「グループ・ダイナミクス」という科目名で、90分7回ほどのグループが行われていた。現在は、80分4回と時間も回数も減ったが、1年生を10～12人ほどに分け、体験グループを行う。

　この科目のねらいの一つは、入学して初めて出会った学生同士がグループを通して互いに理解し、残りの4年間を助け合いながら学んでいく関係の素地をつくりだすことにある。現在では学生定員が開学当時の2倍以上となり、体験グループに配置する教員も20人近く必要となった。大学院生のティーチングアシスタントや非常勤講師も頼んで、ようやく実施している状況である。

　なぜ、こんなにも積極的に体験グループを取り入れているかといえば、大学創立の立役者となった教員たちがアメリカの大学・大学院で教育を受け、そこで身につけた力動的・対人関係論的なものの見方や方法を、日本の看護教育にも根付かせたいと考えていたからである。なかには治療共同体で有名な**メニンガー・クリニック**で研修経験のある教員もいた。この考え方は、今でも学内に幾つも学生ラウンジや談話コーナーがあり、丸いテーブルと椅子がたくさん設置されていることにも反映されている。授業時間外にも自然にグループが形成され、コミュニケーションが生まれるように配慮しているのである。

　さらに、1年次から4年次まで段階的に行われる実習でも、患者との関わりが重視されており、ほぼ毎日、学生と教員、実習指導者や現場のスタッフが参加してカンファレンスが開かれ、その日の患者との関わりで困ったことや気になったことを話し合っている。

　とくに精神保健看護学実習では、学生は担当する患者を自分で選び、関わりながら患者の問題をアセスメントし、患者の病歴のほか、その背景にある生育歴や家族関係なども考えながら患者理解を深めていく。しかし、そのプロセスは平坦なものではなく、学生はときに患者から拒否されたり、自分自身の葛藤に気づかされたり

して、涙することもたびたびである。また、学生は患者との関わりで気になった場面を、毎日プロセスレコードを用いて再構成し、その時どのような感情が動いていたのか、関係の中に何が起きていたかを振り返って考える作業を行う。教員は次の日の朝に提出された記録を読み、その日のうちにコメントを書き込んで学生に返す。

　こうした方法を用いるのには、学生たちの感情知性(emotional intelligence)を育むという狙いがある[*1]。感情知性の定義はさまざまだが、(1)自分や他者の感情を正確に知覚し、表現する能力、(2)思考を促進するために、感情をほかの感覚や知覚と結びつける能力、(3)感情とその意味を理解する能力、文脈を読み取ったり解釈したりする能力、(4)自己の感情を管理し、他者の感情に対応する能力のことをいう[*2]。学生たちも、大学での教育を通して「患者の行動の根底には複雑な思いがあること」や「関わりの中で、自分の感情を大切にすること」「自分の気持ちを立て直すこと」などを学んだと語っている[*3]。

[3] 実習指導する教員が直面するさまざまな困難

　こうした教育は、学生と教員の相互作用によって初めて成り立つものであり、学生だけでなく教員にとっても大きなチャレンジとなる。学生を指導する際に掻き立てられるさまざまな感情に、教員自身も向き合わざるをえず、否応なく自分を見つめさせられ、ときには教員としてのアイデンティティまでもが大きく揺るがされることもあるからである。「学生に泣かれると、トラウマになる」と語った教員と会ったことがある。学生の体験を通して、未解決のまま心の奥にしまわれていた自らの葛藤に直面させられ、そのときの痛みがよみがえってくるのだろう。かつて自分が苦しみながら歩んできた道を、学生とともに歩み直すようなものなのである。また、学生にとって自分が先輩看護師であると同時に、教員でもあるということは、学生にとっても教員自身にとっても、理想の看護師であり、かつ理想の教員でなければならないという二重のプレッシャーにさらされることになる。自分でそのことに気づくことができればよいのだが、たいていは気づかないまま、学生にむやみに腹が立ったり、逆に指導に熱が入りすぎたりしてしまう。

　一方、不安と緊張の中で実習する学生も、教員が自分を受け入れ、導き、答えを

与えてくれることを期待する一方、評価をおそれて、困っていても素直に相談することができないことがある。そういう場合は、指導に対して非常にアンビバレントな反応を示すので、教員としてはたいへん扱いにくい学生となってしまう。

　また、学生の中には、統合失調症やうつ、摂食障害や自傷、飲酒などのアディクションをもつ学生がいるが、それに加えて、最近の傾向として自己愛的な傾向の強い学生や発達障害をもつ学生が増えてきたように思う。また、家族が障害をもっていたり、経済的な問題を抱えていたりして、実習どころではないという学生も増えており、教員がこうした学生のケアや対応に追われることもしばしばである。

　しかも、以前は学生数も少なく、一つの病棟で3～4週間の実習をしていたので、学生も少しずつその場に慣れていき、まわりもそれを待つゆとりがあった。ところが、最近では実習期間が1クール2週間と短くなった上に、患者の回転も速いために、学生がじっくり一人の患者に関わることができなくなってきた。さらに、学生に受け持たれることを迷惑がる患者や家族も増えてきた。そのため学生は、患者との関係を深めるどころか、いつ断られるかとビクビクしながら、患者の疾患を把握するだけで精一杯である。教員も、そんな学生の実習での課題をなんとか達成させようと躍起になり、サポートどころではなくなる。しかも、実習グループの中に一人でも「問題学生」がいると、その対応に追われて残りの学生の指導にまで手が回らなくなってしまい、不全感や申し訳なさが募る。

　また、実習の場には、患者・家族や実習指導者をはじめ、患者の受け持ち看護師、主治医、病棟師長など、複数の人間が関わってくる。病棟スタッフは患者の安全のため、学生といえどもミスを犯さないよう神経をとがらせており、教員が学生全員をしっかり「把握」していることを求めている。こうした状況の下で、教員はさまざまな期待を背負い、孤軍奮闘しているのだが、大学に戻ればまた、教員組織の一員としていくつもの役割やタスクがあり、実習での苦労を話し合う機会はあまりない。あったとしても、学生が実習で躓くのは教員の指導が至らないせいだと思われてしまうのではという不安もあり、自分でもそうかもしれないと思いつつ、つい学生の問題を強調しがちになる。

　このように、多様化する学生に合わせて、激変する臨床の場で実習指導する教員にはサポートが不可欠であり、それなしに十分な教育は期待できないと言っても過言ではない。

[4] 学内サポートシステムとしての教員会議

　私がこの大学に勤務しはじめた20数年前は、学生定員は1学年60名足らずで、実習も1クール4週間、12名の学生を半分に分けて、大学と同じキャンパス内にある総合病院の精神科病棟と、民間精神科病院の2ヵ所で行っていた。実習場には常時一人の教員(助手)がいて6名の学生をみており、そこに准教授(当時は助教授)または教授が講義や会議の合間を縫ってやってくるという体制であった。

　学内では毎月1回、「教員会議」と呼ばれるミーティングが開かれ、助手から学長まで看護系の教員が全員集まって領域[1)]ごとに実習報告を行っていた[*4]。この会議は、もともと正式な規程に基づくものではなく、何かを決定する場でもなかった。教員同士の互助組織としての機能もあり、年会費をとって親睦会費や慶弔費などにあてたりもしていた。

　教員会議では、毎年数名の担当者を決めて交代で司会を行い、毎年の実習ローテーションや多領域にまたがる科目の担当者などの検討、実習室の整備、国家試験対策など、学内全体にかかわる課題を話し合っていた。しかし、あくまで実習報告が中心であることに変わりがなく、そこで学生の心身の健康状態や実習場での困ったことなどについて、具体的な学生名も挙げて報告がされた。

　こうした報告を聞いていると、1年次から4年次までの学生の傾向や問題がわかってくる。1年生の時から繰り返し名前が挙がる学生もいれば、ある領域の実習で問題とされた学生が、その後の実習では素晴らしい学生だったと報告されることもある。教員にとっても、そうした事実を知ることで、学生には変化する可能性があると思えるようになり、一人ひとりの学生への関心を高めていくことができた。また、似たような傾向をもつ学生がいれば、比較しながら理解を深めることができ、教員の経験値を高めることになったのである。

　それとは別に、教員同士が互いに知り合えるという利点もあった。なかでも実習指導の主力である助手はおおむね3年が任期であり、普段も実習場にいることが多いので、領域が違うと顔も名前も知らないというようなことが起こり得る。とりわけ大学から遠く離れた臨床の場で、一人で学生の指導にあたっている若い教員にとっては、教員会議は同僚教員と語り合える貴重な場であり、中には学生の実習がうまくいかなかったのは、必ずしも自分の指導がまずかったせいではない、みんな

苦労しているのだとわかって安心したという教員もいた。また、他の教員の対応や指導の仕方を聞き、自分の考え方のかたくなさに気づくなど、教員としての学習の場ともなった。

[5] 大学全体の変化と教員会議の限界

　教員会議には、教員同士のコミュニケーションが図れ、学生理解が進むという利点があったものの、この方法への反発がなかったわけではない。とくに、学生氏名を出しての検討に抵抗を感じる教員が少なからずいたのは事実である。教員が学生の告げ口をしているように感じるというのである。なにかプライヴァシーを覗き見るような感じがすると漏らした教員もいる。しかし、氏名がわからないことには、領域ごとの比較もできず、一人の学生としての変化や成長もつかめない。ただ、こういう学生がいたという報告で終わってしまい、その情報を次の指導に生かすこともできないのである。また、学生への先入観をもつことになるから、こうした報告は聞かないほうがよいという教員もいたが、学生についての情報に惑わされて独自の判断ができないようでは、逆に教員としては失格だろう。

　しかし、社会的に「個人情報保護」や「守秘義務」が問題とされるようになるにつれ、教員会議でも学生の具体的な言動や家族背景などは口にしにくい雰囲気になってきた。守秘義務と言っても、実際には教育や研究、治療などのためであれば、組織全体で共有した情報を管理して、そこから外には漏らさないという「集団的守秘義務」が守られてさえいればいいはずなのだが、それ以上に神経質になってきたのである。

　そこに大学校舎の全面改築とともに同じ法人の短期大学との統合を図るという大学の大変革が、この問題に拍車をかけることになった。学生が倍増するとともに実習施設も増え、そしてなにより教員が増えて、60人以上の大所帯になってしまったのである。しかも、同じ法人とはいえ、異なる二つの組織が合体しての話し合いは、やり方も違い、気心も知れない者同士、互いの思惑や反応を探り探りの雰囲気となった。

　さらに、看護系の専門教員だけで行ってきた教員会議に、いわゆる「一般教育科目」の教員も加わることになった。それまで一般教育科目の教員は教員会議から「排

除」されているように感じていて、そこで何か重要な決定がされているのではないかという疑念をもっていたようである。ところが、いざ加わってみると、実習でのあれやこれや、愚痴話ばかりではないかというのである。

　看護教員にとっては、まさに毎日の仕事に直結した真剣な話し合いなのだが、緊張感のある臨床の場で学生を直接指導することのない教員にとっては、何も決めず、何の結論もない話し合いは、ただのおしゃべりに聞こえるらしい。居眠りをする教員もいた。

　そうなると、同じ教員会議のメンバーと言っても、「部外者」である。そのようなメンバーが混じった場では、ますます個人のプライヴァシーに関することは口にしにくくなった。さらに学生が増えて報告にも時間がかかるようになったのもあって、報告はどんどん形式的になり、質問や意見の交換も少なくなって、何のために報告しているのかわからなくなっていった。

　そこで、問題の学生についての具体的情報は、実習ごとに領域から次の領域へとノートで申し送られることになった。ただし、このノートも直接指導にあたる教員（多くは助手）しか見ないので、全教員が共有することはできなくなった。しかも、直前の実習の情報しか伝わらず、その前はどうだったかはわからないのである。こうして、関係する教員すべてが実習のリアリティを共有するということができなくなっていったのである。

[6] 新たな語りの場を求めて

　教員会議が、実習指導する教員の悩みや苦労を語る場ではなくなっていき、それを補完するために、年2回、実習係（後に実習委員会）が企画・主催して、「実習指導について語る会」が開催されるようになった。ちなみに、実習委員会は教員会議の下部組織として、各領域から代表一人が参加して、毎年の実習要項の編集、実習ローテーション案の作成、学内実習室の物品管理、実習に関する共通のルールづくりなどの作業を行っている。

　「実習指導について語る会」では、参加者はいくつかのグループに分かれて、輪になって語り合う。教員会議と違い自由参加なので、実際に実習に関わる看護系の教員が中心で、1グループ大体5～6人程度である。人数が少ないので、すべての問題

を網羅するというわけにはいかないが、指導に困難を感じた学生のことや実習場で苦労した話などを自由に語り、聞いてもらうことができる。驚くようなエピソードが語られることもあり、厳しい実習状況がリアルに伝わってくる。ただ、なかなか時間が取れず、最近は昼食を食べながらの開催となったりしていると聞く。

一方、申し送りノートによる情報共有にも限界があり、最近は3年次の実習の担当者だけが集まって話し合う会が設けられるようになったという。1年次から4年次まで通して見ることはできないが、多少とも継続的に学生を見ていく助けにはなるだろう。

このほかにも、年2回、学生相談室の2名のカウンセラーと保健師、それに学年およびクラス担当教員が参加して、学生のメンタルヘルス上の問題などについて話し合う会があり、希望する教員はだれでも参加することができる。最近増えている発達障害について学習する機会となったこともある。

このように、この大学では開学以来、教員が集まって自分たちの体験を率直に話し合うことで学生たちの成長を支えていこうという、一種のグループ文化ともいうべきものが連綿として継承されている。看護師として初の学長となった樋口康子先生は、何かことが起こるたびに、「とにかく、話し合いましょう」というのが口癖だった。さらに、この大学で教育を受けた卒業生が、現場で経験を積んだ後に教員として大学に戻り、母校の教育を支える中軸となっていることも大きい。

[7] 看護教育においてなぜグループが必要なのか
──学生と教員との関係の視点

これまで、実習指導のシステムに学生のグループだけでなく、教員のグループが組み込まれていることについて述べてきた。では、なぜこのようなシステムが必要なのか、最初にも少し触れたが、教育における学生と教員との関係について改めて考えてみよう。

複数の看護教育機関に勤務する精神看護学担当教員を対象としたピアグループを試みた榊は、そのグループで語られたさまざまな実習指導をめぐるさまざまな困難事例を紹介している[*5]。

例えば、患者の気持ちが汲み取れず、自分中心に実習をしてしまう学生である。

記録にも自分がやったことは書くが、肝心の患者の反応が書かれていなかったりする。今ならば発達障害を疑われることが多いだろうが、青年期にありがちな自己愛的傾向ともいえ、決して稀ではない。しかし、教員がいくら患者に注意を向けようとしてもなかなかその傾向は変わらず、指導にも熱が入らなくなる。患者との情緒的な関係が築けない学生は、教員とも関係が築けないのである。

　また、リストカットした手で実習に来るような学生がいたり、実習中に自分自身も性的虐待を受けていたことに気づいた学生もいるという。教員はたまらず、「(ここは)学校なのか、デイケアなのか」と嘆く。しかも、そうした学生は、一方で教員の評価を非常に気にして、警戒するような素振りを見せるかと思えば、必要以上になれなれしく近づいてくることもあり、距離を保つことが難しいのである。

　英国の**タビストック・クリニック**では教員を対象とした教育カウンセリングの研修コースがあり、そこで教えるザルツバーガー・ウィッテンバーグ(Salzberger-Wittenberg, I.)は、学校での教師と児童生徒の関係にも「転移」が起こると述べている[*6]。それは大人の学生であっても同じである。人が成長するなかで体験する無数の人との相互作用が、世界についての内的なイメージや自己イメージ、人と人との関係のイメージとして心の内に少しずつ形成されていき、その人固有のワーキングモデルとなっていくのである。その結果、相手が患者であれ、教員であれ、あらゆる人間関係がそのワーキングモデルに沿って形づくられることになる。

　とくに最近では、幼児期の愛着のパターンが成人後のさまざまなメンタルヘルス上の問題と関連していることが明らかになっている[*7]。おそらく、実習指導の難しさにも、こうしたことが影響しているのだろう。しかし、逆に言えば、教員との関係においてこれまでとは違った関係性——安定した愛着——を経験できれば、そのワーキングモデルがわずかでも変化する可能性があるということでもある。実際、学生と教員との関係がスムーズにいくようになると、学生が患者にも近づけるようになるということは、実習場でしばしば経験することである。しかし、そのためには教員自身が情緒的に安定していなければならない。

　また、教員との関係が難しくても、学生同士が自分の体験を語り合うことで、自分だけがだめなわけではないと気づいたり、患者を違った目で見たりすることができるようになる。実習では、教員が学生を抱え込んで1対1で教えようとするよりも、グループで話し合うほうが学生も受け入れやすいのである。

それは教員も同様で、前述のピアグループを試みた榊は、メンバー同士が実習指導体験を語り合う中で、物語の書き換えが起こり、学生の別な面に目が向くようになって、学生への関心と理解が深まるというグループならではの事例をいくつも紹介している[*8]。参加人数の多い教員会議では、そこまでじっくり一人の体験を掘り下げていくわけにはいかないが、少しでも気持ちを共有できる場が存在するという安心感は重要である。

[8] 看護教育においてなぜグループが必要なのか
―― 組織の視点から

　これまで学生と教員との関係からグループの有用性を見てきたが、ここで組織の視点で見てみよう。大学という組織は、社会から隔絶した存在と見られ、「白い巨塔」などと揶揄されていた時代もあったが、今では社会の変化の波に翻弄されているといっても過言ではない。とくに私立大学では国からの助成金が縮小される一方、18歳人口の減少という現実を前に、必死の経営努力を余儀なくされている。

　ここで述べた法人内の短大との統合による大学の規模拡大にも、そうした経済的社会的要因が大きく働いていた。世界的にも、こうした組織の統合でうまくいった例はほとんどないと言われている。米国では、利益追求のための病院合併により、看護部が解体されてしまった例が報告されている[*9]。

　こうした社会的要因は、学生との情緒的に密接な関係という特性とあいまって、学校という組織を揺るがす[*10]。ただでさえ、教員同士が反目し合うようになりやすいのである。二つの組織の合体は、最初から**スプリッティング**が起こる条件が整っていたようなものである。幸いにも、「話し合いましょう」という精神をもったリーダーのおかげで組織崩壊に至るようなことはなかったが、看護系教員と一般教育系教員というスプリッティングが表に出てきた。しかしこれも、教員会議という場があったことで、とにもかくにもお互いに発言の機会が与えられ、何とか同一性を保つことができた。しかし、形式的には残ったものの、内容的には形骸化したきらいがある。ただ、教員たちは、なんとか自分たちにとって意味のある話し合いの場を引き続き確保しようと今も努めているところである。

第7章　コミュニティ支援の展開

[9] おわりに

　本稿では、教育にはさまざまな人間的困難がつきまとうこと、したがって学生をサポートするだけでなく、教員もサポートされる必要があることについて述べた。しかも、それは個人の問題ではなく、教育全体がはらむものである以上、組織として取り組むべき課題でもある。したがって、学校におけるミーティングは、単に報告を聞いたり、物事を決定したりするのではなく、参加したメンバーがそれぞれの思いを語ることができ、そこで生じるインタラクションが互いのサポートとなるような、共感的環境を提供するものでなければならない。

　しかし、現実にはそれがますます難しくなっているのも事実である。そうした中でも、何とか生き延びようと、学内でも学外でもピアグループ的な話し合いの場を求めて奮闘努力している人々がいるということに励まされる思いである。教育の場にグループ文化を育てることは、教育の質を高め、次世代を担う人々を健康に育てるために必要不可欠な条件なのであり、そうした人々をなんとか支えていきたいものである。

〈注〉
1)　「領域」とは、看護学のサブカテゴリであり、「基礎看護学」「成人看護学」「母性看護学」「小児看護学」「老年看護学」「地域看護学」「精神保健看護学」などがある。

〈用語解説〉
メニンガー・クリニック：1919年にアメリカ合衆国カンザス州トピカにてメニンガー家によって創設された、世界有数の精神科クリニック。メニンガー財団はクリニックのほかに、サナトリウム、精神医学校をもち、土居健郎をはじめとする日本の多くの精神科医がここで学んだことでも知られる。2003年よりヒューストンに移転。
タビストック・クリニック：第1次世界大戦の兵士たちに見られた「砲弾ショック」と呼ばれる神経症性の障害（今でいう心的外傷後ストレス障害：PTSD）の治療および予防、研究、教育を目的として1920年に英国ロンドンにて創立された、タビストック人間関係研究所をルーツとする専門機関。社会科学の見方と精神分析の見方を組み合わせた研究やコンサルテーションのプロジェクトを手掛けている。詳しくは文献＊10参照のこと。

スプリッティング：メラニー・クラインが妄想分裂態勢と名付けた人格の発達の最早期に現れる心理状態。対象と自己との原初的な一体化の中で、世界が理想的な良い対象と迫害的な悪い対象とに分裂（スプリット）している状態をいう。その後の成長過程においても、繰り返し現れる。

〈文献〉

* 1　武井麻子（2008）グループとエモーショナルリテラシー―感情を教育することはできるのか―．集団精神療法，24（2），105-111．
* 2　Ciarrochi, J., Forgas, J. P., & Mayer, J. D. (Eds.) (1997) *Emotional Intelligence in Everyday Life: A Scientific Inquiry*. London : Routledge.　中里浩明・島井哲志・大竹恵子・池見 陽訳（2005）エモーショナル・インテリジェンス―日常生活における情動知能の科学的研究―．京都：ナカニシヤ出版，11．
* 3　小宮敬子・森真喜子・鷹野朋実・佐々木理奈・古川知恵・武井麻子（2008）卒業生による精神保健看護学の授業評価―日本赤十字看護大学の場合―．日本赤十字看護大学紀要，22, 16-27．
* 4　武井麻子（2005）看護教育における実習とそれを支えるシステム．看護教育，46（11），914-918．
* 5　榊 惠子（2008）精神看護学教員の実習指導をめぐる体験―教員が困惑する看護学生の特徴と学生とのインタラクション―．日本精神保健看護学会誌，17（1），62-71．
* 6　Salzberger-Wittenberg, I., Williams, G., & Osborne, E. L. (1983) *The Emotional Experience of Learning and Teaching*. London: H Karnac Books.　平井正三・鈴木 誠・鵜飼奈津子訳（2008）学校現場に生かす精神分析―学ぶことと教えることの情緒的体験―．東京：岩崎学術出版社．
* 7　Fonagy, P. (2001) *Attachment Theory and Psychoanalysis*. New York: Other Press.　遠藤利彦・北山 修監訳（2008）愛着理論と精神分析．東京：誠信書房．
* 8　榊 惠子（2010）実習指導体験の再現と物語の書き換え―精神看護学教員のピア・グループの事例―．集団精神療法，26（1），61-68．
* 9　Weinberg, B. D. (2003) *Code Green: Money-Driven Hospitals and the Dismantling of Nursing*. Ithaca: ILR Press.　勝原裕美子訳（2004）コード・グリーン―利益重視の病院と看護の崩壊劇―．東京：日本看護協会出版会．
* 10　Obholzer, A., & Zagler, V. (1994) *The Unconscious at Work: Individual and Organizational Stress in the Human Services*. London: Routledge.　武井麻子監訳（2014）組織のストレスとコンサルテーション―対人援助サービスと職場の無意識―．東京：金剛出版．

おわりに

藤 信子

　この『集団精神療法の実践事例30』は7章にわたって、精神科医療、緩和ケアなどの医療、教育、福祉、コミュニティ支援、そして研修という領域における集団精神療法（以下、グループ）の実践について述べてきた。この本を刊行するにあたっては、集団精神療法の理論を説明するのではなく、いろんな現場でのニーズに合わせてグループを作り、運営している事例を集めてみようと企画した。

　ここに集められた事例を見ると、この20年あまりの中で、日本の集団精神療法を取り巻く状況が変化していることを感じる。日本の集団精神療法は、精神医療の中で発展してきた。しかし近年は精神医療の中で、言葉で表現すること、コミュニケーションを大事にすることは重視されないような傾向にあり、またグループワークにおいては、構成の明確なものが好まれるようである。その中で、ここに事例を出された執筆者の多くは、構造を明確にし、その中で言葉によって表現するグループを継続することで、他者との関係を、そして自分自身を見つけていくというプロセスを描いている。領域が精神医療から、教育、福祉、そしてコミュニティ支援に、チームなど組織における問題や、災害後の支援などにも広がっていることからは、それぞれが自らの持つ集団精神療法という技法を、いろいろな場面で悩み、傷つき、疎外された気持ちを持っている人々との関わりにおいて生かしている様子が窺える。

　私見であるが、このような臨床が可能になったのは、日本集団精神療法学会の教育研修システムによって各人が育てられた部分もあるのではないかと思う。学会の教育研修のプログラムの基本は言語によるグループ体験であり、そこでは見えにくい目標やプログラムの中で、自己やグループを理解することを体験することが多くを占めている。見えにくさに耐えることの中で、グループで話し続けるというトレーニングを基礎にして、今自分に与えられている場において、人とのコミュニケーションの時間を持つ。そのことにより、お互いが理解し合うことへの可能性を

探そうとする試みの一部が、この本となったと言えるのではないかと考える。
　この本を手に取られた読者には、目次の中で興味を持たれた分野、タイトルなどから読んでもらえると良いのではないかと思う。そして関連しているような他のタイトルを読み進めながら、自らの現場での実践を試みようと思われるとしたら、それが執筆者が一番希望することである。

人名索引

〈あ行〉

相田信男（あいだ　のぶお）160, 161, 178, 202, 237, 248
アイヒホルン（Aichhorn, A.）6
青木義治（あおき　よしはる）17
アガザリアン（Agazarian, Y. M.）13, 46
アクスライン（Axline, V.M.）98
アドラー（Adler, A.）7
アンソニー（Anthony, H. J.）26
ウィニコット（Winnicott, D. W.）10
臺弘（うてな　ひろし）18
江熊要一（えぐま　よういち）18
エスキロール（Esquirol, J.）5
岡庭武（おかにわ　たけし）18
小倉清（おぐら　きよし）248
オスラー（Osler, W.）12

〈か行〉

鍛治美幸（かじ　みゆき）190
加藤正明（かとう　まさあき）4
加藤普佐次郎（かとう　ふさじろう）17
狩野力八郎（かの　りきはちろう）196
菅修（かん　おさむ）17
カンダラス（Kandaras, C. S.）136
キージー（Kesey, K. E.）22
北西憲二（きたにし　けんじ）4
キャメロン（Cameron, D. E.）22
クーパー（Cooper, D. G.）9, 10
窪田彰（くぼた　あきら）179
クラーク（Clark, D. H.）10, 19, 20, 162
クライン（Klein, M.）11, 12
グリュンバウム（Grunebaum, H.）136

呉秀三（くれ　しゅうぞう）17
コイル（Coyle, G. L.）7
コノプカ（Konopka, G.）7
コノリー（Conolly, J.）6
小林八郎（こばやし　はちろう）18
コルシニ（Corsini, R. J.）26, 31
近藤喬一（こんどう　きょういち）4

〈さ行〉

榊惠子（さかき　けいこ）313
佐藤郁哉（さとう　いくや）304
サリヴァン（Sullivan, H. S.）6
ザルツバーガー・ウィッテンバーグ（Sazberger-Wittenberg, I.）314
シープカー（Siepker, B. B.）136
シェクトマン（Shechtman, Z.）136
ジョーンズ（Jones, M.）8, 11, 17-19
ズーニン（Zunin, L. M.）279
鈴木純一（すずき　じゅんいち）4, 19, 59, 60, 62, 93
スペック（Speck, P.）232
スラブソン（Slavson, S. R.）12, 136
仙波恒雄（せんば　つねお）4
外林大作（そとばやし　だいさく）22
ソロモン（Solomon, L.）136

〈た行〉

高橋哲郎（たかはし　てつろう）20
髙林健示（たかばやし　けんじ）178, 268
武井麻子（たけい　あさこ）161, 164
テューク（Tuke, W.）6
テューク（Tuke, H. S.）6
土居健郎（どい　たけお）316

〈な行〉

中井久夫（なかい　ひさお）4
中久喜雅文（なかくき　まさふみ）19-21
西川昌弘（にしかわ　まさひろ）268
西村馨（にしむら　かおる）225

〈は行〉

パインズ（Pines, M.）47
バザーリア（Basaglia, F.）9
畑下一夫（はたした　かずお）4
パンクセップ（Panksepp, J.）136
ビエラ（Bierer, J.）7
ビオン（Bion, W.）7, 10, 11, 14, 16
樋口康子（ひぐち　やすこ）313
ピネル（Pinel, P.）5
ピュサン（Pussin, J.）5, 22
ピュサン（Pussin, M.）5
フークス（Foulkes, S. H.）8, 11, 14, 26, 49
福井東一（ふくい　とういち）19
藤縄昭（ふじなわ　あきら）18
プラット（Pratt, J. H.）12, 32
フランクル（Frankl, V.）15
ブリッジャー（Bridger, H.）8
フロイト（Freud, S.）12, 290
ベッテルハイム（Bettelheim, B.）6, 22
ベル（Bell, G. M.）9
ベルタランフィ（von Bertalanffy, L.）12
逸見武光（へんみ　たけみつ）4
ボウルビー（Bowlby, J.）10
ホロヴィッツ（Horwitz, L.）39

〈ま行〉

前田ケイ（まえだ　けい）4
増野肇（ましの　はじめ）4, 19

マズロー（Maslow, A.）14
マニング（Manning, N.）192
三船通雄（みふね　みちお）20
宮内勝（みやうち　まさる）4
村田穣也（むらた　じょうや）20
松村康平（まつむら　こうへい）22
メイヤー（Myers, D.）279
メイン（Main, T.）8
モレノ（Moreno, J. L.）4, 22, 23, 32
モレノ（Moreno, Z. T.）4, 13, 22

〈や行〉

ヤーロム（Yalom, I. D.）13, 15, 31, 47, 48, 98, 236, 273
山口隆（やまぐち　たかし）4
吉岡真二（よしおか　しんじ）18
吉松和哉（よしまつ　かずや）4, 5, 19

〈ら行〉

ラッシュ（Rush, B.）6
ラパポート（Rapoport, R. N.）9
リックマン（Rickman, J.）7
リバーマン（Liberman, R. P.）13, 21
レイン（Laing, R. D.）10
レヴィン（Lewin, K.）14
ロイツ（Leutz, G.）4
ロジャーズ（Rogers, C. R.）15

〈わ行〉

ワイナー（Weiner, M. F.）268
若生利久（わこう　としひさ）18

事項索引

ADHD→注意欠如・多動症（ADHD）を見よ。
AGPA→アメリカ集団精神療法学会を見よ。
HSP　110, 112, 117, 119, 120
KEAP（Keio Employee Assistance Program：キープ）　297, 300
PTSD→心的外傷後ストレス障害（PTSD）を見よ。
PTSR　281
SST（Social Skills Training　社会生活技能訓練）　13, 21, 149

〈あ行〉

愛他性　31
亜急性期の患者　164, 168
あさかの里　20
アタッチメント　117
　　──関係　111
アタッチメント障害　111
アディクション／嗜癖　212
アドバンス・ケア・プランニング　231
アメリカ集団精神療法学会（AGPA）　26, 31
アルコール依存症　205, 211, 213
　　──者　204
アルコール・リハビリテーション・プログラム　205
アルコホーリクス・アノニマス（AA）　15, 205, 213
一次モード　300
一般システム論　12
一般市民　254

今、ここで（here and now）　30, 82, 206
　　──のプロセス　47
医療ソーシャルワーカー　220
岩倉癲狂院　17
迂闊なことを言えない雰囲気　272
うつ　140, 267
浦河べてるの家　21
オレゴン州立病院　9
音楽療法　13

〈か行〉

海上寮療養所　20
開放病棟　183
覚醒剤中毒　17
家族関係　202
家族体験の修正　31
カタルシス　13, 31, 236
学校としての教育相談力　128, 133
カッセル病院　8
がん　217, 229
　　──医療　217
　　──患者　216, 218, 219
　　──サロン　218, 219
換気効果　31
環境療法（Milieu Therapy）　6, 17
看護師　191
観察効果　31
患者クラブ　18
感受性訓練　14
感情知性（emotional intelligence）　308
感情リテラシー　10
感情労働　125, 133, 134
緩和ケア　230
　　──チーム　218, 219

323

──病棟　229-233
気分障害　172
基本的想定（basic assumption）　10
ギャング（gang）　246, 247
ギャンググループ（gang group）　250
急性期治療　183
急性期病棟　182-184
教育研修委員会　61
教育研修システム　52, 56, 57, 62, 318
教育相談　127, 133
凝集性　31
共同作業所　86
京都集団療法研究会　38, 40, 93
許容的な雰囲気　108, 136
クライエント中心療法　15
グループ
　　エンカウンター・──（PCA）　14, 15, 33, 264
　　課題のある──　69, 72
　　基本仮定──　72, 74
　　クライシス──　173, 180
　　クローズド──　49
　　サポート──　15, 34, 227, 285, 294
　　シチズン──　264
　　性教育──　97, 103, 104
　　大──　57, 62
　　治療──　48, 57
　　同質的（homogenous）な──　32
　　トレーニング──　51, 52, 57, 60-62, 70
　　ピアサポート・──　15
　　保護者──　128
グループ・アナリシス　8, 11, 57, 61, 62
グループアプローチ　65, 73
　　看護における──　64, 65, 67, 68

グループカウンセリング　26
グループサイコセラピスト（GP）　26
グループ心性（group mind）　10, 11
グループ・スーパービジョン　78, 81, 83
グループ体験　39, 47
　　──グループ体験　38
グループダイナミクス　14, 25, 65, 68, 72, 297, 298
グループダイナミクス研究センター　14
グループ・ディブリーフィング　16
グループトレーニング　33
グループの発達　46, 68
グループの療法的因子　74
グループホーム　75
群馬大学病院　23
ケアワーカー　98
芸術療法　13
刑務所　10
欠如　240
月例グループ体験　38
現実吟味　31
研修委員会　52
現場の集合体のベターメント　298
ケンブリッジ精神科リハビリテーションシステム（CPSR）　10
ケンブリッジ・フルボーン病院　20
幻滅・脱錯覚位相　290
高校生　110, 112, 117
更生懇話会　17
郡山精神病院　20
国際集団精神療法学会（IAGP）　4
国立国府台病院　22
国立武蔵療養所　18, 22
コ・コンダクター　52

コミュニティミーティング　180
個別心理療法　98, 102, 103
コミュニケーション　147
　　——の問題　149, 156
コミュニティ感覚　263
コミュニティトリートメント（Community Treatment）　7
コミュニティ・ビルディング　281
コミュニティミーティング　9, 32, 53, 60, 160-162, 164, 166, 169-171, 183, 195, 206
孤立化　269
孤立感　267
コンダクター　11, 39, 49, 52, 62, 69, 171, 180
コンフロンテーション　10, 21

〈さ行〉
罪悪感　267
災害支援者　267
災害PTSD　277, 278, 280
　　——心理療法家　293
「災害復興位相過程曲線」理論　279
サイコドラマ　4, 9, 13, 19, 22, 32
サイコロジカル・ファーストエイド（PFA）　274
作業所　86
作業療法　9
サブグループ
　　機能的——　13
サポートグループ→グループを見よ。
サルペトリエール病院　5
産業医　302
産業精神保健　297, 300
惨事ストレス　275
　　——ケア　267

シェパード・アンド・イノック・プラット病院　6
支援者の孤立化　272
支援者の支援　267, 273
自己治療仮説　212
システム・センタード・セラピー（SCT）　13
児童虐待　98, 108
児童精神科　239, 246
　　——医　239
児童養護施設　97, 98, 107, 108, 110, 111
シナノン　10
シナノン・グループ　10
シナリオ・ロールプレイ→ロールプレイを見よ。
自閉スペクトラム症　148
嗜癖／アディクション　205
社会精神医学　19
社会的無意識　262, 265
社会復帰　18
社会療法　7
修正体験　56
集団心理療法　21
集団精神療法　4, 12, 15, 19, 25, 27, 29, 32, 38, 51, 62, 65, 75, 98, 136, 160, 249, 250, 298
　　——的な機能　170
　　——的な視点　125, 126
　　——的な視点や方法　124, 125, 132, 133
　　——の学習　81
　　——の療法的因子　236
　　小——　195
集団認知行動療法　206
集団遊戯療法　99
集団療法　4, 19, 21, 76

325

活動——　136, 145
　　関係思考的——　136, 145
　　——の学習　75
就労継続支援　86
就労支援　96
　　——事業所　96
受容　31
小学生　97, 99, 110, 112-114, 135, 138
小学校　124
情報伝達　236
昭和大学烏山病院　149
事例検討　62, 75, 76, 80, 133
　　——会　60, 132
神経症　39, 197
　　——圏レベル　32
震災復興心理・教育臨床センター〔宮城〕
　　272
信州グループ研究会　83
信州集団精神療法研究会　75
心的外傷後ストレス障害（PTSD）　15, 16,
　　267, 272, 277, 279
心理教育プログラム　254
心理劇→サイコドラマを見よ。
心理士　191
心理療法コミュニティ　293
スーパーバイザー　62
スーパービジョン　51
スクールカウンセラー　33, 124
スクーカウンセリング　124
スロー・オープングループ　48, 49
生活訓練　86
生活療法　18, 20, 21
生活臨床　18, 23
性教育　103, 104, 107

　　——グループ　97, 103, 104
精神医療　9, 10, 19, 32, 164, 169, 183, 297, 318
精神科ソーシャルワーカー（PSW）　7
精神科デイケア　170
精神科認定看護師　64, 65, 70
　　——教育課程　64, 66, 67, 73
　　——制度　64, 74
精神科病院　4, 7, 10, 17, 39, 183, 237
精神障害者　75, 76, 80, 88, 94
精神分析的集団精神療法　12
精神保健福祉センター　34
精神療法か生活療法か　21
性的加害　103
性的虐待　103, 111
性的被害　103
晴和病院　149
世界社会療法学会（WASP）　7
世界保健機関（WHO）　9
セルフヘルプ・グループ　15
前思春期　239, 240
全体としてのグループ（group as a whole）
　　10, 12, 13, 298
総合病院　226
相互学習　53
相互支援グループ　267
喪失体験　226
総武病院　17
ソーシャルグループワーク　57, 62
ソーシャルワーカー　7, 191
ソシオドラマ（sociodrama）　13, 22
ソシオメトリック・テスト　23
ソシオメトリー（sociometry）　18, 22
組織のコンサルテーション　16

〈た行〉

ダートフォード病院　9
退院　183-185
退院後の不安　211
大学　147, 149, 156
大学の心理相談室　254, 255
体験グループ　14, 48, 51-53, 56, 62, 70-72, 75, 76, 80-83, 307
対象関係論　10, 12
対人関係スキル　97, 103, 106
対人関係の学習　31
代理受傷　267
多機能型事業所　86
多機能型精神科診療所　172, 180
脱施設化　9, 10
タビストック・クリニック　11, 314, 316
タビストック研究所（Tavistock Institute）　10, 14, 16
タビストック人間関係研究所　316
断酒会　205, 213
断酒のための3本柱　205
ダンス／ムーブメント・セラピー　13
地域援助　57
地域がん診療連携拠点病院　218, 227
チェンジ・トーク　209
知性化　31
治療共同体　307
治療的機序　29
チャット・グループ　15
チャム（chum）　246, 247
チャムグループ（chum group）　250
注意欠如・多動症（ADHD）　136, 148
中学生　97, 110, 112, 117, 135, 136, 140, 239
中間地帯（no-man's land）　300, 301, 304

長期入院の患者　164, 166, 168, 183
治療共同体（therapeutic community）　7, 8, 10, 12, 17-21, 39, 57, 60, 62, 121, 170, 180, 264
　——的実践　20
治療構造　32
治療的因子（therapeutic factors）　31
Tグループ　14, 22
デイケア　7, 39, 170-172, 177, 178
デイ・ホスピタル　7, 22
ディングルトン病院　9, 19
デス・カンファレンス　226, 231, 234, 235
転移　31, 314
動機づけ面接法　209, 213
東京学校臨床心理研究会　132
東京集団精神療法研究所　51, 57, 62, 132
東京大学病院　19, 21
東京都立松沢病院　17
東京府巣鴨病院　17
東京臨床心理士会　132
統合失調症　6, 9, 19, 23, 28, 35, 39, 48, 93, 172, 183, 197
闘争ー逃避集団　298
道徳療法　18
Total Culture of Inquiry　8
特別支援コーディネーター　128
トラウマ　277, 290
　選ばれた――（chisen trauma）　262, 265
　――体験　111, 254, 263, 267
トラウマ関連障害　267
トレーニンググループ→グループを見よ。

〈な行〉

仲間関係　145

──の発達　136
仲間集団　240
南信グループ研究会　80
南信集団精神療法セミナー　76
二次モード　300, 301
日本集団精神療法学会　4, 51, 52, 267, 318
日本精神科看護協会　64, 74
人間性心理学　15
認知行動療法　33, 149
認定看護師　66, 220
ノースフィールド実験　8
ノースフィールド病院　7
ノースフィールド陸軍病院　7, 14

〈は行〉
パーソナリティ障害　10
バウンダリー　39, 49
箱庭　100, 141, 144
箱庭療法　100, 108
橋渡し（bridging）　191
働きかけ　17, 18
初声荘病院　19
発達障害　136, 137, 140, 148, 149, 156, 172, 197, 240, 250
　──専門プログラム　147, 149, 150
場の理論　14
ハンウェル精神病院　6
阪神・淡路大震災　266, 267
ピア（peer）　246
ピアグループ（peer group）　250
東日本大震災　266, 267, 277
　──関係者の相互支援グループ　56, 268
ひきこもり　194-196
被虐待　111

──児　98, 103, 107
被災者支援　267
ビセートル病院　5, 22
否認　280
病院内寛解　18
病院臨床　57
表現−支持的集団療法　136, 146
Villa 21　9
フィールドワーク　298
フィッシュボール形式　58, 62
フィラデルフィア協会　10
福島復興心理・教育臨床センター　277, 278
復職　300, 301
不登校　136, 140, 239, 240, 250
普遍化　31
普遍性　273
プライベートゾーン　103, 108
フリーグループ　257, 262
フルバリュー　114-117, 120, 121
　──コントラクト　112
フルボーン病院　10
プレイグループ　110, 112, 113
プロジェクトアドベンチャー（PA）　112
ベターメント　303
ベルモント病院　9
保護者　124, 129, 130
ホスピタリズム　18

〈ま行〉
マイクロコズム（microcosm）　81
マサチューセッツ総合病院　32
慢性期患者　164
慢性期病棟　182-184, 192
慢性の精神障害者　13

索引

三重県立高茶屋病院　18
見捨てられ不安　102, 108
宮城県立名取病院　18
ミル・ヒル病院　8
無力感　267, 269
メニンガー・クリニック　307, 316
メンタルヘルス　297
燃え尽き　267
モーズレー病院　8
モラル・トリートメント　5

〈や行〉

薬物依存症　10, 205
遊戯療法　108
　　──の基本原理　99, 108
ヨーク・レトリート　6
抑うつ　291

〈ら行〉

ラボラトリートレーニング　14
ランウェル精神病院　7
リービングケア　106, 108
リハビリテーション施設　10
リビング・ヒューマン・システム理論　13
療法的因子　68, 72
療法的要因　31
臨床心理士　217, 220
レトリート　22
レビュー　29, 60, 174
　　──ミーティング　162
ロールプレイ　13
　シナリオ・──　53, 58, 62, 78

〈わ行〉

ワークショップ　256

■ 編者紹介

藤 信子（ふじ　のぶこ）
前立命館大学大学院応用人間科学研究科教授。臨床心理士。
一般社団法人日本集団精神療法学会監事、グループサイコセラピスト・認定スーパーバイザー。
著書に『Rehab-精神科リハビリテーション行動評価尺度』（共訳、三輪書店）、『対人援助の心理学』（分担執筆、朝倉書店）、『対人援助学の到達点』（分担執筆、晃洋書房）、『AGPA集団精神療法実践ガイドライン』（共訳、創元社）他。

西村 馨（にしむら　かおる）
国際基督教大学教養学部教授。臨床心理士。
一般社団法人日本集団精神療法学会理事、編集委員長、グループサイコセラピスト・認定スーパーバイザー。
著書に『集団精神療法の基礎用語』（共編、金剛出版）、『現代心理療法入門』（分担執筆、PAS心理教育研究所出版部）、『AGPA集団精神療法実践ガイドライン』（共訳、創元社）他。

樋掛忠彦（ひかけ　ただひこ）
長野県立こころの医療センター駒ヶ根医師。精神保健指定医、日本精神神経学会精神科専門医。
一般社団法人日本集団精神療法学会理事、倫理委員長、グループサイコセラピスト・認定スーパーバイザー。
著書に『集団精神療法の基礎用語』（共著、金剛出版）。

■執筆者紹介

武井麻子(たけい あさこ)
オフィス・アサコ
看護師

田辺 等(たなべ ひとし)
北星学園大学社会福祉学部
精神科医

田原明夫(たわら あきお)
田原メンタル・クリニック
精神科医

髙林健示(たかばやし けんじ)
クボタ心理福祉研究所・東京集団精神療法研究所
心理

寶田 穂(たからだ みのり)
武庫川女子大学看護学部
看護師

㒷喜田恵子(たきた けいこ)
愛知医科大学看護学部
看護師

橋本史人(はしもと ふみひと)
YOUYOU館
精神保健福祉士・社会福祉士

塩谷隼平(しおや しゅんぺい)
東洋学園大学人間科学部
臨床心理士

徳山美知代(とくやま みちよ)
静岡福祉大学社会福祉学部
臨床心理士

梶本浩史(かじもと ひろし)
スクールカウンセラー
臨床心理士

関 百合(せき ゆり)
一橋大学・クボタ心理福祉研究所
臨床心理士

岩﨑壮登(いわさき まさと)
群馬病院
看護師

髙橋 馨(たかはし かおる)
錦糸町クボタクリニック
精神保健福祉士

神宮京子(じんぐう きょうこ)
群馬病院
ダンス・ムーヴメントセラピスト

野村静香(のむら しずか)
群馬病院
作業療法士

落合尚美(おちあい なおみ)
聖路加国際病院
精神科医

大越拓郎(おおこし たくろう)
長野県立こころの医療センター駒ヶ根
臨床心理士

松向寺真彩子(しょうこうじ まさこ)
市立豊中病院
臨床心理士

岡島美朗(おかじま よしろう)
自治医科大学附属さいたま医療センター
精神科医

渡部京太(わたなべ きょうた)
広島市こども療育センター
精神科医

高田 毅(たかだ つよし)
PAS心理教育研究所
臨床心理士

栗田七重(くりた ななえ)
国際基督教大学教育研究所
臨床心理士

藤澤美穂(ふじさわ みほ)
岩手医科大学教養教育センター
臨床心理士

橋本和典(はしもと かずのり)
PAS心理教育研究所
臨床心理士・全米集団精神療法学会認定集団精神療法師

白波瀬丈一郎(しらはせ じょういちろう)
慶應義塾大学医学部
精神科医

集団精神療法の実践事例30
グループ臨床の多様な展開

2017年4月1日　第1版第1刷発行
2023年2月20日　第1版第2刷発行

監修者────一般社団法人日本集団精神療法学会編集委員会
編 者────藤　信子
　　　　　　西村　馨
　　　　　　樋掛忠彦
発行者────矢部敬一
発行所────株式会社 創元社

〈本　　社〉
〒541-0047　大阪市中央区淡路町4-3-6
TEL.06-6231-9010(代)　FAX.06-6233-3111(代)
〈東京支店〉
〒101-0051　東京都千代田区神田神保町1-2　田辺ビル
TEL.03-6811-0662
https://www.sogensha.co.jp/

印刷所────フジプラス

©2017, Printed in Japan
ISBN978-4-422-11662-4 C3011
〈検印廃止〉

本書の全部または一部を無断で複写・複製することを禁じます。
落丁・乱丁のときはお取り替えいたします。

装丁・本文デザイン　長井究衡

JCOPY　〈出版者著作権管理機構 委託出版物〉

本書の無断複製は著作権法上での例外を除き禁じられています。複製される場合は、そのつど事前に、出版者著作権管理機構(電話 03-5244-5088、FAX 03-5244-5089、e-mail: info@jcopy.or.jp)の許諾を得てください。

AGPA 集団精神療法実践ガイドライン

アメリカ集団精神療法学会［著］
日本集団精神療法学会［監訳］
西村 馨、藤信子［訳］

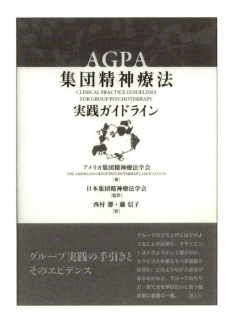

集団精神療法で、治療グループを立ち上げてゆく際に
必要な事項や問題点を丁寧に解説し、グループセラピストの
技法についても詳しく述べた極めて実践的なガイドライン。

A5判、並製、152頁、定価（本体2,300円＋税）
ISBN978-4-422-11328-9